实用伤员救治

主编 沈 岳 杨 勇 唐 颖

科学出版社

北 京

内 容 简 介

本书介绍了在有限医疗条件下伤员救治的方法和技术。主要内容包括常见医疗救援时常见伤类、在危险和困难条件下实施伤员救治的原则、常用医疗救援技术的运用要求、院前各个救治环节的主要救治技术、现场批量伤员的处置和原则，以及常见部位伤的救治特点。

本书主要供参与有限医疗条件下院前救援的医疗队人员和伴随保障的卫生人员培训时使用，也适宜作为参与救援行动的医疗人员和负责在有限医疗条件和特殊环境下伤员救治工作的医疗人员的参考书。

图书在版编目（CIP）数据

实用伤员救治 / 沈岳，杨勇，唐颖主编 . -- 北京 ： 科学出版社，2024.10. -- ISBN 978-7-03-079134-4

Ⅰ R826.1

中国国家版本馆 CIP 数据核字第 2024FE0669 号

责任编辑：王海燕　肖　芳／责任校对：张　娟
责任印制：赵　博／封面设计：牛　君

科 学 出 版 社 出版

北京东黄城根北街 16 号
邮政编码：100717
http://www.sciencep.com

保定市中画美凯印刷有限公司印刷

科学出版社发行　各地新华书店经销

＊

2024 年 10 月第 一 版　开本：889×1194　1/16
2025 年 1 月第二次印刷　印张：12 1/4
字数：334 000

定价：98.00 元
（如有印装质量问题，我社负责调换）

《实用伤员救治》编写人员

主　　编	沈　岳　杨　勇　唐　颖
主　　审	赖西南
副主编	李　民　吴　强　王国威
主编助理	汤林宁　吕　雪　游　芳
参编人员	（按姓氏汉语拼音排序）

陈继川	陈立朝	邓　波	费　军
封　蕾	葛衡江	郭庆山	何海涛
李　民	李　涛	李　阳	刘　鹏
刘　宿	毛庆祥	邵垌仁	沈　岳
宋华培	唐　颖	王国威	王耀丽
文爱清	吴　强	谢　锦	杨　勇
游　芳	袁洪峰	张连阳	赵玉峰
周红娟	周思儒		

前　言

　　本书致力于利用作者单位在医疗救援和创伤救治方面的优势，旨在弥补紧急医学救援专业人才培养的短板，着力加强符合现代灾害救援和创伤救治体系的技术培训。本书以现代各种特殊环境伤员救治和灾难救援中的经验和新技术为基础，以提高救援实践能力为目标，介绍伤员救治知识和技能，满足在有限医疗条件下实施创伤救治的新型实用人才培训的需求。

　　作者单位常年承担伤员救治培训工作，在单位领导部门的精心组织下，我们聚集了一批富有创伤救治经验和参加医疗保障及救援行动经验的专家教授，其救治和教学的经验、知识和技能构成了本书的编写基础。书中汇集了近年来在医疗救援实践和教学训练中凝练的核心内容，包括有限医疗条件下伤员救治的组织实施原则，伤员评估及批量伤员检伤分类，救援现场急救技术及器材，救援条件下输血、麻醉镇痛和重症伤员处置等关键技术，灾害事故中常见损伤类型及处置，主要部位损伤的处置原则和方法等内容。本书内容跨出了传统的和单一的急诊医学或创伤外科范围，而涉及从灾害和事故现场、灾区救治机构到医院确定性治疗的整个救治链，涵盖了众多学科专业的相关内容，以救治链前端为重心，以现代创伤分级分期救治和时效救治理念为纲，串连起伤员救治的各个重点环节。本书适合参与伤员救治的各级医疗人员，医学院校学员阅读，尤其适合各级医疗队学习或作为培训教材。

　　本书在编撰过程中，陆军特色医学中心和陆军军医大学西南医院的各位作者倾力投入，管理机关的全力协调，以及原第三军医大学野战外科研究所赖西南教授的宝贵审定意见等，对本书贡献良多，在此表示衷心感谢！本书涉及内容广泛，专业颇多，各位专家编写模式和风格不尽相同，书中不足之处，恳请广大读者批评指正！

沈　岳

陆军特色医学中心外科学与野战外科教研室教授

唐　颖

陆军特色医学中心创伤医学科副教授

目 录

第1章

实用伤员救治技术概述

教学内容

- 困难条件下伤员救治的特点。
- 救治阶梯与联合国救治链。
- 创伤救治任务及技术范围。
- 创伤救治技术及进展。

教学目标

- 理解救治技术培训要求。
- 了解创伤救治原则。
- 掌握创伤救治技术运用原则。

学习要求

- 改变学习基础医学时建立的精细化专业分工、忽略整体和综合救治的思维习惯，理解救治阶梯中的工作原则，结合救治任务理解救治技术范围，并根据任务要求和环境理解救治链的作用，建立有限资源条件下高效处置的思维模式。

在医疗资源有限、危险和敌对的环境条件下救治伤员常会遇到平时预料不到的困难，了解医疗救援时伤员救治经验和技术有助于提高救治能力和救援效率。本章重点介绍困难条件下伤员救治的组织实施原则，包括分级救治和时效救治要求，以及具体的救治技术范围，为进一步学习伤员救治技术打下基础。

第一节　有限医疗条件下伤员救治的组织实施

在院前、灾难等环境中，医疗条件有限，实施伤员救治的方法有别于平时。国际红十字会总结武装冲突中伤员救治特点如下：① 有特殊的战伤流行病学，其伤情发生有特殊规律；② 有特殊的致伤机制,如子弹、炸弹、云爆弹、大规模杀伤武器;③ 有特殊的病理改变;④ 以急诊外科为主要工作重点;⑤ 在有限医疗资源的条件下工作;⑥ 在危险或极端恶劣的环境中工作;⑦ 采用特殊检伤分类策略应对大批量伤员;⑧ 在连贯的救治阶梯中进行伤员评估和手术;⑨ 救治结局很大程度上取决于院前的阶梯救治;⑩ 形成了各种适宜性的救治技术;⑪ 冲突中伴随的大量内科疾病和非战斗减员等。

无论在何种救治时空条件下,决定伤员救治组织实施形式的基本因素是创伤的 3 个基本特性:① 属于全身性疾病;② 属于时间敏感性疾病;③ 具有地域局限性。其基本特性决定了如何组织医疗救援。相应地,组织救援的原则就是要求:① 多学科专业救治;② 时效救治;③ 构建创伤救治系统。实践证明,这三项原则在平时和批量伤员救援时同样有效,但其实施和贯彻的方法迥然不同。在平时,最佳的创伤救治组织形式是建

立覆盖全社会的创伤救治体系。美国 20 世纪 90 年代开始立法建立的创伤救治体系是典型代表。一个完整的体系包括"911"报警、资源调度、院前急救机构及人员、呼叫中心、预设的分级创伤中心、伤员康复、创伤登记系统、质量控制和改进系统(地区咨询委员会)、损伤预防控制(公共教育和公众知情)等环节。但该创伤救治体系不是灾难救援或医疗救援等特殊环境中的最佳组织形式。危险和有限资源条件下的救治组织必须根据伤情、分期、分级、分批实施救治。大规模伤亡事件应急响应不同于平时创伤救治,医疗救援行动的基本思路是重新安排救治时间和空间,即在有效救治时窗内,缩短初次处置时间,分期处置,使伤员有机会转移到更安全的空间,到达理想的确定性救治地点。分级救治和时效救治是医疗救援的两大基本原则,贯穿整个伤员救治组织实施全过程。

第二节　救治阶梯与救治技术范围

一、救治阶梯

世界各国的灾难和医疗救援体系虽各有特点,但大同小异,均按阶梯配置,根据不同的救治地点、不同级别的救治机构划分出若干个等级,从前到后,纵深排列,梯次相连,形成完整的救治链。各级阶梯间不是独自分开的,而是通过各种通联和运输工具相互连接成一体,在一定的规则下运行,发挥其蕴涵的功能,形成有效的医疗后送体系。在医疗后送体系中组织伤员救治的关键是如何配置阶梯,如何划分其救治任务及相应的技术范围。

基于人类医疗救援的历史经验,目前美、英、俄、德、法等国将医疗后送体系分为 5 个级别的阶梯,从而构成完整的救治链。以联合国医疗保障体系为例,在其医疗救援行动中,救治链分为 5 个级别,包括:基础级,以自救互救和现场急救为主;Ⅰ级,以借助便携式器材紧急处置,暂时

稳定伤情为主;Ⅱ级,在移动救治机构中初步实施抗休克和紧急救命手术为主;Ⅲ级,在当地区域中心医院实施早期的确定性救治;Ⅳ级,在后方中心医院实施进一步专科治疗和康复。

我国医疗救援体系从救治技术的角度将救治链划分为 5 个救治技术环节,适用于各种任务和环境要求。

1. 现场急救　是指在负伤现场临时消除危及生命的因素和防止发生严重并发症的临时救治措施。包括由现场人员实施的自救互救、徒手进行的初级急救和借助便携器材进行的高级急救。主要任务是寻找和集中伤员,临时控制伤情,准备后送。

2. 紧急救治　是指在现场附近维持生命功能,预防严重并发症和保证后送安全的综合救治处置。包括由一线救护站医务人员实施的以抗休克等紧急处置措施为主的伤员救治。主要任务是抢救生命,稳定伤情,保证后送。

3. 早期治疗　是指消除危及生命的损伤,防

治并发症和准备后送的综合性外科和复苏处置。包括在救护所实施的急救手术。主要任务是复苏及初期外科处置。

4. 专科治疗　是指采用专科技术、专门设备所进行的确定性诊断和治疗的综合处置。

5. 康复治疗　是指旨在恢复伤员行动能力的心理和医学综合处置。

这种按救治技术环节的划分符合创伤分级分期处置的基本要求，而伤员的伤情变化规律不会因医疗救援环境不同而有根本性改变。需要改变的是伤员救治的组织实施形式，以满足不同环境的要求。典型的例子是军事医学先进的国家常采用多种形式组织外科手术力量前伸，如前伸手术小组、前伸手术队、前伸的专科手术队，以及多种劣境手术队等。

二、救治技术范围

各阶梯的救治技术范围是指适合相应救治阶梯或救治环节要求的救治技术的集合。其范围的界定一方面取决于各阶梯的救治任务，另一方面取决于技术本身的特点，尤其是其时效属性。这些技术也可称为该救治链或救治环节的适宜技术。

1. 现场急救环节的救治任务与相应技术范围　本级救治任务核心是消除致命威胁和防止严重后果。具体任务包括：①须立即处置的致命威胁，如出血、气道阻塞、气胸等；②须立即预防的严重后果，如休克、感染、脏器功能衰竭等。

相对应的技术包括：①止血技术；②通气技术；③气胸处置；④伤口处置技术；⑤骨折固定技术；⑥搬运技术；⑦抗休克；⑧防感染；⑨保暖；⑩心肺复苏（CPR）。

最近几年的医疗救援经验表明，现场控制肢体耗竭性出血，及时处置张力性气胸和气道阻塞可减少近 90% 的可避免死亡。因此，采取或选用适宜的技术及时有效地处置尤其重要。例如，止血技术多种多样，包括压迫止血、填塞止血、药物止血、烧灼止血、手术止血等，但并非每种技术均适用于现场。在现场急救时主要使用压迫止血方法，含加压包扎、指压法、屈肢加垫法、止血带法等。近年的实践经验再次表明止血带止血是医疗救援区域伤员大出血止血的首选。

2. 紧急救治环节的救治任务与相应技术　本级救治任务的核心是抢救生命，稳定伤情，保证后送。具体任务包括：解除致命威胁，如休克，创伤性脑损伤、脊髓损伤、核生化损伤、眼伤、巨大创面、低体温、腔室高压；其他严重后果，包括感染、脏器伤及其功能衰竭。

相对应的救治方法包括止血、通气、气胸处置、检伤分类、抗休克、抗感染、昏迷处置、脊髓损伤保护、脏器保护、复温保暖、创面处置、减压。与上述救治方法相对应的技术措施包括钳夹止血、药物止血、外科气道建立、胸腔引流、伤情评估和收容/救治分类、输血输液、抗生素使用、昏迷伤员监护、脊柱制动和脊髓继发损伤的防治、多脏器功能监测与维护、使用加温装置和复苏液体加热、伤口清创、筋膜间室切开减压等。

本阶段救治的主要目的是伤后黄金时段内维持生命功能，预防严重并发症和保证后送安全。

3. 早期治疗环节的救治任务与相应技术　本级救治任务的核心是复苏及初期外科处置。具体包括：①致命威胁，包括前阶段的主要威胁再加上休克、创伤性脑损伤、脊髓损伤、核生化损伤、眼伤、巨大创面、低体温、腔室高压等。②其他严重后果，包括感染、脏器伤及其功能衰竭。

相对应的救治方法包括：①实施紧急手术；②损害控制性手术；③清创手术；④综合抗休克；⑤复杂伤救治；⑥抗感染；⑦核生化损伤处置。

相对应的技术措施包括：①血管吻合；②气管切开；③气胸封闭缝合，闭式引流；④实施胸腔探查止血；⑤脏器和组织损伤修补等；⑥开颅减压术，血肿清除；⑦截肢或残端修整；⑧腹腔探查止血；⑨穿刺，腹腔灌洗，仪器辅助检查等；⑩广谱抗菌药物；⑪注射破伤风类毒素和抗毒血清；⑫核生化损伤洗消和针对性治疗。

4. 专科治疗环节的救治任务与相应技术　本阶段的救治任务核心是恢复功能，防治并发症。具体任务包括防治以下主要威胁及不良后果：

①严重创伤并发症；②损伤脏器功能障碍；③损伤肢体残疾；④感染。

相对应的救治方法包括：①确定性手术；②修复重建手术；③矫形手术；④心脑肺复苏；⑤多器官功能障碍综合征（MODS）治疗。

相对应的技术措施包括：①截肢；②眼球摘除；③血管修复；④脏器修复；⑤颅脑清创；⑥骨折固定和关节修复；⑦整形手术；⑧机械辅助呼吸；⑨透析。

5. 康复治疗环节的救治任务与相应技术　本阶段的救治任务核心是功能测定、功能心理康复、义肢装配等。主要方法是恢复伤员作业能力的心理和医学综合处置，具体任务包括消除以下创伤后果：①严重创伤并发症；②损伤脏器功能障碍；③损伤肢体残疾。

相对应的康复方法包括：①功能测定；②物理治疗；③作业治疗；④心理治疗；⑤语言治疗；⑥中医治疗；⑦康复工程。

相对应的康复措施包括：①各种功能评价方法；②电、光、声、水、冰等治疗；③感觉、感知、认知功能的康复；④运动疗法，手功能的康复；⑤日常生活能力训练；⑥语言训练；⑦心理疏导及药物治疗；⑧支具和义肢装配；⑨针灸、推拿、按摩等。

有关救治技术范围小结如下：在第一级阶梯以徒手抢救为主，在第二级阶梯以借助急救器材抢救为主，在第三级阶梯以手术救治为主，第四级阶梯为专科手术，最后一级阶梯主要为康复训练。注意技术范围的界定受多个条件的限制，其背后最根本的是伤员病理生理改变的治疗需求。需要大家在训练中对各个岗位的具体技术内容反复审视、体会和改进。

第三节　时效救治技术

世界各国救治体系中明确了各个环节的救治时效原则性要求，这里主要从救治技术的角度进一步探讨创伤救治的时效要求。

一、时效救治原则

影响伤员救治效果的因素包括救治时间、救治措施、医疗条件、救治地点、创伤病理等。早在 20 世纪 80 年代，周世伟、陈文亮教授开始提倡时效救治，并在卫勤界大力推广。他们认为人员受伤时，其受伤程度、医疗条件和救治地点均已不能改变，尤其在同一批伤员、受同样损伤时，影响救治效果的最重要的不确定因素就是时间，其他往往可以达成一致。而何时采取救治措施是可人为改变的，是影响救治效果的重要变量。另一方面，在救援实践过程中，医疗资源、医疗条件在不断地更新和改变，训练计划也在不断翻新，但要求及时合理的医疗保障是不变的重点训练目标，因此，强调时间因素的时效救治概念得到了广泛认同和运用。所谓时效救治，是指在适当的时间采取适宜的救治措施以获得最佳救治效果的原则。医疗救援技术必须符合此原则。

二、时效救治的科学依据

1. 理论依据　有关创伤死亡时间分布统计是创伤时效效应的一个典型例子。30 年前 Trunkey 提出的死亡时间分布模型为三峰模型。

第一个死亡高峰出现在数分钟之内，常没有挽救机会。第三个死亡高峰为数天到数周后，有足够的时间来治疗。第二个死亡高峰是关键，出现在受伤后数小时内，Trunkey 统计其死亡平均时间为 120 分钟，是应尽力争取介入救治的过程，被称为严重创伤的"黄金救治时段"。注意：是时段，而未特指是 1 小时或 60 分钟。所谓"黄金 1 小时"是后来逐渐变化的提法。从救援组织角度看，在各种新闻报道和政策文件中可发现，人们对创伤救治时间要求越来越高，从黄金小时（golden hour）到黄金 60 分钟（golden 60 minutes），又到黄金 10 分钟（golden 10 minutes），再到铂金分钟（platinum minute），都体现了人们对缩短救治时间的愿望。可能以后还有"钻石分秒"的说法。

但时效救治不是简单的主观愿望，而是客观规律。时效救治的基本依据是创伤后伤员转归的客观规律，是创伤的病理过程，因此，决定救治技术时效属性最关键的固有因素是创伤病理时程。人类对创伤的认识在发生变化，诊治方法和治疗药物也在发生变化，但创伤病理时程不变。

典型的创伤病理改变有其固定的时间过程，如出血、休克、炎症反应、感染和多器官功能障碍过程等快慢有别。抓住这个核心过程，就抓住了救治技术的本质之一。

2. 实践经验　救治技术的时效属性是指只有在适当的时机才能发挥理想作用的适宜技术的特点。

下文将举例说明救治技术的时效属性。

失血量评估技术的时效性

有哪些方法可以估计伤员失血量？

有很多方法可以估计失血量。笔者认为最准确的方法是查血化验评估。

1. 失血量判断方法 1　血细胞比容（Hct）或血红蛋白（Hb）指标法，或血常规化验法。

失血量 = 循环血量（L）×（正常 Hct– 实际 Hct）/ 正常 Hct

可用血红蛋白代替血细胞比容：循环血量（L）×（正常 Hb– 实际 Hb）/ 正常 Hb。

此方法可用于对较慢出血的评估，只有当血液达到完全稀释时才能做到真正准确，一般出现在受伤 1～2 天后。这是平时院内采用的评估方法，比较可靠，在临床查房时说服力也很强。但该技术时间敏感程度低，不适合院前救援采用。

2. 失血量判断方法 2　手掌法（表 1-1）。

表 1-1　失血量判断方法（手掌法）

程度	面积（手掌）	失血量 / 循环血量（%）
Ⅰ	< 1	10
Ⅱ	< 2	30
Ⅲ	> 3，< 5	40
Ⅳ	> 5	50

注：所有损伤可分为 4 组。①小伤，损伤面积小于 1 个手掌面积，失血量为循环血量的 10%；②中等大小伤，损伤面积 < 2 个手掌面积，失血量为 30%；③大面积伤，损伤面积 > 3 个手掌面积，< 5 个手掌面积，失血量约为 40%；④非常大面积伤，损伤面积超过 5 个手掌面积，失血量约 50%

3. 失血量判断方法 3　休克指数法（表 1-2）。

表 1-2　失血量判断方法（休克指数法）

休克指数	失血量（占循环血量的百分比）
0.5	正常
1.0	1L（20%）
1.5	1.5L（30%）
2.0	2.0L（40%）

休克指数 = 脉率 / 动脉收缩压。

该方法在慢性失血时不适用。这种判断急性失血的方法可用于前线救治阶梯，特别是在有大量伤员的紧急情况下。尽管其计算得到的值要低于实际失血量的 15%。

以上三种判断失血量的方法各有其最佳适用时间，第三种方法最适合现场。各种技术方法都有其时效属性，但适合于野外条件并能处置批量伤员的方法才是医疗救援的适宜技术。

总结

灾害医疗救援和创伤救治经验，不论是哪个国家的经验，都是创伤医学的发展动力，也是人类共同的财富！

未来应急医疗救援的成败在很大程度上取决于如何训练。

理解分级救治和时效救治原则，合理运用救治技术是提高医疗救援能力的关键。

? 思考题

1. 您认为哪些伤员是危险地域救援时需要重点救治的伤员？

2. 您认为同一种救治技术在救援现场运用和在平时运用有何不同？

3. 伤员救治时效的基本依据是什么？

（沈　岳　杨　勇）

参考文献

王正国 .2010. 野战外科学 . 北京：人民卫生出版社 .
杨志焕，蒋耀光 .2008. 实用战伤救治 . 北京：人民军医出版社 .

第2章

现场急救器材

教学内容 ▶

- 急救通气器材。
- 急救止血器材。
- 急救包扎固定器材。
- 急救搬运器材。
- 急救输液抗休克和创面处理器材。

教学目标 ▶

- 能够在医疗保障行动中根据伤情、环境和医疗条件合理运用急救器材。

学习要求 ▶

- 熟悉急救器材的发展趋势。
- 熟悉急救器材的功能分类。
- 掌握各急救器材的操作注意事项。

随着现代科技和医学的进步，医院的救治水平迅速提高，而院前急救，包括灾难救援和伤员现场救护一直是综合创伤救治能力发展的瓶颈之一。改进现场急救器材有助于提高创伤救治首要环节的救治效率，提高国家和军队医疗救援的应急响应能力。

急救器材根据其救治功能分为急救通气器材、急救止血器材、急救包扎固定器材、急救输液抗休克器材、快速清创与创面处理器材、抢运搬运器材与伤员寻找、远程监护及小型诊疗器材。本章主要介绍近年来采用的新型急救器材。

一、急救通气器材

急救通气器材是用于各种原因引起的呼吸功能障碍甚至呼吸骤停的器材与装备，主要用于开放气道、人工通气，以尽快恢复呼吸功能，为后续治疗提供基本救治基础。主要包括以下几种。

（一）口咽呼吸管

口咽呼吸管由面罩、单向阀、喉罩和固定带组成。本器材将喉罩插入伤员咽喉，增大吹入伤员肺部的气体量，利用单向阀阻止伤员呼出气体反流至施救人员口内的原理，克服了口对口呼吸的弊端，又能在现场及时有效地对各种原因引起的呼吸暂停伤员进行及时的呼吸复苏。

使用时，令伤员平躺，施救人员立于伤员头部顶端，将口咽呼吸管的口咽管自伤员舌面与上腭间插入咽部，尾部在上、下牙列之间，面罩覆盖伤员的口鼻，防止气体外逸。施救者口含吹气管开始吹气，气体通过单向阀时，单向阀中的硅胶片在气流的作用下，通路打开，同时侧孔被堵住，气流顺着张开的硅胶片通过滤膜后，沿口咽管进入伤病员肺内，而当伤员被动呼气时，硅胶片位置前移，通气口关闭，同时侧孔被打开，气流自侧孔排出体外而不再进入吹气管后排出。

口咽呼吸管采用了硅胶面罩与喉罩的组合方式，有效解决了口咽管难插入的问题。且喉罩体积小，采用软硅胶材质，伤员耐受性好，并且减少了呛咳和咳嗽、咽喉疼痛、喉头水肿，且不损伤声门。面罩采用软硅胶材质，有效解决了面罩质地坚硬、不易与面部贴合的情况。

（二）鼻咽通气管

意识障碍伤员发生舌后坠而导致呼吸道阻塞是常见的并发症，以往多采用置入口咽通气管的方法进行缓解，但因其操作复杂、护理困难及条件因素的限制，成为野外条件下抢救伤员的一个难点。另外，由于口腔外伤或口腔有异物阻塞而暂时无法进行口咽插管伤员的紧急通气，也是野外条件下抢救中的一个难点。鼻咽通气管经前鼻孔插入舌根部，以解除鼻咽部呼吸道阻塞，增加咽腔通畅，改善伤员氧合。其操作简单、体积小、重量轻、携行方便，是野外条件下抢救呼吸道阻塞危重伤员非常重要的器材之一。主要适用于舌后坠造成的不完全呼吸道梗阻、口腔外伤或异物阻塞而无法进行口咽插管的伤员进行快速通气道的建立。

（三）简易呼吸器

简易呼吸器，又称复苏球。适用于心肺复苏及需人工呼吸急救的场合，尤其适用于窒息、呼吸困难或需要提高供氧量的情况。具有使用方便、痛苦小、并发症少、便于携带、有无氧源均可立即通气的特点。与口对口呼吸比较，其供氧浓度高、操作方便，尤其是当病情危急的伤员来不及

气管内插管时，可以利用加压面罩直接给氧，使伤员得到充分的氧气供应，改善组织缺氧状态。该器材拆装方便，操作简单，重量轻，体积小，携带方便，非常适合野外现场急救。简易呼吸器采用了硅胶面罩与呼吸球的组合方式，配备一支口咽通气管，用来防止后坠的舌阻塞气道。在伤员意识障碍时放入口腔内，凹面贴着舌表面，深入咽部，辅助通气。

（四）环甲膜切开器

环甲膜切开是迅速解除上呼吸道梗阻的重要手段之一。环甲膜切开器具有操作迅速、简便、安全，并发症少，可以在急救现场由非专业人员施行等优点。它适用于各种原因引起的急性喉部梗阻而急需保持呼吸道通畅者。环甲膜切开器主要由张开式左右两叶片、刀柄、刀片、弹簧片、撑牙板等部分组成，左片和右片分为钳头和手柄两部分，手柄由线切割粗加工后精加工，钳头由锻床粗加工后精加工，然后将两个部件焊接在一起。撑牙板和弹簧片用于支撑、固定和复位。

（五）环甲膜穿刺针

在野外条件下，因颌面部外伤、吸入性口咽损伤或口咽有异物的伤员是无法经口咽进行气管内插管而建立通气道的，此时，通过环甲膜穿刺术建立通气道是非常高效的通气方法。环甲膜穿刺针是一种能够快速、准确实施环甲膜穿刺术的急救器材，其具有操作简单、快速有效、安全性高等优点。另外，环甲膜穿刺针体积小、重量轻、携带方便，非常适合院前现场急救使用。环甲膜穿刺针主要用于急性喉梗阻，尤其是声门区梗阻导致的严重呼吸困难、颌面部外伤、吸入性损伤等伤员，可快速建立人工通气道。环甲膜穿刺针由穿刺针和套管组成，另外配套有呼吸机接头、连管、连管接头。

（六）胸腔封闭贴

水胶体胸腔封闭贴具有封闭开放性气胸、防止脏器感染、促进伤口愈合和减少疼痛的作用。水胶体敷料是 20 世纪 80 年代发展起来的新型治疗性敷料。当伤口处有渗出液时，敷料可吸收伤口渗液形成凝胶，避免敷料与创面粘着，同时降低伤口处的 pH，抑制细菌生长。

本品包括水胶体和护膜，水胶体由合成橡胶、合成树脂、羧甲基纤维素钠、矿物油等构成。该器材除具备封闭开放性气胸和防止脏器感染的作用外，还可促进伤口愈合，减少疼痛。使用时去除护膜，将胸腔封闭贴贴敷于伤口处，对野外环境下的创伤尤为适用。

急救通气器材技术指标要求如下。

高效性：短时间内完成高质量的肺复苏任务，确保生命体征的维持。

实用性：体积小，重量轻，携带方便，操作简单。

可靠性：坚固耐用，维护方便，使用标准零部件。

配套性：整机配套，防止出现接口不符、管路不通。

适应性：适合不同环境（如温度、湿度、电磁）。

二、急救止血器材

外伤出血，尤其是大的动、静脉出血，严重威胁伤员的生命安全。止血器材主要种类有橡皮管止血带、PT-止血带、充气式止血带、扣式止血带、旋压式止血带。目前新型止血器材有旋压式止血带、局部充气止血带和创伤止血绷带。

（一）旋压式止血带

以往院前抢救伤员的止血带，一般采用普通橡胶管进行止血，由于橡胶管与皮肤接触面较窄，使用时对患者的刺激性较大，捆绑不当容易绷开；还有卡扣式或按扣式止血带，虽然克服了接触面较窄的不足，但是其零部件多，结构不合理，使用过程中容易造成按扣失灵或卡扣松动等故障，而且不能一人单手操作，尤其是在任务重、情况急的情况下，会影响工作效率与质量。

旋压式止血带则克服了上述止血带的不足，其结构合理、操作安全、方便可靠，可单手操作。旋压式止血带是通过旋转绞棒增加止血带压力达到止血的目的。可实现一人单手实施止血操作，能适时调节所需压力，止血快速，性能可靠，极大地提高了止血效率。使用时，将止血带环绕肢体，并通过粘贴固定，旋转绞棒增加止血带压力至出

血停止。

（二）局部充气止血带

局部充气止血带能够在突发性灾难救援时用于创伤肢体的止血。充气式止血带是通过气囊对血管的压迫进行止血，其压迫面宽而软，压力均匀，有压力表测定压力，较为安全，操作方便灵活。局部充气止血带是通过对患者肢体的局部包绕，气囊充气对肢体进行止血。局部充气止血带是各级医疗卫生单位的急救组织和个人在各种突发紧急情况下急救、互救、自救的必备物品之一。

局部充气止血带主要由袖带、气囊、打气球、气阀、压力表、三通阀、快插接头、外包装包等部件组成。其中袖带和外包装包采用迷彩面料缝制而成。气囊主要采用轻质的聚氨酯薄膜经高频热合工艺制作而成。充气皮球选用大小适中、手感柔软的手持式气球。气囊与进气管部位的连接则是整个产品工艺控制的关键。此外，通过设计专用的模具、选用胶粘剂、改进热合工艺的方法进行加工。

（三）创伤止血绷带

将甲壳胺敷料与自粘弹性绷带结合，使其成为具有止血、镇痛、抗感染和自粘、弹力加压功能的创伤止血绷带。使用时将甲壳胺敷料垫覆盖于出血创面，以自粘绷带缠绕加压、包扎，操作简单、功能性强。

（四）止血带使用要求及注意事项

1. 压力范围

（1）上肢：动脉收缩压 +50mmHg。

（2）下肢：动脉收缩压 +80mmHg。

（3）局部止血带压力为 300mmHg 时，仍可保留 50% 左右的动、静脉血流。

（4）使用部位：上臂或大腿上 1/3 处，距手术野 10 ～ 15cm。

（5）操作要求：时间不宜超过 1 ～ 2 小时。

2. 止血带使用注意事项

（1）不要盲目使用止血带，情况不明可先用加压包扎。

（2）不允许将止血带直接扎在皮肤上。

（3）扎止血带后要有统一明显的标志。

（4）止血带使用部位正确。

（5）尽量避免肢体长时间缺血（最长＜ 5 小

时），高原环境缩短。

（6）解除止血带不宜过快，防止发生肺栓塞和止血带休克。

（五）止血敷料及止血药物

除了止血器材外，快速的止血药物近年来成为关注的重点。止血敷料和止血药物国内外研发情况如下。

1. 传统棉制品材料　简单的脱脂棉/纱布，经过灭菌后即可使用，可加压止血，其使用历史最长，用量最大，价格低廉，使用方便，但没有凝血因子，只对创面起物理保护作用，且容易粘连创面。

2. 生物医用高分子材料　从自然界现有的动、植物体内提取的天然活性高分子，如甲壳类、昆虫类动物体中提取甲壳质壳聚糖纤维，也有从海藻植物中提取海藻酸盐制得的丝素纤维与丝素膜等。这些纤维具有很高的生物功能和生物适应性，在保护伤口、止血、加速创面愈合方面具有强大优势，无毒、无刺激性，有良好的组织相容性。已有产品包括止血海绵、止血凝胶、止血粉等。

3. 合成高分子材料　合成高分子材料有聚酰胺、环氧树脂、聚乙烯、硅橡胶、硅凝胶等，是通过选用不同成分聚合物和添加剂，改变表面活性状态制得。通过加工工艺制得各种敷料，同时载入凝血因子发挥控制出血作用，但对大血管出血止血效果有限。

4. 人工纤维蛋白敷料　纤维蛋白是一种高度不溶的蛋白质多聚体，是在凝血过程中由纤维蛋白原转化而成的。纤维蛋白原转变为纤维蛋白是整个凝血过程中最基本的变化。人们利用这个原理合成人工纤维蛋白，制成纤维蛋白止血敷料，能较好地起到止血的作用。目前通常将纤维蛋白做成纤维蛋白胶和纤维蛋白黏合剂，国内外有很多类似产品，主要用于外科手术后伤口的止血。

5. 矿物质敷料　矿物质敷料是一种从天然矿物或人工合成物质中提取的分子筛物质，如沸石、石墨、无机生物活性玻璃材料等。它具有优良的吸附性和引流性，无毒、无害、无过敏反应，能迅速止血，中和渗出液，并有抗炎、抑菌、抗菌的作用。

6. 液体类敷料　常用的材料是氰基丙烯酸酯类、聚甲基丙烯酸烷氧基酯类、纳米壳聚糖颗粒喷雾敷料等，具有防水、透气、成膜、不易污染等特点。使用时不受伤口面积、部位、形状的限制。可采用喷、涂、刷等方法，使用比较方便。不足之处是对大血管出血止血效果差，易被冲掉。

7. 金属类敷料　金属类敷料主要有银敷料、锌敷料和铝敷料等。其做法为：金属与纤维混织；用含有金属离子的溶液处理纤维；真空蒸镀法或把金属混合在黏合剂中。金属材料与伤口湿润环境接触时，可不断释放金属离子，形成一种有利于伤口愈合的生理环境，不粘创面。这类敷料更多的是用于抗感染和促伤口愈合，而不是用于止血。

8. 液态纤维蛋白密封剂　是一种包含氢氧化物的冻干生物制剂，使用时需要解冻，时间约1分钟，它不能控制大面积的静脉出血和高压力的动脉出血，因为大量的出血将稀释和冲掉药品。

9. 固态纤维蛋白密封止血敷料　该敷料是为弥补液态纤维蛋白密封剂的不足而设计的，更加柔软且具有弹性，能贴附在任何形状的伤口上，使其在2～3分钟形成纤维蛋白凝块，达到止血的目的。

10. 海姆康止血敷料（绷带）　海姆康止血敷料的主要成分是壳多糖，在极其恶劣的天气也可使用。可在伤口处形成结实的黏附性血块。制成适宜大小，以塑料膜为被衬层，撕去容易，数分钟内可止住大出血。

11. 快克止血粉　快克止血粉是一种从沸石或沸石类似的天然或人工硅酸盐中提取的分子筛物质，具有强力吸收作用，可选择性吸收多种气体和液体，也可吸收血液中的水分。其止血机制非常简单。它就像一块超级海绵，能短时间内吸收伤口流出血液中的水分，不吸收红细胞、血小板和其他凝血因子，使凝血因子浓缩并立即发挥止血作用。后因海姆康止血绷带的出现，加上此产品的发热效应会灼伤组织而被淘汰。

三、急救包扎固定器材

在急救中，合理的包扎固定对伤口的处理极其重要。通过包扎可以覆盖伤口，防止进一步损伤和污染；加压止血，吸收渗出液，抑制细菌繁殖；增加伤员舒适度、保暖。通过固定，可减轻伤员疼痛和休克，避免骨折端移动引起的血管、神经损伤。

（一）三角巾急救包

三角巾急救包适用于全身各部位包扎，其体积小、重量轻、携带方便，是现场急救的重要包扎器材。但传统三角巾急救包在使用中常发生敷料垫粘连伤口而造成伤口的二次创伤。

新型三角巾敷料包是在现有三角巾急救包的基础上，运用新材料、新技术对三角巾急救包进行升级改造而成。每包三角巾敷料包含三角巾 1 条，大、小敷料垫各 1 条。三角巾为新型无纺布，敷料垫为多层针刺无纺布，外层有一层 PE 网格（为聚乙烯材料）。改进后的三角巾敷料包比 82 型三角巾急救包重量更轻，具有良好的吸收性及透气性，对皮肤无过敏性，不粘连伤口。敷料垫外层的护膜 PE 网格起隔离作用，防止与伤口粘连。

（二）自粘绷带

绷带是创伤急救中常用的器材，主要用于创伤伤口的包扎、肢体固定等。绷带分为单绷带、复合绷带和特殊绷带。创伤急救中最常用的绷带为单绷带，由纱布或棉布制成，主要用于四肢、头部、胸腹部等部位的包扎固定。纱布绷带制作工艺简单、体积小、重量轻、携带方便，但其在使用时需要打结固定，弹性较差，易撕性较差（常需要剪刀）；这些不足造成其所包扎的部位固定不牢、贴附性较差、操作复杂。纱布绷带已不适应一线快速、有效、安全的急救需要，因此研制一种具有自粘性、易撕性、弹性好的创伤急救绷带是非常必要的。

自粘绷带以弹性织物为基材，涂以天然乳胶为主要原料的复合乳胶制成，具有自粘性、不粘皮肤、高弹性、易撕性等特点。使用时根据需要撕取合适长度，对准需要固定的部位进行缠绕粘贴，抚平即可。操作时只需要单手就可完成，使用简便，易于操作。

（三）肠膨出包扎器

肠膨出包扎器是一种可收折、携带比较方便的一体式肠膨出救护装置。使用时先将膨出的肠管或内脏用湿润的棉垫或无菌织物覆盖；拉动拉绳将拉杆从滑套拉出，档条从拉杆内伸出对滑套向上限位，整个支架条布套撑开形成碗状；将碗状护罩扣于敷料外层，使整个肠管或内脏置于碗内，然后将表面或两侧的连接绷带分别绕过腰背部，粘贴于腹部的后外侧。肠膨出包扎器能及时保护脱出的肠管，避免污染，腹部外伤并发症和死亡率将大为降低。

（四）组合式夹板

目前，对于野外骨折伤员的急救处理，通常采用夹板固定伤员的骨折肢体，保护骨折处，防止在运送过程中使创伤加重。老式固定夹板的长度固定，需根据骨折部位的不同选用相应长度的夹板。因此，备用的夹板需具有多种规格型号。如果将这些不同规格型号的夹板全都携带到急救现场，会使救护人员的负担增大。因此，救护人员往往只带上一两种规格型号的夹板赶赴救援现场，难以满足在野外条件下根据伤情选择各种长度的需要。也有采用可组合夹板对骨折处进行固定的，但这种可组合夹板是利用螺钉将夹板连接固定，使夹板的长度加长。这种可组合夹板的组合过程较复杂，操作时间较长，夹板数量较多，携带不方便，固定后不利于其他治疗和检查，尤其是螺钉的突出部分还会给伤员带来不适感。这种组合夹板和老式的长度固定的夹板一样，在固定伤肢时，都需要用绷带缠绕、打结固定，绷带与夹板表面易滑动，造成固定不稳定的现象。

新型组合式夹板通过榫头和榫孔的配合，进行插式组合，增加夹板长度，粘贴式固定带，不需要固定打结，夹板自带可脱卸式缓冲垫。夹板有弧度，呈内凹式，与四肢贴附性好，不会给患者带来不适感，固定效果好。夹板拆装方便、操作简单、重量轻、体积小、携带方便，非常适合野外现场急救使用。

除上述器材外，还有一部分固定带或夹板，也在创伤救治中发挥重要作用，如肋骨固定带、髋关节固定带、小腿固定带、踝骨固定套、免水型固化胶型绷带、高分子多功能夹板等。

四、急救搬运器材

急救搬运器材是伤员卫生运输工具的基本器材，品类较多，品种繁杂，形式多样，如直杆担架、四折担架、两折担架、担架式急救系统、铲式担架等。新型担架有软体担架、急救搬运毯、拖拉带等。

（一）软体担架

软体担架采用高强度尼龙织料经过特殊加工工艺制成，强度韧性高，重量轻，易折叠收放，防水防渗透。此担架为无骨架设计，轻巧柔软，并且防止侧滑，伤员不会在搬运过程中受到轴向扭力的影响。担架展开后有两处固定带及6处救援人员提拉带，可以2～4个人操作，在使用时不受空间的限制，非常适合野外救援。

（二）急救搬运毯

在野外现场环境中搬运伤员遭遇高山陡坡、江河湖海、雪域高原、弹坑，以及水上换乘、直升飞机吊运时，使用普通担架都会遇到难以克服的困难。担架的便携性、安全性和稳定性等方面都存在问题。其解决方案之一是采用急救搬运毯，这是一种新的微型担架，使用时能"由小变大，由软变硬"，能迅速按人体塑型，兼具搬运、固定和疏水阻燃功能，在各种复杂情况下灵活采用推、拖、拉、吊、漂等方式搬运伤员。

（三）拖拉带

拖拉带的主要作用是辅助搬运伤员。拖拉带本体采用丙纶布织成，两端带有两个挂扣，方便连接。拖拉带上有调节扣，可以调节拖拉带的长短，适于不同情况下的需求。折叠后尺寸小巧，重量轻，携带方便，是适合平时及急救中搬运伤员的辅助器材。

五、院前输液、抗休克器材

失血是导致创伤早期死亡的重要原因，快速输液、抗休克处理对创伤伤员的救治非常重要，主要是生命支持，解决现场早期抗休克、低温伤员保温复温等问题。目前输液抗休克器材有以下几种。

（一）抗休克裤

抗休克裤专为紧急抢救各种原因所致的低血容量性休克伤员而设计。它通过对休克伤员的腹部和下肢施加均匀可测量和控制的压力，使体内有限的血液实现最优分配，进而迅速改善心、脑等重要脏器供血，对心肺复苏有重要意义。同时也具有止血和骨折固定功能。现场穿抗休克裤只需1～2分钟，相当于自身输血达750～1500ml，迅速纠正休克，特别适用于院前和住院期间使用。

抗休克裤通过充气包绕性加压，可人为增加血管外周阻力和心脏后负荷，使腹部和下肢的静脉池收缩，从而升高血压，增加心排血量。血液在短时间内转移至心、脑、肺，首先保证重要生命器官的血液供给，这对休克伤员的复苏十分重要。抗休克裤可均匀、可计量地施加外周压力；有3个独立气囊和3个单向气阀，可分别对双下肢和腹部充气，满足不同伤员的需求；临床容易操作：裤裆（即接近腹股沟处）开口大，利于血管穿刺或血气收集；使用方便、充气简单、结实耐用、容易清洗。

（二）平卧式自排气输液器

目前，临床广泛使用的输液器在输液时均采用悬挂式，依靠重力作用给伤员输液。这种方式极大地限制了输液的条件。在野外或行进中没有悬挂依靠的紧急情况下，伤员根据伤情需要输液时，传统输液袋由于不能自动加压实现快速输液、输血的目的，常需人工挤压完成，比较费时、费力且液体滴速不稳，还容易出现跑针现象，极大地增加了伤员的痛苦和医务人员的劳动强度。

平卧式自排气输液器采用硅胶囊输液泵作为输液动力，圆柱状旋转刻度流量控制器控制液体流速，0.2μm自排气滤液器过滤液体及排出管路中的气体，用50ml注射器将输液袋中的液体注入硅胶囊输液泵中，整个输液系统为全密闭式，可以确保输液安全进行，实现在野外无悬挂条件下的伤员抢救、后送途中平卧式或低于输注位点的快速输液复苏和常规持续输注药液的治疗。

（三）骨内输液器

骨内输液是除血管（动、静脉）输液以外的

重要输液途径，具有与静脉输液同样的效果，对骨髓造血微环境无明显影响，输液速度与静脉输液相似。骨内输液器能在抢救伤员的过程中快速建立血管通路，可使液体和药物在几秒内达中央循环系统。手动骨内输液器可在 30 秒内完成骨穿刺，拔针方便，无须特殊工具。

（四）保温毯

伤员受伤后或长期暴露在气候恶劣的低温环境下，会产生体温下降的生理反应。当体温下降到 35℃以下时，人体即已进入失温状态。此时需对伤员进行保温，防止体温继续散失。保温毯是采用保温材料制成的应急救生装备，其外观呈梯形，下窄上宽。保温毯包括帽子、外层外套、弹性伸缩扣、保温膜及可以将整个保温毯封闭起来的尼龙粘扣。保温毯整体重量轻，折叠体积小，方便携带。保温毯的外套采用 420D 涤纶面料，轻薄、柔软、防水。保温薄膜采用无纺布铝箔，具有良好的保温性能及高抗撕性。保温毯在特殊情况下既可以用作睡袋保持体温，又可以用作临时担架。带帽设计更方便使用，帽檐穿有伸缩弹扣，可以根据头部尺寸调整帽子的大小。

六、创面处理器材

对伤员创面必须尽快进行处理。目前新研制有多种创面处理器材，对伤口创面处理有较好的作用。

（一）创伤敷料贴

创伤敷料贴由敷料块和自粘贴复合而成，操作简单，具有对创面吸液、无菌保护的作用，是创面处理常用的器材。目前常用的创伤敷料贴的敷料块大多数为无纺布，只具有吸液功能，所采用的自粘贴也多为非防水性的。

甲壳胺伤口敷料贴是采用具有止血、抗感染和促进伤口愈合功能的甲壳胺敷料与具有防水功能的聚氨酯自粘贴复合而成的新型功能性创伤敷料贴。该敷料贴具有吸液、止血、抗感染、促进伤口愈合和防水功能，更加适合野外条件下创面的处理。

甲壳胺伤口敷料（创伤敷料贴）的背衬基材采用无纺布、聚氨酯自粘贴涂以低过敏的丙烯酸酯胶粘剂、涂（不涂）乳胶为黏合剂的弹性织物制成的基材；护创垫采用 100% 非织造甲壳胺纤维无纺布和聚乙烯膜制成；护膜采用防粘离型纸或格拉辛纸。

（二）烧伤敷料贴

该敷料主要为不同规格的一次性伤口敷料配以袋装的创灼膏而成，可用于不同大小的烧伤、烫伤伤口。创灼膏对烧伤、烫伤伤口具有镇痛、消炎、抗感染、促进伤口愈合等作用。使用时将药膏涂抹于患处，再以敷料覆盖粘贴。

（三）快速伤口冲洗器

目前，院前及院内急救伤员时，尤其是有大面积创面的伤员，伤口的处理至关重要。创面冲洗已成为基本治疗措施之一，冲洗对减少感染非常重要。通常认为，伤口在闭合前应该去除伤口中的各种异物（如微粒物质和细菌等），冲洗能明显减少切口上沾染的细菌数量，是预防伤口感染的重要措施之一。同时在关闭开放性伤口前应进行正确的清创术，其中冲洗尤为重要，目的是减少创面异物，预防感染，促进骨折愈合。

快速伤口冲洗器是一种便于携带、操作方便、实用性强、应用于清创术的装置。

（四）清创包

清创是处理伤口非常重要的方法。一般有污染、带有异物的新鲜伤口均应清创，清创的时机应在伤后越早越好。但在野外，由于环境条件的限制，临床使用的清创设备无法携行、展开和使用。

清创包是在临床清创设备的基础上，通过简化、组合，设计的一款适合野外条件下单人携带的现场简单清创手术的器械包。该清创包主要由基本的清创手术器械及消毒、包扎等器材组合成一个可个人携行的软包，具有体积小、重量轻、携行方便、展开快捷等特点。

（五）清毒包

热带丛林地区毒蛇、毒虫较多，当人被这些毒蛇、毒虫咬伤时，首先要快速阻止伤口近心端血流，防止毒液随血流进入重要脏器；其次要快速把毒液从伤口处吸出以防止毒液扩散；再次要尽早服用有效抗毒药物；最后要迅速将伤员送往救治机构进行专科救治。清毒包是专为毒蛇、毒虫咬伤伤员后送现场处理伤口而设计的清毒急救包。

清毒包主要由毒液吸取器、一次性止血带、安全刀片、碘伏消毒湿巾及季德胜蛇药组成。毒液吸取器在使用时形成真空从而产生内、外气压差，进而将毒液从体内逼出，适用于毒蛇、蜜蜂、黄蜂、蝎子、蜘蛛等毒物咬伤。该毒液吸取器具有环境适应性能强，使用寿命长，体积小、重量轻、便于携带等优点。

总之，现场急救器材对提高战创伤早期救治能力有重要作用，随着救援模式和医学技术的不断发展，改进、创新和引入高效的急救器材是创伤救治能力建设的持续前行方向。

❓ 思考题

1. 目前急救器材发展趋势和方向是什么？

2. 目前临床常用的急救器材在院前使用中存在哪些问题？

（李 涛 李 民 周红娟）

第 3 章

大出血现场急救

大出血是导致伤员早期死亡的首要原因。大出血主要由大血管损伤引起，快速的血液丢失会很快导致伤员休克甚至死亡。因此，在早期得到有效止血对伤员来说至关重要。然而现实情况是，大部分的出血并不是真正意义上的"大出血"。因此，准确地对出血进行评估、分类并采取合适的止血策略和技术才能达到最佳救治效果并避免施救过程中给伤员带来非必要的伤害。

一、大出血的分类

按照传统分类，出血可分为内出血和外出血。如果短时间内出血量达到全身血容量的 1/3 以上时即可威胁生命。因此，在现场必须迅速、准确地进行止血才能有效抢救伤员。按照出血部位分类，如不考虑头颈部，大出血可分为躯干出血和肢体出血。若按照是否能采用压迫法进行止血可分为可压迫性出血和不可压迫性出血。其中可压迫性出血包括肢体出血和可压迫性交界部位出血，这些部位的出血可以采用止血带或特殊压迫装置进行止血。不可压迫性出血主要是指不可压迫性躯干出血（NCTH），因没有可以用于压迫止血的装置，这些部位的出血难以得到有效控制。

二、大出血的评估

创伤初次评估已将致命性大出血放到最重要的位置。准确判断出血性质是有效止血的第一步。通常动脉出血呈鲜红色，速度快，呈间歇性喷射状；静脉出血颜色暗红，速度较慢，呈持续涌出、缓流状。毛细血管出血多为鲜红色，自伤口呈片状渗出或缓慢流出。外出血相对容易判断和评估，但更应重视内出血对伤员的潜在威胁。以下 6 种情况往往代表出血将威胁伤员生命：①伤口内有搏动性出血；②伤员身下地面上有大量血迹；③伤员衣物被血浸湿；④包扎伤口的绷带或临时包扎物失效或被血浸湿；⑤伤员有肢体离断；⑥伤员之前有出血，现在出现了休克症状。

出血量的判断在现场评估时往往更多依靠伤员的临床表现，具体分级可以结合脉率、呼吸频率等指标综合评估（表 3-1）。

表 3-1　失血性休克分级

	Ⅰ级	Ⅱ级	Ⅲ级	Ⅳ级
估计失血量（ml）	750	750～1500	1500～2000	＞2000
估计失血量占血容量比例（%）	＜15	15～30	30～40	＞40
脉率（次/分）	＜100	100～120	120～140	＞140
血压	正常	正常	下降	下降
脉压差（mmHg）	正常或增加	缩小	缩小	缩小
呼吸频率（次/分）	14～20	20～30	30～40	＞40
尿量（ml/h）	＞30	20～30	5～15	无尿

三、止血带的应用

止血带紧急应用的目的是使肢体远端血管搏动消失，从而达到伤口止血的效果。如果其他措施控制肢体出血困难，越早使用止血带的伤员可以获得最好的效果（在休克发生前和发生后使用止血带伤员的存活率分别是 96% 和 4%）。

过去有各种各样的止血带存在，如橡皮止血带、扣式橡皮止血带、卡式止血带、弹性止血带等。但后来这些止血带基本被旋压式止血带所代替，事实也证明传统的橡皮止血带在紧急情况下无法达到有效止血的目的。

当没有旋压式止血带时，可采用绞棒原理制作旋压式临时止血带（图 3-1）。

止血带应用的注意事项如下。

1. 在伤口近端 5～10cm 处安放止血带，不要将止血带直接放在关节上，避免止血带松弛、位置不当、断裂等。止血带在前臂和小腿的使用效果较上臂和大腿更好。这是一个与之前教科书上存在较大分歧的新概念。之前一直认为止血带应放在尽量靠近肢体近心端的位置，然而近年来的实践经验告诉我们，如果出血部位在肢体远端，止血带在前臂和小腿的使用效果更好，并且因止血带而损失的肢体长度更小。

2. 在现场安全地点安放止血带，并去除止血带下所有衣物，以使止血带达到最好的效果。

3. 止血带的有效性取决于止血带宽度/肢体的周径。如果一条止血带不能控制出血，可以并排安放两条止血带。

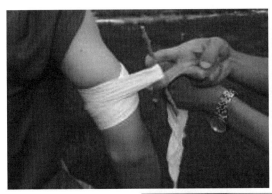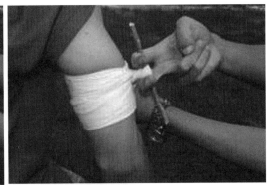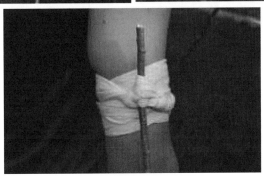

图 3-1　绞棒止血法

4. 止血带必须正确安放，并定期检查止血带以确认其有效性。例如，大腿止血带可能在搬运或处理伤口过程中松开，特别是止血带下有异物时。身体其他部位的出血也可能导致止血带压力降低。

四、交界部位出血控制

交界部位出血是指躯干和四肢连接过渡部位无法采用常规肢体止血带控制的出血，包括腹股沟、腋部、颈部等。特点如下。

1. 腹股沟、臀部、肩部、腋窝和颈底，为大血管走行区域，出血凶猛，会很快导致休克。

2. 常为恐怖袭击简易引爆装置（IED）所致。

3. 新型止血带普及，肢体出血不再可怕；交界部位成为"裸区"。

4. 常规止血带难以在这些交界部位使用，使伤员死亡率居高不下。

现场采取有效的出血控制措施延长院前存活时间，尽快后送确定性止血是交界部位出血的处理原则。早期止血策略包括机械性压迫止血和促凝两方面。

目前国外相应产品有战备钳（combat ready clamp，CRoC），压迫在难以使用常规止血带的腹股沟部位；交界部位紧急救治装置（JETT）、SAM 交界区止血带和腹主动脉交界部位止血器（AAJT）等。这些装置主要针对 IED 或爆炸伤中需要高位截肢者，结合止血敷料和放置在伤口或伤口近端充气压迫止血。腹主动脉交界部位止血器主要用于控制腹股沟区域偏近心端动脉的严重出血。其主要原理是约束腹部和充气加压至 250mmHg，压迫脐平面以下的腹主动脉血流，从而为患者赢得后送的机会和时间，是一种最后的补救措施。

五、不可压迫性躯干出血的控制

鉴于出血控制在医疗救援与灾难环境下已经提升到第一的位置，且肢体大出血早期使用止血带可降低死亡率的观点已基本达成共识，以及躯干创伤出血在目前仍没有与肢体止血带类似的普适技术或装备，不可压迫性躯干出血（NCTH）的重要性愈加凸显。NCTH 可根据解剖学和血流动力学两方面进行定义（表3-2）。从这两方面看，NCTH 都对止血手段提出了更高要求。

表 3-2　不可压迫性躯干出血（NCTH）的定义

根据解剖学定义	根据血流动力学定义
1. 胸腔（包括肺）	失血性休克（收缩压＜90mmHg），或者需要立即手术
2. 实质脏器（肝、肾、脾）4 级以上损伤	
3. 主要躯干中轴血管损伤	
4. 伴有骨盆环断裂的骨盆骨折	

缩短院前时间的同时进行损害控制性复苏是目前赢取 NCTH 救治时间窗的主要策略。具体方法有：伤后 3 小时内使用氨甲环酸止血，采用保温毯避免低体温的发生，避免使用影响血小板功能的非甾体抗炎药，同时优化镇痛策略。

骨盆固定带是目前院前对 NCTH 唯一成熟的出血控制技术。骨盆固定带使用的适应证包括查体骨盆区疼痛，以及无其他原因可解释的昏迷、休克等。

其他出血控制方法包括腹腔内注射泡沫材料、腹腔内灌注 CO_2 和复苏性主动脉球囊阻断（REBOA）。REBOA 可临时阻断腹部和盆部的血供，从而为抢救性复苏赢得时间。在院前环境难以由非外科专业背景人员完成操作的问题是未来的研究重点。

总结

1. 肢体是外伤出血发生率最高的部位。

2. 识别威胁生命的出血对早期止血方法的选择至关重要。

3. 使用止血带是早期控制肢体出血的最佳方法。

4. 交界区出血凶猛、死亡率高，需要使用特殊的压迫止血装置止血。

5. 不可压迫性躯干出血的救治要点在于尽早控制出血部位体腔容积，缩短院前时间，损害控制性复苏，早期使用氨甲环酸，避免使用影响血小板功能的非甾体抗炎药，预防低体温和优化镇痛策略。

？ 思考题

1. 为何将大出血评估和处置顺序提升到战创伤评估的第一位？

2. 目前唯一被认为对不可压迫性躯干出血院前控制的有效方法是什么？

（李　阳　唐　颖）

参考文献

王正国 .2010. 外科学与野战外科学 . 北京：人民卫生出版社 .

Daniel Y, Habas S, Malan L, et al., 2016. Tactical damage control resuscitation in austere military environments.J R Army Med Corps,162(6): 419-427.

Drew B, Montgomery HR, Butler FK Jr. 2020.Tactical Combat Casualty Care（TCCC） guidelines for medical personnel: 05 November 2020. J Sper Oper Med, 20(4): 144-151.

Matthew M, Alec B. 2010.Front line surgery: A Practical Approach. New York: Springer.

第 4 章

现场心肺复苏

教学内容▶

- 心肺复苏的概念及评估。
- 心肺复苏的常规流程。
- 心肺复苏的终止标准。
- 现场心肺复苏的标准方案及实施要点。

教学目标▶

- 指导医务人员对现场心搏、呼吸骤停进行判断及治疗，通过教学讲解及模拟案例，提高学员对心搏、呼吸骤停的早期识别和干预能力，从而达到改善心搏骤停患者预后的目的。

学习要求▶

- 按基础生命支持、初步和再次评估的顺序，系统评估现场伤员。
- 识别呼吸停止，并进行现场处置。
- 识别心搏骤停，并进行现场处置。
- 实施基础生命支持（BLS），包括优先及时实施按压，并结合使用自动体外除颤器（AED）早期除颤。
- 在心搏骤停期间，通过持续评估心肺复苏（CPR）质量，实时反馈以评估复苏有效性。

第一节　心肺复苏的评估

心肺复苏（cardiopulmonary resuscitation，CPR）是针对循环和（或）呼吸骤停的紧急抢救措施。

一、基础生命支持评估

（一）判断患者有无反应及有无呼吸

1. 判断有无反应　拍打伤员双肩并呼叫。

2. 判断有无呼吸　看伤员胸廓是否有起伏。

（二）呼救，寻求帮助

1. 呼叫人员寻求帮助。

2. 启动应急反应系统。

3. 拿取自动体外除颤器（AED）或除颤仪。

（三）判断有无脉搏

尽量同时检查脉搏和呼吸，减少判断时间。

1. 检查大动脉搏动 5 ～ 10 秒。

2. 若 10 秒内未扪及脉搏，则立即开始 CPR。

3. 如果有脉搏，无呼吸，则开始通气，每 5 ～ 6 秒给予 1 次呼吸。每 2 分钟检查 1 次脉搏。

（四）除颤

1. 如果没有脉搏，若有 AED 应立即除颤。

2. 每次电击之后，应立即实施 CPR。

二、初步评估及再次评估

对于呼吸、心搏骤停的无意识患者，在完成 BLS 评估后，需进行初步评估，在评估过程中，根据情况进行适当操作（表 4-1）。

表 4-1　初步评估

评估内容	评估时处置
气道	
气道是否通畅	通过使用仰头提颏法、创伤双手托颌法、口咽气道或鼻咽气道保持无意识患者的气道通畅
是否有建立高级气道的指征	必要时使用高级气道管理（如喉罩、喉管、食管气管联合导管、气管内导管）
呼吸	
通气和供氧是否充足	必要时给予吸氧：球囊面罩通气，对于心搏骤停患者，给予 100% 氧气；其他患者，调整吸氧流量使脉搏血氧饱和度 ≥ 94% 避免过度通气
循环	监测 CPR 质量
按压是否有效	有条件时连接心电监护仪或除颤仪
是否需要进行除颤或电复律	给予除颤 / 电复律
是否已建立静脉通路	建立静脉通路，给予适当的药物，必要时给予补液，液体复苏
是否恢复自主循环	监测血糖和体温
患者有脉搏但是否稳定	检查灌注问题
功能障碍	检查神经系统功能
	快速评估是否有反应、意识水平及瞳孔情况
	AVPU：警觉（alert）、言语（voice）、疼痛（painful）、无反应（unresponsive）
暴露	脱除衣物充分暴露，检查有无明显创伤、活动性出血、烧伤等

再次评估包括鉴别诊断，询问重点病史及查找并治疗潜在的病因。采用 SAMPLE 助记符：症状和体征（S）、过敏史（A）、用药史（M）、既往病史（P）、最后一餐所吃的食物（L）、事件（E）。

要点提示：迅速判断，时间 < 20 秒，及时开始 CPR，边评估，边处理。

第二节 心肺复苏的常规流程

一、胸外心脏按压

（一）体位

1. 患者仰卧于硬板床或地上，以保证按压有效，但不要为了找硬板而延误抢救时间。

2. 抢救者应站立或跪在紧靠患者胸部一侧，保证按压时力量垂直作用于胸骨。

（二）按压要点

1. 定位

（1）按压部位：胸骨中、下 1/3。

（2）定位方法：抢救者示指和中指沿肋弓向中间滑移至两侧肋弓交点处，然后将示指和中指横放在胸骨下切迹的上方，将一只手的掌根贴在胸骨下部（胸骨下切迹上 2 横指），另一手掌叠放在这只手的手背，十指相扣，手指翘起脱离胸壁。

（3）快速定位方法：双乳连线中点法。

2. 按压方法

（1）抢救者双肘关节伸直。

（2）双肩在患者胸骨上方正中。

（3）肩手保持垂直用力向下按压。

（4）按压的方向与胸骨垂直。

3. 按压频率与深度　频率 100 ～ 120 次 / 分，深度 5 ～ 6cm。

（三）高质量心肺复苏

1. 用力（按压深度 5 ～ 6cm）快速（按压频率 100 ～ 120 次 / 分）按压并等待胸壁回弹。

2. 尽可能减少按压中断、避免倚靠胸壁。

3. 每次按压后使胸廓完全回弹。

4. 无高级气道时：按压与通气比为 30 ：2；建立高级气道后：每 5 ～ 6 秒给予 1 次呼吸。

5. 每 2 分钟轮换 1 次按压者，防止施救者疲劳导致按压质量下降。

二、开放气道

当患者无意识或呼吸停止，施救者检查其口腔是否有异物，同时打开气道保持通畅，手法有仰头提颏法、创伤双手托颌法、海姆立克手法（腹部冲击）。

（一）仰头提颏法

1. 当患者无反应时，舌后坠可能阻塞气道，仰头提颏法可缓解其气道梗阻情况。

2. 把一只手放在患者前额，用手掌把额头用力向后推，使头部向后仰，另一只手的手指放在下颏处，向上抬颏。

（二）创伤双手托颌法

1. 若疑似颈椎损伤，此手法可以避免头部后仰造成颈椎二次损伤。

2. 开口：如患者紧闭双唇，可用拇指把口唇分开。托颌：将手放置在患者头部两侧，肘部支撑在患者躺着的平面上，握紧下颌角，用力向上托下颌。

（三）海姆立克手法

1. 当清醒患者突然不能讲话，并有窒息症状，或在开放气道后，通气有阻力或胸廓不能起伏时，考虑气道异物或阻塞。

2. 施救者站在患者身后，双臂环绕患者腰部，一手握拳，握拳手的拇指侧紧抵患者剑突下脐上腹中线部位，用另一手抓紧拳头，用力快速向内、向上冲击。

三、人工呼吸

（一）口对口（鼻）人工呼吸

1. 简易、快速、有效的通气方法，施救者呼出的气体中氧气足以满足患者需求。

2. 捏住患者鼻孔，防止漏气。施救者正常吸一口气，用口把患者的口完全覆盖住吹气。每次吹气持续 1 秒，确保患者有胸廓起伏。

（二）球囊面罩通气

1. 球囊面罩是提供正压通气的最常用方法。在 CPR 过程中，建议双人通气。

2. 一名施救者打开患者气道并将面罩紧贴患者面部，同时另一名施救者挤压球囊，以每分钟 10 ～ 12 次的频率通气，避免过度通气。

（三）基础辅助气道

1. 口咽通气管（OPA）

（1）适应证：舌后坠或上呼吸道梗阻；无意识的患者。

（2）操作步骤：①清理口腔和咽腔分泌物。②选择合适的 OPA。OPA 的突缘对准患者嘴角，尖端位于患者下颌角。③放置 OPA 时尖端朝向硬腭。④当 OPA 通过口腔并靠近咽喉壁时，旋转 180° 至适当的位置。也可以与嘴成 90° 角的方向将 OPA 插入口腔，推入时，朝向咽后壁。

2. 鼻咽通气管（NPA）

（1）适应证：有意识或半清醒或无意识患者，或口腔有创伤、面神经损伤放置 OPA 困难者。

（2）操作步骤：①选择合适的 NPA。NPA 的外径与鼻孔内径相同或与患者小指直径相同，长度为患者鼻尖到耳垂的距离。②水溶性润滑剂或麻醉凝胶润滑 NPA。③以垂直于面部的角度向后通过鼻腔插入气道。如遇阻力，稍微旋转导管，沿着鼻道和鼻咽的角度插入。

（四）高级气道

当基础气道不能维持患者通气时，需建立高级气道以改善患者氧合。常用的设备有喉罩、食管气管联合导管、气管内导管等。

四、除颤

1. 除颤的时机越早越好　当除颤仪到位后，立即进行一次除颤，除颤后立即继续 CPR，从按压开始，2 分钟后评估。

2. 电极片（板）放置

（1）标有"心尖"标识电极片（板）置于左乳头外侧下方。

（2）标有"胸骨"标识电极片（板）置于胸骨右缘、锁骨正下方。

3. 除颤能量与模式选择

（1）模式：非同步。

（2）能量：根据除颤仪是单相波或双相波选择单相 360J 或双相 200J。

五、成人心肺复苏流程

成人心肺复苏流程见图 4-1。

六、心肺复苏成功标志

自主循环恢复（ROSC）：脉搏和血压恢复；呼气末二氧化碳分压（$PetCO_2$）突然持续升高（通常 ≥ 40mmHg）。

七、心肺复苏终止标准

1. 复苏成功（评估），转入下一阶段治疗。

2. 复苏失败

（1）心脏死亡：经 30 分钟 BLS 和高级生命支持（ALS）抢救，心脏毫无电活动。

（2）脑死亡。

要点提示：

1. 强调高质量的按压：按压深度 5 ～ 6cm，按压频率 100 ～ 120 次 / 分，按压后使胸廓充分回弹。

2. 重视通气，通气比插管重要，掌握开放气道的两种手法及口对口人工呼吸、球囊面罩通气方法。

3. 早期进行除颤。

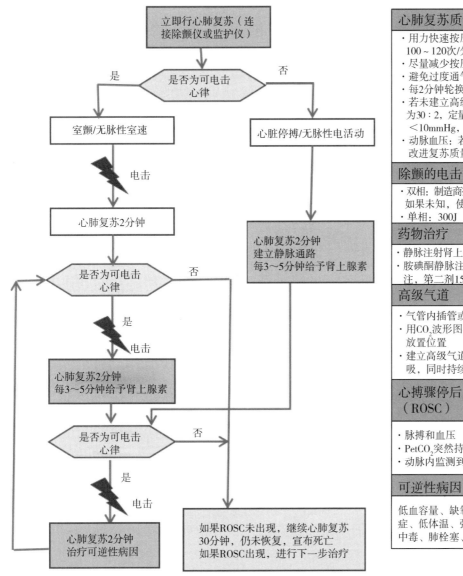

图 4-1　成人心肺复苏流程

第三节　创伤患者心肺复苏方案及要点

情景 / 案例

有一人需要救治，当你到达时，发现他倒在地上，呼叫他没有反应，颈动脉搏动未能触及。经过你精确判断并给予高质量的心肺复苏后，患者心率、大动脉搏动恢复。经初步检查发现患者呼吸费力，气管右偏，左侧胸壁挫伤，左胸部饱满，左侧呼吸音消失，脉搏快、搏动弱，心率 136 次 / 分，血压 80/50mmHg，呼吸 32 次 / 分。接下来你应该怎么处理？考虑是什么损伤？

一、心搏骤停的原因

（一）引起创伤性心搏骤停的常见原因

1. 气道阻塞、严重开放性气胸、支气管损伤或胸腹联合伤导致的缺氧。

2. 大量血液丢失导致低血容量和氧的输送障碍。

3. 心脏、主动脉或肺动脉等重要脏器损伤。

4. 张力性气胸、心脏压塞引起心排血量急剧降低。

5. 中枢神经系统严重创伤。

（二）心搏骤停的最常见原因

除创伤外，其他需要鉴别的心搏骤停常见原因见表4-2。

二、现场心肺复苏流程及实施要点

（一）创伤患者心肺复苏及评估流程

创伤患者心肺复苏及评估流程见图4-2。

表4-2　心搏骤停的最常见病因

血容量减少	张力性气胸
缺氧	心脏压塞
酸中毒	中毒
低钾/高钾血症	肺栓塞/冠状动脉血栓形成
低体温	严重创伤

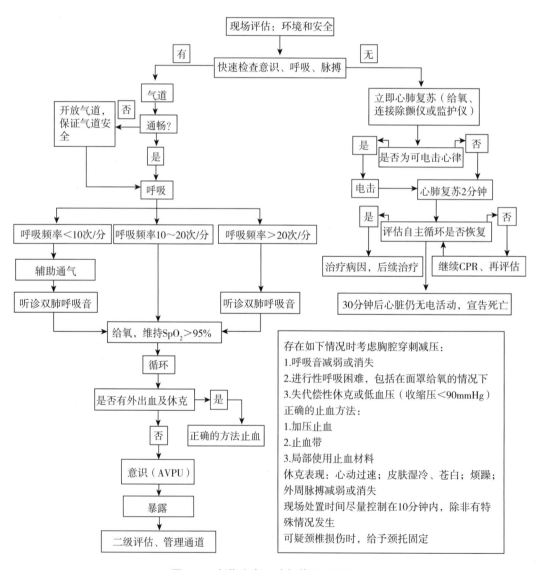

图4-2　创伤患者心肺复苏及评估流程

（二）实施要点

1. 实施者确保现场环境安全。

2. 及时准确地实施心肺复苏，并针对引起心搏骤停的原因进行治疗。

3. 及时处理危及生命的异常情况（如活动性大出血、张力性气胸、心脏压塞等）。

三、淹溺所致呼吸、心搏骤停救治要点

（一）淹溺的主要死亡原因

1. 窒息缺氧，过程十分短暂，往往只有 4 ～ 7 分钟。

2. 电解质紊乱（淡水淹溺者血钠、氯化物浓度降低；海水淹溺者则升高）和高血钾导致心室颤动。

3. 急性肺水肿。

（二）现场抢救——基本生命支持

1. 人工通气　是溺水复苏的首要措施，迅速进行可以增加溺水者的生存机会（详见本章第二节）。由于淹溺患者的核心病理是缺氧，尽早开放气道和人工呼吸优先于胸外心脏按压。大多数淹溺患者吸入的水分并不多，而且很快会进入到血液循环，没有必要进行倒水处理。

2. 胸外心脏按压　如疑有心搏骤停，立即心肺复苏，避免倒水处理。详见本章第二节。

四、电击和雷击所致呼吸、心搏骤停救治要点

1. 电击和雷击　是电流对心脏、脑、血管平滑肌、细胞膜的直接作用及电能在体内转化为热能产生的热效应损伤。电流作用于心肌导致心室颤动或心室静止是电击和雷击致死的首位原因。

2. 基本生命支持

（1）急救人员在施救前首先确认急救现场安全，在自身未受到电击危险的情况下使患者迅速脱离电源。

（2）快速评估，如果无呼吸和脉搏，立即开始 CPR，启动紧急医疗服务（EMS）系统，尽可能早期电除颤。详见本章第二节。

要点提示：

1. 现场救治时确保环境安全。

2. 重视引起呼吸、心搏骤停的病因治疗。

3. 强调边检查边处理，对危及生命的情况立即处理。

总结

1. 要快速识别出需要立即进行心肺复苏的情况。

2. 强调高质量的心肺复苏，即按压深度至少 5cm，按压频率 100 ～ 120 次 / 分，按压后使胸廓充分回弹，尽量减少按压中断。

3. 重视通气，通气比插管重要，掌握开放气道的两种手法及口对口人工呼吸、球囊面罩通气方法；按压与通气比为 30 ∶ 2，建立高级气道后每 5 ～ 6 秒给予 1 次呼吸。

4. 注意救治现场的环境安全，确保施救者的安全。

5. 重视引起呼吸、心搏骤停的病因治疗。

❓ 思考题

1. 心肺复苏的流程。

2. 现场心肺复苏的标准方案及实施要点。

3. 现场初次评估的内容。

4. 引起心搏骤停的常见病因。

（费　军　邵垌仁　游　芳）

参考文献

美国心脏协会 . 2017. 高级心血管生命支持 . 杭州：浙江大学出版社 .

诺曼·麦斯韦恩 . 2017. 院前创伤生命支持 . 8 版 . 黎檀实，姜保国，吕发勤译 . 北京：人民军医出版社 :142-193.

第 5 章

气道阻塞的处理

呼吸是人体重要的生命体征，伤员如果在 3～5 分钟不能解除呼吸道阻塞，将会导致心搏停止；另外，呼吸道部分阻塞导致的缺氧也会加重伤情，重者可致死。因此，气道阻塞的现场急救技术是现场伤员急救最关键、最重要的基本技术之一。

第一节　气道阻塞的原因及临床表现

一、常见原因

导致伤员气道阻塞的原因是多方面的，可由外伤直接引起，也可由继发性损伤引起。直接损伤可以导致气道解剖结构破坏和连续性中断，而创伤导致的出血、水肿和严重气肿也可以引起严重的呼吸障碍和窒息。此外，颈椎损伤后的固定还会进一步增加气道处理的难度。气道的直接损伤分为钝性伤和穿透伤，原因包括颈部损伤、颌面部损伤、胸部爆震伤、呼吸道烧伤、气管内的损伤及异物。气道损伤可以发生在 1 个或多个水平，颌面部创伤可以危及上呼吸道，颈部直接损伤可以危及咽喉和气管，而胸部损伤可以影响到气管下段、主支气管和次级支气管。间接原因包括颅脑损伤、气管外的压迫。

（一）颈部损伤

由利器、枪击或其他武器造成的颈部穿透伤可直接导致喉、气管损伤；对颈部的直接暴力，特别是颈部过伸时的损伤（如紧急刹车、突然转向）可造成颈椎骨折；严重的扭转或伸展可造成颈部韧带撕裂和气管损伤；加速或减速的剪切力作用于气管、支气管固定处（环状软骨和隆突），可造成该部位的撕裂伤；也可因喉、气管受到直接压迫，或挤压其后的颈椎椎体造成挤压伤。

颈部损伤可能累及环状软骨、喉支撑组织和喉返神经，这些损伤的临床表现可能并不明显，但后果十分严重。直接喉损伤可造成不同程度的黏膜下水肿或血肿，出现缓慢或急速进展的气道损伤和气道阻塞症状。由颈部钝挫伤引起的部分或完全气道横断通常发生在环状软骨和气管隆突交界处，但也可发生在喉、气管通路的任何部位。

颈部穿透伤可分为 3 个区域：Ⅰ区为胸骨上窝至环状软骨；Ⅱ区为环状软骨至下颌角；Ⅲ区为下颌角至颅底。Ⅰ区损伤相对较少，但常与大血管和肺顶损伤有关，通常需要紧急处理。Ⅱ区损伤较多见，其中约 1/3 需要紧急处理，其余伤员多数也需要气管内插管；该区域损伤影响气道的最常见原因是血管损伤的出血和气道直接损伤所致的气道扭曲变形。Ⅲ区的穿透伤相对较少，对气道的影响主要是血液进入气道。

（二）颌面部损伤

颌面部损伤多由钝性或穿透伤引起。由于解剖结构被破坏，气道失去组织支持，或出血、水肿、异物吸入，常会影响气道的通气功能。35%的颌面部损伤伤员到达医院的几小时内需要进行紧急气道处理。因此，对于参与急救的医师，及时判断气道损伤后的病情变化尤为重要。

在评价损伤程度和是否存在附加损伤时，应重视对受伤机制的了解。致伤力度轻时，如一般运动或与人冲突引起的损伤，大部分是鼻骨和颧弓损伤，鼻骨骨折主要引起鼻出血及血液误吸，对气道本身的影响较小；致伤力度较大时，如车祸等高速撞击，可能会引起下颌骨或上颌骨骨折，对气道影响较大，且可并存脑外伤或颈部外伤，大力度损伤并存上颌骨骨折伤员的死亡率可高达 12%，但这些伤员不一定直接死于上颌骨骨折，而是死于气道阻塞或其他多发伤。

（三）颈椎损伤

颈椎损伤通常发生在高速行驶的过程中，如机动车的剧烈撞击。此外，坠落伤和运动损伤也是常见原因。当颈椎出现不稳定损伤时，任何气道的操作都可能引起或加重脊髓的二次损伤。处理钝性伤伤员时，首先要假定伤员存在颈椎的损伤，直到假设排除为止。有条件的伤员在气道干预前最好完成颈椎的 X 线检查或 CT 扫描。需要强调的是影像学呈阳性结果有意义，但阴性结果并不能排除颈椎损伤。

颈椎损伤伤员在实施气道管理时，必须严格保持颈椎的制动。通常情况下，通过助手用手法固定颈椎，操作简单方便，制动效果可靠。尽管气管内插管时伤员常戴有颈托，但颈托并不能确保可以减少气管内插管操作的颈椎活动，不能作为手法固定的替代品。此外，颈托还会伸展到伤员的下颏以上，限制张口。

（四）胸部损伤

胸部的钝性伤和穿透伤均可造成呼吸和氧合功能的损害。胸壁受到挤压时，胸腔前后径迅速缩小，而左右径急速增加，使气管、支气管树向两侧"张开"，易导致气管膜部撕裂。在声门闭合而胸腔内压急速增加时，相同的机制会造成气管膜部破裂。这些损伤通常发生在距隆突 2.5cm 范围内。穿透性创伤的损害变化多样，主要取决于使用的器具、受伤的位置。胸部的高速枪伤会造成大血管、主支气管或心脏的破裂，威胁伤员的生命；气胸在胸部损伤中较为常见，特别是张力性气胸可以威胁伤员的生命安全，需要早期发现和识别，应尽可能早期完成胸部 X 线片检查并及时处理。胸部的钝性伤范围较分散，常发生肺挫伤、胸壁破裂伴肋骨骨折、血气胸等。

胸部爆震伤与一般胸部创伤相似，但又有其特殊性，主要是由爆炸瞬间产生的超高压及负压作用于胸部引起的，是爆炸现场早期死亡的主要原因。爆炸产生的碎片或高压气浪冲击胸部，可引起胸壁及胸腔内脏器的直接损伤（如创伤性窒息，肋骨骨折，胸壁巨大缺损，肺破裂，气管、支气管、食管破裂，心脏损伤，纵隔气肿，血气胸等）。巨大的冲击力消除后，变形的胸廓回弹，在产生胸内负压的一瞬间又导致原损伤区的附加损伤（如肺组织受损严重的同时合并肺毛细血管损伤），引起肺间质水肿、出血、实变，导致肺泡氧合功能障碍，出现低氧血症。

（五）气道烧伤

多见于头面部伤的伤员，大多数为吸入火焰、干热空气、蒸汽，以及有毒或刺激性烟雾或气体所致，呼吸道烧伤可分为 3 类。①轻度：烧伤在咽喉以上，表现为口、鼻、咽黏膜发白或脱落，充血水肿，分泌物增多，鼻毛烧焦并有刺激性咳嗽，吞咽困难或疼痛等。②中度：烧伤在支气管以上，出现声嘶和呼吸困难，早期痰液较稀薄，往往包含黑色炭粒，肺部偶有哮鸣或干啰音。经气管切开后严重呼吸困难往往可改善。③重度：烧伤深及小支气管，呼吸困难发生较早而且严重，往往不能因气管切开而改善。肺水肿出现亦较早，肺部呼吸音减低并有干、湿啰音。

（六）颅脑损伤

战时导致颅脑损伤的主要原因包括房屋或工事倒塌、爆炸性火器形成高压冲击波的冲击。和平时期颅脑损伤的常见原因为交通事故、高处坠落、失足跌倒、工伤事故和火器伤；偶见难产和产钳引起的婴儿颅脑损伤。伤后出现呼吸、脉搏浅弱，节律紊乱，血压下降，一般经数分钟及十多分钟后逐渐恢复正常。如果生命体征紊乱时间延长，且无恢复迹象，表明脑干损伤严重；如果伤后生命体征已恢复正常，随后逐渐出现血压升高、呼吸和脉搏变慢，常暗示颅内有继发血肿。意识水平过低的伤员可能无法保护其气道，可因气道阻塞而缺氧，使受损大脑不能进行充分氧合而发生继发性损伤。

二、临床表现

若伤员处于警觉状态，能与救护人员进行对话，说明其气道是通畅的；若伤员的意识水平下降，则有必要在检查其他损伤前对伤员的气道进行全面评估，包括气道和伤员的姿势、上呼吸道发出的声音、气道是否阻塞、胸部起伏情况。

（一）上呼吸道异常的呼吸音

在靠近伤员时会听到上呼吸道发出喘鸣性呼吸音，表示上呼吸道部分阻塞。这类阻塞常是由于口腔分泌物、血液、上呼吸道异物引起，或是由于会厌、气道水肿形成。水肿或肿胀的气道属于紧急情况，必须立即采取措施，减轻阻塞状况并保持气道开放和通畅。

临床表现：咽喉部分泌物增多或有异物时，常引起不完全性呼吸道阻塞，表现为吸气性呼吸困难，听诊时可听到伤员喉头部和（或）胸部有痰鸣音和高调哮鸣音。

（二）舌后坠

舌后坠是临床上呼吸道阻塞最常见的原因，多发生在意识不清、全身麻醉诱导期与苏醒期伤员及非全身麻醉伤员辅助使用镇静镇痛药时；伤员仰卧位时，在重力作用下下颌骨和颏舌肌松弛，可造成舌体坠向咽后壁而阻塞气道。

临床表现：当舌后坠引起不完全性气道阻塞时，最明显的表现为随呼吸发出的强弱不等的鼾声及喉头拖曳征；当舌后坠引起完全性气道阻塞时，鼾声消失，伤员早期即出现明显的胸腹反常呼吸、三凹征和口鼻部的呼吸气流完全中断，随即出现 SpO_2 进行性下降和发绀等，此时必须紧急处理。

（三）喉痉挛

分泌物或血液刺激声带局部可引起喉痉挛。口咽通气管、直接喉镜、气管内插管等操作直接刺激喉部均可诱发喉痉挛。

临床表现：吸气性呼吸困难，可伴有干咳及典型的高调吸气性喉鸣音。①轻度喉痉挛：仅假声带挛缩，声门变窄，吸气时出现喉鸣音；②中度喉痉挛：真、假声带均发生挛缩，但声门未完全关闭，吸气和呼气时都出现喉鸣音；③重度喉痉挛：声门紧闭，呼吸道完全阻塞，呼吸音消失，SpO_2 迅速下降，伤员出现发绀。

（四）支气管痉挛

常因过敏、呕吐物反流误吸、分泌物过多，以及气管内插管或异物刺激气管黏膜引起。

临床表现：吸气性呼吸困难为特征，呼气期延长且费力，听诊两肺布满哮鸣音，常伴有窦性心动过速甚至更严重的心律失常。最严重的情况下，伤员肺部的呼吸气流完全中断，听诊肺部哮鸣音反而消失，出现"寂静肺"。机械通气时气道压力逐渐升高，甚至难以通气。

（五）药物残余作用所致通气障碍

除了神经肌肉系统的病变可导致限制性通气功能障碍外，能抑制中枢神经系统的麻醉药及肌松药的应用过量、蓄积或残余作用等，也可造成伤员的通气功能障碍。

临床表现：低氧血症和高碳酸血症。

第二节 气道阻塞处置原则与方法

在危险受伤环境中救护时应迅速撤离至安全的环境。现场安全地域救护：①伤员清醒，采取他觉得最舒服的姿势；②伤员昏迷，无气道阻塞症状，抬下颏或托举下颌保持气道通畅；③有自主呼吸无呼吸窘迫，放置鼻咽通气管保持气道通畅；④呼吸窘迫，抬下颏或托举下颌后放置鼻咽通气管保持气道通畅。

现场后送阶段：①鼻咽通气管与复苏体位是首选处理方案；②必要时需要医务人员在转送前做一些更彻底的处理。例如：气管内插管或放置喉罩或环甲膜切开术或气管切开术。

一、创伤气道的急症处理

（一）喉及气管损伤的气道处理

喉及气管损伤的气道处理基本原则是通过安全、便利的手段保证伤员气道通畅。在处理颈部受伤和可疑颈椎损伤时，通常采用抬下颌或推下颌、吸引及放置口/鼻咽通气管等方法做初期处理。通过使用直接喉镜或纤维支气管镜引导经口插管或经鼻插管。插管时需要采用人工直线轴向稳定技术将伤员颈部置于中立位，避免出现颈椎的二次损伤。存在喉损伤时，通常选择声门下的气道开放术。

怀疑有气管损伤的伤员，建议在纤维支气管镜直视下完成气管内插管，以确保气管导管能顺利通过受损气管段的远端，防止出现气管导管通过受损部位进入软组织的情况。气管导管插入气管时应有足够的深度，确保套囊完全位于气管损伤位置的远端，保护损伤气管段免受气管内压和胸内压的影响，减少气管进一步的损伤破坏和解剖变形。如纤维支气管镜插管失败，建议在局部麻醉下行经皮环甲膜穿刺置管或外科行气管切开术。通过纤维支气管镜发现气管断裂或远侧断端回缩入纵隔的伤员，应及时行颈部切开探查或上胸骨劈开探查术，显露远侧气管，放置气管内导管。紧急情况下也可通过气道破口直接插管或置入健侧主支气管行单肺通气。气管损伤严重难以插管时，也可借助体外循环膜肺通气保证插管困难伤员的氧合。

（二）颌面部损伤的气道处理

解剖结构破坏或大出血的颌面部严重创伤的伤员，需要立即行气管内插管保护气道。在颌面部损伤并发出血，但生命体征稳定、气道反射存在的伤员，只需将伤员从仰卧位转为侧卧位，使血液或分泌物从口咽排出，对松动的牙齿予以固定，即可保护气道，改善自主通气，防止血液误吸。大量的鼻咽出血可通过鼻部填塞或放置尖端带气囊的导管进行控制。中面部损伤的伤员面罩通气困难，正压通气还可能使气体进入面部软组织。上颌骨 LeFort Ⅱ、Ⅲ型骨折者应避免经鼻建立人工气道。下颌骨髁部骨折引起张口受限时，可保留自主呼吸，充分表面麻醉后实施经鼻清醒盲插或通过纤维支气管镜引导气管插管。当下颌骨骨折导致气道阻塞时，紧急情况下可以通过伤员取侧卧位、人工牵引骨折段、悬吊舌体等方法解除阻塞。

在对颌面部损伤伤员进行气道处理时，必须保证吸引装置的正常使用，快速有效地吸出血液和分泌物。为保证气道通畅，应当在组织水肿和血肿形成前进行早期处理，所采用的技术根据伤员伤情而定，包括清醒经口/鼻气管内插管、逆行气管内插管技术和纤维支气管镜引导插管、环甲膜穿刺或切开、经气管喷射通气等多种技术。

二、气管内插管决策

是否对急性创伤伤员实施气管内插管是最重要的复苏决定，也常是决策者最难做出的决定。创伤伤员抢救有着许多不可预知因素，尽管不实施气管内插管存在病情加重和恶化的风险，并使随后的气道处理更加紧急和困难，但每种气道的干预措施同样也存在自身的风险，如循环的波动、眼压和颅内压的升高、药物的不良反应等。因此，需要根据伤员的伤情制订一个可行方案，对伤员是否需要行气管内插管和是否存在困难气管内插管进行全面评估。

通常情况下，是否实施紧急气管内插管基于以下 3 项基础临床评估：①是否存在气道不能维持或气道保护失败？②是否有氧合或通气不足？③临床预期进程如何？

（一）是否存在气道不能维持或气道保护失败

临床上，气道通畅情况的判断较为容易。气道保护能力丧失的主要原因是脑部创伤、低血容量性休克、吸毒、酗酒等所致的意识丧失。清醒

伤员可以通过气道的肌肉组织和各种保护性反射来保护气道，防止异物、胃内容物、分泌物进入气道，而创伤伤员特别是严重创伤伤员常出现气道受阻、气道保护机制减弱或丧失，进而威胁伤员的生命安全。如果伤员的气道不能维持通畅，需要采用口咽通气管、鼻咽通气管、喉罩及喉管等声门上装置建立人工气道，但这些方法不能有效和长时间保护气道并防止误吸的发生。因此，对既需要建立人工气道又需要气道保护的伤员应及时完成气管内插管。

气道保护能力的最佳检测方法是评估伤员的发音能力，发音需要通畅的上呼吸道和执行复杂、协调动作的能力。吞咽及控制分泌物的能力评估对气道保护的判断可能是一种较好的选择，吞咽是一个复杂的反射，需要一系列复杂协调的肌肉运动，指导咽腔物体或分泌物越过关闭的气道进入食管。尽管此概念还缺乏充分研究，但受意识支配的吞咽运动比呕吐反射起到的保护作用可能更好。呕吐反射曾被认为是判断气道保护反射的可靠方法，但这一概念并没有经过严格的论证；呕吐反射消失作为气道保护反射消失的指标既不敏感也不特异，呕吐反射存在也并不提示气道保护反射的确存在。而且，对反应迟钝的伤员测试呕吐反射还可能导致其呕吐和误吸。

（二）是否存在氧合或通气不足

确保重要器官的氧合能力是维持伤员生命体征和保证功能恢复的重要组成部分，只要伤员不能有效通气或发生氧合问题，就应该接受高流量氧气，并迅速查明原因，一旦确定为非可逆性病因，必须尽早实施气管内插管。通常情况下，使用脉搏血氧饱和度仪和二氧化碳监测仪及时评估伤员维持氧合和通气的能力，再结合伤员呼吸能力和创伤的具体情况即可做出准确的判断。虽然动脉血气测定可以早期发现严重休克及代谢方面的问题，但对于创伤伤员的气管内插管决定作用有限。实际上，大多数多发伤伤员的低氧血症和通气不足都与多种因素有关，单一的干预措施往往效果不佳。

（三）临床预期进程如何

由于大多数创伤伤员能够维持气道通畅并保护气道，也能维持充分的氧合和通气或得到及时纠正，此时是否需要实施气管内插管就取决于伤

员的临床预期进程，也是临床医师面临的最困难、最复杂和最重要的问题。

在评估伤情时虽气道较为稳定，但如果预测到伤情会逐渐加重和恶化，仍是气管内插管的指征。如颈部刀刺伤伤员，颈部可见血肿，初诊时伤员有良好的气道维持，气道保护较好，通气氧合正常。但血肿的状态和性质需要准确判断，一旦明确血肿为血管损伤所致的活动性出血，不管其是否表现出血肿的逐渐加大，均要实施气管内插管。颈部活动性出血可以沿颈部深层组织下行，在体表看不到血肿的增大和组织的明显变化，当内部血肿增大到一定程度时，可以导致气道的解剖变形，进而出现气道阻塞，威胁伤员的生命安全。而此时的气道已经发生了明显的受压变形，进一步加大了紧急气管内插管的难度。此外，密闭空间内烧伤并吸入大量浓烟的伤员，早期也同样不一定表现出气道的异常，但吸入的有毒气体或热损伤可以导致气道出现进行性损伤，错过处理的最佳时期有可能带来灾难性后果。因此，对可预见的气道恶化的创伤伤员应尽早完成气管内插管。

存在多发伤，如多发伤骨折、气胸、休克、脑外伤等情况需要进一步治疗的伤员，虽然伤员的气道能够较好地维持和保护，也不存在通气和氧合的问题，但气管内插管能够为这些伤员的进一步持续治疗提供良好的条件和更大的安全系数，是这些创伤伤员治疗的重要组成部分。此外，需要长时间进行有创操作和需较长时间转运的创伤伤员，及时的气管内插管也可以减轻伤员的痛苦，提高安全系数。

创伤气道管理中出现的多数问题和严重并发症主要与气管内插管指征出现时没有及时实施气管内插管有关，而与气管内插管操作本身所导致的意外事件关系不大，即延迟气管内插管通常是导致不良后果发生的最主要原因。创伤伤员即使扩大气管内插管指征，也不要延误插管的最佳时机。

三、躁动伤员的管理

伤员，尤其是醉酒和头部受伤的伤员就诊时，常表现为激动和躁动。导致创伤伤员激动和躁动的原因较多，包括头部受伤、药物或酒精中毒、休克、惊吓、焦虑、低氧血症等，也可能是多因素所致。对激动和躁动伤员要进行早期评估，找出可能的病因，尽早查明和发现危及生命的潜在因素并予以纠正。

首先要尝试安慰和劝说伤员，打消伤员的顾虑，帮助伤员适应就诊环境。用清晰、坚定、克制和安慰的语言与伤员交流。由于躁动的原因较多，通常需要用物理约束和药物方式才能达到镇静目的，其中物理约束仅是争取时间的一种办法。

采用镇静还是气管内插管的方法进行行为控制取决于伤员的总体伤情，伤情较重的伤员应尽早实施气管内插管。全身情况稳定时，躁动行为本身并不是气管内插管的指征，药物控制是更好的方法。反复使用氟哌啶醇可以达到既能控制伤员伤情，又不影响呼吸和神经检查方面的明显改变。血流动力学稳定时，静脉注入氟哌啶醇 5mg 观察镇静效果，每隔 5 分钟静脉追加使用氟哌啶醇 5mg，多数伤员可以很快平静。苯二氮䓬类药物也是经常使用的镇静药，但容易引起呼吸抑制。

四、误吸的预防

创伤发生时有些伤员处于饱胃状态，头面部受伤，还可能有血液流入上呼吸道，而此时多数伤员已经失去了气道保护能力。因此，创伤伤员误吸的风险较高。对创伤伤员进行气道操作时，必须重点预防误吸的发生，特别是胃内容物的误吸。通常可以通过快速诱导插管和清醒气管内插管建立人工气道，使用清醒插管技术时，既可以使用直接喉镜也可以使用各种可视插管工具，其中使用可视软镜的刺激相对较小，伤员的接受程度较好。清醒插管期间需要有良好的表面麻醉和必要的镇静深度，以减轻伤员的对抗和各种不良反应，特别是预防恶心和呕吐的发生。有出血情况时，要及时吸引并清理呼吸道内的血液和分泌物。

快速顺序诱导插管（rapid sequence intubation，RSI）是创伤伤员使用较多的麻醉诱导技术，通过充分的预吸氧，使得用药和气管内插管期间有一段比较安全的呼吸暂停期，而无须进行辅助通气。其目的是插管前不使用面罩通气，避免增加胃扩张和反流误吸的风险。困难气管内插管是 RSI 技术的相对禁忌证，但在完成充分准备工作和制订详细计划后，在确保插管不成功时能够维持有效通气的基础上，可以进行一次经口气管内插管的尝试。RSI 技术可以看作一系列独立的步骤，共 7 个程序，即 7P 程序：①术前准备（preparation）；②预吸氧（preoxygenation）；③预处理（pretreatment）；④麻醉诱导（paralysis with induction）；⑤保护和定位（protection and positioning）；⑥确认插管到位（placement with proof）；⑦插管后处理（postintubation management）。麻醉诱导和气管内插管过程中及时恰当地使用 Sellick 手法（环状软骨加压手法），可以有效减少和预防胃内容物的反流。临床研究证实，在为完全松弛的伤员实施气囊－面罩通气时，使用 Sellick 手法可以使每次呼吸进入食管的气体量仅有 1～2ml。

五、院前处理

院前的气道处理具有较大挑战性，主要表现在院前的医疗条件简陋，缺少医院内充足的医疗资源和强大的后备支持。此外，救治的环境条件受限，如住宅、街道、楼梯间和损坏的汽车座椅等环境，因操作不便、体位限制、光线昏暗、配合辅助人员少等原因，进一步加大了气道处理的难度。

（一）安全体位

安全体位，实际上是"复苏后"的体位，即伤员呼吸、心搏突然停止，经心肺复苏后伤员呼吸心搏恢复但神志尚未恢复，等待进一步救援时采取的安全姿势。

此时伤员的情况应该是神志不清醒、呼吸循环尚稳定，所以同样适用于醉酒等神志不清但生命体征平稳（未经过复苏程序）的情况。采取复苏体位最重要的意义就是防止误吸。此方法简单有效，可用于醉酒、脑卒中、心脏病、癫痫等突发病的护理。操作要领：①将伤员仰面平置于地面；②操作者面向伤员双膝跪地，身体中线对准伤员髂嵴连线（大胯骨），膝盖距伤员身体一拳远；③将伤员近侧上肢外展成直角，伤员远侧下肢屈曲支起；④操作者一手握伤员远侧上肢，另

一手握伤员远侧下肢的膝关节，将伤员向自己方向翻动；⑤将伤员头部自然置于其近侧上肢之上，将其远侧手掌手心向下置于颌下，面口稍侧向地面，头稍后仰；⑥远侧下肢膝关节着地，起三角支撑作用。整个身体平面与地面成 45° 角；⑦每隔 5～10 分钟重复检查伤员呼吸、心搏、皮肤、意识等情况，如有异常即开始进行急救。

（二）院前的气道管理原则

院前气道处理的原则与院内基本一致，首先要对伤员的气道情况进行迅速评估，如气道情况较好则保持气道通畅，充分通气给氧，一般不在院前进行气管内插管。通常基层救治人员会先进行简单的上呼吸道辅助处理，如采用伸展头部（压额）、抬颏、推下颌等手法及口鼻咽通道来开放气道，需要时可以使用简易呼吸器进行人工通气；救治人员可以使用各种声门上气道装置，如喉罩通气道、喉管等，并使用简易呼吸器进行人工通气。由于呼吸系统的重要性和脆弱性，气道的问题往往会在较短时间内危及伤员的生命。在出现气道保护和维持失败，不能维持充分氧合时仍然需要实施气管内插管。而现场是否实施气管内插管还需要综合考虑以下因素：①医疗人员的技术熟练程度（辅助医务人员、急诊科医师、麻醉科医师）；②所需的人员和气道设备能否立即获得；③基层医疗机构的条件和转运情况（到达有条件医院的途径、伤员的转运方式和转运时间、到达医院是否有急诊科室等）；④伤员的损伤部位和病情危重情况；⑤其他因素，如现场是否对急救人员有危险、大型突发事件时医疗资源情况。

（三）院前的气道管理技术

气管内插管的通气最可靠，气道安全性最高，是目前公认的气道管理"金标准"，但气管内插管有一定的难度，需要一定的条件。除气管内插管外，院前的其他气道管理技术使用也十分广泛，随着声门上气道设备的不断开发和完善，院前急救时可选择的气道设备也越来越多，气道管理的效果也越来越好。现场使用气道管理的方法和技术通常取决于现有的设备、操作人员的训练和专业水平及伤员的损伤情况。

1. 徒手法

（1）清除呼吸道异物：手指掏出法、击背法、

腹部冲击法（海姆立克法）、胸部冲击法。

（2）解除舌后坠：仰头抬颏法、仰头抬颈法（头后仰、颈上托法）、托下颌法（头后仰、下颌上托法）。将拇指放置于口鼻两侧附近，其余四指紧握伤员下颌的上升支，着力点恰好在耳垂下方，用力向上、向前托起下颌，使得下门牙移至上门牙的前方、头后仰；打开口腔检查并清除口腔异物。

（3）吸痰：伤者可能无法有效清除气管内堆积的分泌物、呕吐物、血液或异物，吸痰是保持气道通畅的重要处置方法。

2. 简单器械处理方式　建立通畅的气道是呼吸功能管理的关键。为达到此目的，需要根据机体情况置入不同类型的气道（airway）。简单的气道处理是指借助简易装备及简单培训辅助开放气道，此方法易学且危险性小，包括口咽通气管或鼻咽通气管、简易呼吸器通气。

（1）口咽通气管通气法：适用于昏迷后舌后坠阻塞气道者。伤员仰卧，首先清除口咽部异物，然后才能置入口咽通气管。打开口腔，将口咽通气管的尖端朝向上腭方向插入，沿上腭滑入，通过悬雍垂（或遇到阻力）时，轻轻将通气管旋转180°，尖端到达舌根后部，推开下坠的舌根部，即可通过口咽通气管通气。

经口腔放置的通气管适用于咽喉反射不活跃的麻醉或昏迷患者，防止舌后坠造成的呼吸道阻塞。

禁忌证：清醒或浅麻醉患者（短时间应用的除外）；门牙具有折断或脱落高度危险的患者。合并症：通气管过大——气道阻塞，恶心；通气管过小——不能有效打开气道。使用前要确保伤员口中无异物，并且已失去意识；选择合适的口咽通气管，将床放平，使伤员头后仰，吸净口腔及咽部分泌物。

顺插法：在舌拉钩或压舌板的协助下，将口咽通气管置入口腔。反转法：比顺插法更容易控制舌后坠。将口咽通气管弯曲部朝上插入口腔，当前端接近口咽部后壁时，将 OPA 旋转 180° 成正位，最后向下推送到位。

（2）鼻咽通气管通气法：经鼻腔安置的通气管，可以保护上气道，以防止被松弛舌所阻塞，适用于清醒患者。

禁忌证：鼻腔内有出血倾向，管道的粗细与患者的鼻腔不匹配时。合并症：插管时可能损伤鼻黏膜，引起鼻出血、感染、溃疡等，甚至造成呼吸道阻塞。鼻咽通气管的最大特点（也是最大优点）是操纵简单、实用、有效，稍加培训即可掌握，可以在几秒内或转瞬间完成操作，即可有效通气。插入前要检查伤员的鼻腔，确定其大小和形状、是否有鼻息肉或明显的鼻中隔偏曲等；选择合适的型号〔长度估计方法：从耳垂至鼻尖的距离 +1in（1in=2.54cm）或从鼻尖至外耳道口的距离〕；收缩鼻腔黏膜和表面麻醉；将鼻咽通气管的弯曲面对着硬腭放入鼻腔，随腭骨平面向下推送至硬腭部，直至在鼻咽部后壁遇到阻力；在鼻咽部，鼻咽通气管必须弯曲 60° ～ 90° 才能向下到达口咽部；将鼻咽通气管插入至足够深度后，如患者咳嗽或抗拒，应将其后退 1 ～ 2cm。

（3）简易呼吸器通气：是具有单向通气活瓣的简易呼吸器，体积小、携带方便、操作简单，是院前实施呼吸通气最常用的通气工具。该方法通气成功的关键取决于气道开放和可靠的面罩密闭。通过手法和口、鼻咽通气管开放气道可以减小阻力，防止胃膨胀的发生。选用合适的面罩和正确的操作手法可以保证面罩的密闭。使用呼吸球囊 – 面罩通气时，容易出现咽部高压和胃膨胀，特别是存在气道阻塞时，其原因主要与通气的潮气量过大及压力过大吸入气流过快有关，当气道压力超过 15 ～ 18cmH$_2$O 时，食管开放，气体进入胃内。此外，动物研究提示，心脏停搏时，食管下端括约肌张力迅速下降至 5cmH$_2$O 以下。食管下端括约肌张力的下降不仅会增加胃膨胀的发生，也导致了胃反流和吸入性肺炎的风险。急诊状态下减少胃膨胀的常用方法包括：①由助手行环状软骨加压手法（Sellick 手法）；②减慢吸入气流的速度（每次吸气时间超过 1.0 ～ 1.5 秒）；③控制潮气量，观察到胸廓起伏即可；④纠正气道阻塞。

3. 复杂处理方式　当基本的、简单的辅助设备不能维持伤者通气时即可应用复杂的通气辅助设备。复杂的气道处理需经过专业培训，辅助设备由多个部件组成，且在某些情况下，需借助药物开放气道进行插管，外科气道广义上亦属此范畴。复杂气道开放失败的风险较高，有可能导致伤者预后不良。此方法包括声门上气道和气管内插管。

（1）声门上气道的建立

1）喉罩：属于声门上气道管理工具，是一种微创、可耐受气道。传统的面罩和气管内插管通气是急救期间标准的呼吸道控制方法；由于喉罩在快速建立通气方面操作简便、快捷、盲插成功率高等优点，近年来不断得到专业人员的认可和推崇，更适宜在各种急救单位进行普及和推广。

喉罩置入的适应证：气管内插管困难或禁忌采用气管内插管（如有颈椎损伤）的伤员，尤其是解剖学异常所致困难气道的伤员；急诊科、ICU及各科室急救复苏之用；灾难性事故的现场复苏；不希望使用气管内插管的患者。

禁忌证：无绝对禁忌证。以下患者慎用：咽喉疾病、妊娠、肥胖、短颈者。

对于肠梗阻、反流性胃炎、胃排空迟缓者或饱胃者需有胃肠减压的防护措施（可用第三代喉罩）。

喉罩置入前可进行诱导。一般采用盲探法，手法有以下两种。①常规法：头轻度后仰，操作者左手牵引下颌以打开口腔间隙，右手持喉罩，罩口朝向下颌，沿舌正中线贴咽后壁向下置入，直至不能再推进；②逆转法：置入方法与常规法基本相同，只是先将喉罩口朝向硬腭置入口腔至咽喉底部后，轻巧旋转180°（喉罩口对向喉头）后，再继续往下推置喉罩，直至不能再推进。

喉罩置入的最佳位置是喉罩进入咽喉腔，罩的下端进入食管上口，罩的上端紧贴会厌腹面的底部，罩内的通气口正对声门。将罩周围的套囊充气后，即可在喉头部形成闭圈，从而保证了通气效果。10岁以下患儿置入喉罩的平均深度（cm）为10+0.3×年龄（岁）。

鉴定喉罩位置是否正确的方法有：①利用纤维光导喉镜置入喉罩进行观察，标准是：1级，仅看见会厌；2级，可见会厌和声门；3级，可见会厌，即部分罩口已被会厌覆盖；4级，看不见声门，或会厌向下折叠。②置入喉罩后施行正压通气，观察胸廓起伏的程度，听诊两侧呼吸音是否对称和清晰；听诊颈前区是否有漏气杂音。

2）食管-气管联合气道：是一种紧急气道装置，在常规通气方式失败时的一种易于插入的高效替代气道，它具有食管封闭式导气管（EOA）和常规气管内插管的联合功能。该联合气道是一种由食管腔和气道腔并行排列组成的双腔管，食管腔是一盲端，但在管中部正对喉咽部水平有许多开孔；而气道腔在远端开放，两个腔互不相通。在咽部水平有一较大套囊在充气后密闭口、鼻腔；远端有一套囊可密封食管或气管。使用时将联合管直接从口腔向下送，直至导管预定刻度处达到门齿，然后将口咽套囊充气100ml，远端套囊充气5～15ml，盲插时，联合管多数进入食管，因此先通过食管腔（蓝色长管）通气。由于口、鼻及食管已被套囊密封，气体从联合管咽部开孔通过声门进入气管，加压通气时胃部听诊无吹气声，而导管通畅肺部通气良好，可继续通过该管通气。如果双肺听不到呼吸音，而胃内有充气音，说明联合管已置入气管内，这时仅改变通气途径到联合管的气道腔（透明的短管），再听诊确诊后，放掉口咽套囊内的气体，通过气道腔通气。

3）喉管：由通气管、充气管和两个套囊（咽套囊和食管套囊）3部分组成。通气管呈J形，前端为盲端，后端为标准15mm接头，两个套囊之间有两个向前的通气开口，两侧边各有2～3个侧孔，确保主通气孔堵塞时的通气效果。由于只有一个充气管，充气时上、下套囊同时充气。引流型喉管是在通气管的后面增加第2个食管引流管，用于放置胃管，释放胃内压力和吸引胃内容物。喉管共有7种型号供不同年龄段人群使用。采用沿舌正中线盲插方式置入，将喉管的尖端抵住硬腭向下推进至下咽部出现阻力，表明尖端到达食管。充气时借助测压表将套囊的压力调节到60cmH₂O，时间紧急或缺失专用工具时可用注射器直接将套囊充气。

（2）气管内插管的管理：创伤伤员的气道处理方法与伤员的受伤部位、伤情严重程度及是否有合并症密切相关。伤情较轻、呼吸道正常的伤员可以选用简单手法和使用各种声门上通气工具保持呼吸道通畅；伤情较重并影响到伤员通气功能时必须果断实施气管内插管或使用有创方法迅速建立人工气道。由于创伤伤员伤情复杂，常伴有呼吸道同时受伤的情况，气道处理时要面对各种类型的困难气道，单纯用常规直接喉镜完成气管内插管的难度较大。近年来，随着各种可视化技术的快速发展，各种解决困难气管内插管的新技术、新方法为创伤伤员的气道处理提供了新的选择和可靠的保证。

1）气道抢救常用设备和工具：由于创伤气道需要快速处理，而使用的设备和物品较多，临时准备容易出现遗忘和缺失，因此，应将常用的抢救设备和工具储存于便携式急救箱内，方便使用（表 5-1）。

表 5-1　气道抢救常用设备和工具

分类	各类紧急气道抢救装置
氧气	氧气吸入管道和氧源
通气	连接氧源的简易呼吸气通气装置，鼻咽通气管，口咽通气管，经气管喷射通气装置，喉罩通气道和可插管型喉罩，食管 - 气管联合导管或喉管
插管工具	喉镜和处于工作状态的电池，喉镜片（Miller2 号、3 号镜片，Macintosh 3 号、4 号镜片），各种型号的管芯塑形气管导管，气管内插管引导工具（弹性探条，半硬质管芯，通气型交换导管和光棒），纤维支气管镜插管装置，逆行气管内插管装置，固定导管的胶带
吸引工具	杨克氏吸引头，气管导管内吸引管
监测装置	PetCO$_2$，脉搏血氧饱和度测试仪，食管探测装置
药物	静脉麻醉药物和肌松剂，表面麻醉剂，抢救复苏药物（肾上腺素等）
其他工具	用于表面麻醉的喷雾器，各种型号的注射器，针头，三通和静脉连接管

2）困难气道管理的评估：对于清醒合作的伤员，应详细询问既往气管内插管和面罩通气成功或失败的情况。在时间允许的条件下，主管医师还应详细查阅伤员的病历，获取气管内插管的细节，以及可能导致气管内插管困难的合并症；观察了解伤员的颌面骨发育情况、张口情况；对夜间睡眠状态下需要持续经鼻正压通气的肥胖伤员，提示很可能存在面罩和（或）气管内插管的困难。

创伤伤员的困难气道可以采用 LEMON 法进行快速评估，只要 LEMON 评分 ≥ 2 分证明伤员有困难气道的特征，就要按困难气道对伤员进行管理（表 5-2）。

3）创伤气道伤员气道综合情况评估：创伤伤员面颈部的血肿、异物和面部骨折等病理因素均可导致自主呼吸困难、面罩通气困难和气管内插管困难。对于可能存在颈椎骨折风险的伤员，头颈部制动会加重气管内插管的困难。烧伤和炎性病变所致的气道黏膜水肿使得喉镜视野更加狭窄。而颈部穿透伤或挫裂伤的伤员并发颈部血肿或气道阻塞的风险明显增加。

表 5-2　快速评估困难气道的 LEMON 法

评分细则	得分
观察外表（look externally）	
门齿前凸	1
颌面创伤	1
舌体肥大	1
大胡须	1
评估（evaluate，3-3-2 法则）	
张口度 < 3 横指	1
舌颏距离 < 3 横指	1
舌甲距离 < 2 指	1
Mallampati 分级	
Mallampati 分级 ≥ 3 级	1
阻塞（obstruction）	
伤员存在气道阻塞（会厌炎、扁桃体炎或创伤等）	1
颈部活动度（neck mobility）	
颈部活动受限	1
总分	10

4）快速诱导插管技术（rapid sequence induction，RSI）：需要行紧急气管内插管的急诊伤员通常均未能充分禁食，因此反流误吸的风险增加。采用 RSI 技术可降低发生反流和误吸的风险。快速麻醉诱导前吸入 100% 氧气 5 分钟，然后配合环状软骨加压手法（Sellick 手法）进行诱导插管。肌松药一般采用起效迅速的药物（如琥珀胆碱 1～2mg/kg 或罗库溴铵 1.2mg/kg），伤员气道反射消失后采用直接喉镜进行插管。插管过程中，应持续保持环软骨加压的手法，至气管内插管成功。Sellick 手法通过在颈部环状软骨水平向下加压，压迫食管，从而降低了胃内容物反流误吸的危险。但 Sellick 手法可能会影响喉镜视野。与 Sellick 手法不同，喉部加压（laryngeal manipulation）操作通过下压甲状软骨，有助于将声门口进入至喉镜视野内，从而提高插管的成功率。此外，使用硬质管芯亦可提高插管成功率。在插管操作过程中，应常规监测脉搏血氧饱和度、心率、血压和心电图。如果插管操作时或脉搏血氧饱和度降至 90% 以下，应立即停止插管操作，改用球囊面罩通气装置通气给氧。如果插管失败，伴有不能进行有效通气给氧的情况，则应考虑采用喉罩通气道辅助通气和插管。

早期的观点认为，保持肌肉张力可以对潜在颈椎损伤提供有益的支持作用，在一定程度上限制了肌松药在创伤伤员中的使用。近年来，更多的学者认为，与肌松药消除肌紧张相比，气管内插管操作时出现的呛咳、恶心等动作的肌肉收缩对颈椎的损伤风险更大，使用肌松药下辅助手法稳定颈椎的气管内插管方法安全可靠。

5）保留自主呼吸的清醒镇静气管内插管技术：对于伴有喘鸣的部分呼吸道阻塞和气管/支气管撕裂伤的伤员，麻醉诱导期后可能发生通气困难，正压通气则有可能将部分撕裂的气道转变为完全气道撕裂。这些伤员选用保留自主呼吸、清醒镇静的麻醉方式实施气管内插管较为合适。急性心脏压塞的伤员，由于不能耐受正压通气所致的血流动力学改变，同样应该选择保留自主呼吸的麻醉诱导方案。不合作的困难气道伤员，应给予小剂量镇静药物，使伤员处于保留自主呼吸的镇静状态，经插管型喉罩和纤维支气管镜引导进

行气管内插管。值得注意的是，在使用镇静药物时，要注意控制药物的剂量，既要能满足气道操作的镇静深度需要，又不能导致呼吸抑制和呼吸暂停。由于伤员存在体重、创伤程度、失液量和已经使用的药物等多种因素的影响，不同伤员所需镇静药的剂量亦不同，最好采用分次小剂量的方式逐渐增加药物用量。此外，良好的呼吸道表面麻醉和伤员的主动配合也是插管成功的重要组成部分。

在一些使用镇静药物依然存在较大气道风险的特殊伤员，如果伤员处于病情稳定，能够维持自主通气的合作状态，在时间允许的情况下，可采用完全清醒下气管内插管的方法。在进行气道操作之前，要与伤员进行充分沟通，让伤员做好必要的心理和身体准备，以便能够更好地配合表面麻醉和插管操作。纤维支气管镜引导清醒气管内插管技术通常适用于病情稳定的创伤伤员。对于已经准备实施建立外科气道的伤员，仍建议在常规气管切开之前，尽可能先尝试采用纤维支气管镜清醒气管插管技术建立气道保护措施。

（四）经口气管内插管

1. 插管前常规进行有关检查，从而决定插管的途径、导管的型号、适于插管的麻醉方法及是否存在困难气道等。

2. 气管内插管用具的准备：基本设备有给氧及通气装置；面罩；喉镜柄及适当的喉镜片；气管导管；管芯；气囊注气空针；吸引装置及吸引管；口咽通气管、鼻咽通气管；插管钳；导管固定装置；麻醉药及肌松药；听诊器；脉搏血氧饱和度监护仪。

3. 气管内插管的禁忌证：绝对禁忌证有喉水肿、急性喉炎、喉头黏膜下血肿。

4. 气管导管型号的选择：成人女性通常用 ID7.0～8.0，插入约 21cm 的长度；男性通常用 ID7.5～8.5，插入约 22cm 的长度。经鼻插管通常用 ID6.5～7.0，应比经口插管的标准长度增加 3cm。

5. 导管插入气管的确认：双肺呼吸音对称；胃内无气流音；胸有呼吸起伏；呼气时导管壁出现雾气，吸气时雾气消失；按压胸廓时能从气管导管听到气流排出；明视导管在声带之间；脉搏血氧饱和度良好；出现呼气末二氧化碳波形；纤

维支气管镜检查可见气管环。

第三节　困难气管内插管的常用解决方法

一、经鼻盲探气管内插管

经鼻盲探气管内插管是张口受限伤员常用的插管方法,盲探插管时必须保持伤员的自主呼吸,以呼吸声引导导管接近声门。先选择伤员通气较好的鼻孔,滴入麻黄碱使鼻黏膜血管收缩,如清醒状态下插管还应滴入表面麻醉药。良好的表面麻醉,特别是经环甲膜穿刺气管内麻醉对插管顺利完成至关重要。此外,适量的镇静镇痛药对减轻伤员痛苦、提高插管成功率也有较大的影响。可先放入小一号的鼻咽通气管扩张鼻道,并对整个鼻道实施充分的表面麻醉。用热水加温导管使其变软或选用质地柔软的专用鼻插管(PORTEX),并涂上医用润滑油,以减小气管导管推送的阻力。导管从选定的鼻孔插入时,与面部平面垂直,导管在咽后壁处遇到阻力时,应在头后仰状态下轻轻推送导管,严禁使用暴力。当气管内插管通过鼻通道进入声门口附近时,呼吸音加重。当呼吸音最为清晰时,嘱伤员做深呼吸,使声门口尽量开放,然后在伤员吸气时送入气管导管。

经鼻盲探插管技术的禁忌证包括烦躁不配合的伤员、颅内压升高、喘鸣、气道解剖结构异常、伴筛板骨折的面创伤、鼻出血及凝血功能障碍。由于经鼻盲探气管内插管需要时间较长、成功率偏低,对颈椎不稳定的伤员必须避免头部的活动,在创伤伤员中使用已逐渐减少。

二、直接喉镜下盲探插管技术

在喉头显露Ⅱ级和Ⅲ级困难插管的伤员,用直接喉镜暴露会厌后,如经颈前加压仍不能窥视声门,可根据口咽结构用管芯将导管塑形成相应弧度,将导管尖端置于会厌下进行插管。在保留自主呼吸时,可根据气流声判断导管是否到达声门口。由于该方法不需要特殊设备,简单实用,在积累一定的经验后能解决大多数轻、中度困难插管,是目前临床使用最广泛的方法。此外,操作时选择软硬度适中的管芯对顺利完成气管内插管较为重要。直接喉镜下改善声门暴露常用方法包括:①颈前加压。直接喉镜下声门暴露不理想时,插管操作者可用右手在患者的甲状软骨前向上、向后加压,寻找到声门暴露的最佳位置后,改由助手帮助实施操作。②经左侧磨牙暴露声门。在唇腭裂和门牙脱落的伤员,喉镜置入后容易进入裂隙及常规喉镜暴露不理想时,可将喉镜从左侧磨牙处置入,如与颈前加压联合应用效果会更理想。由于喉镜直接置于舌面上,有部分舌体膨出在口腔内,对视野有部分干扰,但并不影响气管内插管的操作。

三、弹性探条引导插管法

弹性探条引导插管法在直接喉镜声门暴露欠佳时,先将弹性橡胶导引管沿会厌下放入气管内,然后沿弹性橡胶导引管将气管导管插入气管内。由于弹性橡胶导引管有一定的柔软度和弹性,在气管内移动经过气管环时有明显的停顿感,操作者容易确定其是否进入气管内。该方法简单实用、成功率高,是目前临床上解决困难气管内插管的有效方法之一。

四、光棒技术

光棒实质上是一根可弯曲的管芯,前端装有灯泡,后端连接配有电池和开关的把柄。将气管导管套在光棒上并固定末端,光棒尖端向上弯曲近90°,有研究提示45°～60°的弯曲角度时,气管内插管的操作更加容易,时间更短。插管时伤员平卧,头后仰,光棒经口正中或口角向下朝着喉头进入，观察环甲膜，当颈前部出现亮点时，表明光棒的前端正位于声门开口处，此时保持光棒于原位并推送气管导管，即可将导管送入气管内，确定导管进入声门后退出光棒。近年来，改良型光棒（trachlight）临床应用更加广泛，型号齐全，能够满足所有年龄段伤员的使用，尤其适用于张口受限和口内有血液污染的伤员。

五、逆行性引导气管内插管法

逆行性引导气管内插管法是一种安全、有效、快速的气管内插管方法，对器械和设备的要求较低，在常规方法插管不成功时可考虑使用。操作时伤员头后仰，适当镇静后，于环甲膜处消毒皮肤做浸润麻醉，并穿刺注药实施气管内表面麻醉。现在的改良方法是用套管针穿刺，用导丝及导丝外套管作引导。改良方法的优点是对气管创伤小、导丝易控制方向、较易穿出口腔或鼻腔。一般用18号套管针垂直穿透环甲膜，确认回抽有气后，套管针向头端倾斜推进并拔出针芯，导丝的J端送入套管，直到从口腔出来，然后退出套管。用止血钳夹住颈外的导丝，从口外导丝套入引导管。引导管可以使用纤维支气管镜、鼻导管、吸痰管等，把引导管从口腔沿导丝送入气管内环甲膜处，再把气管导管套入导丝外引导管，送入气管内，最后抽出导丝和引导管。

六、可视喉镜插管技术

可视喉镜是利用光学折射、纤维光导传输及微摄像技术等图像传输原理制作的一类新型插管喉镜，可将操作者的观察视野从口外前移到喉镜叶片的前端，既增加了声门周围的显露范围，又解决了人肉眼视野的局限。符合人体咽喉部解剖角度的喉镜片不仅方便操作，还使声门暴露更加容易，大幅度降低了气管内插管的难度，声门暴露时不再需要用力上提传统喉镜来努力达到口、咽、喉三轴线重合，减少了对喉周软组织的损伤，成为目前解决困难气管内插管的最常用方法。

七、可视软镜和纤维光导硬镜气管内插管技术

可视软镜技术包括纤维光导支气管镜和电子软镜。可视软镜是目前解决困难气管内插管最可靠和最有效的工具之一，具有前端调节角度大、直视及直接引导插管等特点。临床应用刺激小、损伤轻、成功率高，使一些极度困难的气管内插管成为可能。可视软镜引导插管技术的掌握有一定的技巧和难度，因此需要经过一段时间的专业培训和练习。可视软镜引导插管技术可经口和经鼻使用，鼻咽部弧度使可视软镜或气管导管自然朝向声门，因此不管是先将气管导管推送声门附近后再使用可视软镜引导插管的方法，还是直接将可视软镜放入气管后再推送气管导管的方法，均较易获得成功。而经口插管时，口咽部与气管之间存在一定的角度，又缺少对可视软镜的支撑结构，因此采用可视软镜直接引导插管时难度明显增加，需要较长时间的专业训练。

可视软镜进入口腔或鼻腔内一定位置后，调节可视软镜前端的方向，寻找会厌和声带，找到声门后推送可视软镜接近并进入声门内，进入气管后，可见明亮的气管环，见到隆突后将套在镜体外的气管导管推入声门。操作时，由助手托起下颌，既有利于保持呼吸道通畅，还能使会厌离开咽后壁，保持一定的咽腔空间，便于可视软镜寻找会厌和声门。使用单向旋转气管导管的方法或直接使用专用的柔性气管导管的方法，可以解决和避免出现推送气管导管困难。

使用纤维光导硬喉镜进行困难气管内插管较软镜有两大优点：①可以起到管芯的作用，将喉镜和插管的步骤合二为一；②在口外操作就可以使镜体头端在咽喉部按所需方向任意移动进退，很容易寻找和进入声门，可以明显提高成功率，缩短插管时间。

由于纤维光导硬镜与光棒在结构上极为接近，在常规方法出现困难时也可以借助光棒的定位方法完成气管内插管。

八、喉罩通气道引导插管法

喉罩通气道是近年来用于临床的新型气道维持方式，具有置入容易、操作简单、创伤小、循环反应轻等优点。临床麻醉时既可以用于困难气道的维持，也可以协助完成困难气管内插管。特别是插管型喉罩通气道的研究和应用，使其在解决困难气管内插管方面的作用更加突出，应用范围增加，插管成功率大幅度提高，并能同时解决困难气管内插管伤员的气道维持和气管内插管两大难题，成为目前解决困难气管内插管最有效和最理想的方法之一。

第四节　外科气道

创伤伤员常规方法气管内插管失败出现不能通气和不能插管时，气道附近出现快速发展的血肿、气肿，气道出现断裂伤及气管黏膜进行性水肿等危急情况时，需要果断决定，迅速建立紧急外科气道。

一、环甲膜穿刺

环甲膜穿刺是临床上对于有呼吸道阻塞、严重呼吸困难患者采用的急救方法之一。它可为气管切开术赢得时间，是现场急救的重要组成部分。同时它具有简便、快捷、有效的优点。环甲膜位于甲状软骨和环状软骨之间，前无坚硬遮挡组织（仅有柔软的甲状腺通过），后为气道，它仅为一层薄膜，周围无要害部位，因此利于穿刺。

伤员采用仰卧位，头后仰，局部消毒后术者用示指和中指固定环状软骨两侧，以 14 号 /16 号穿刺针垂直刺入环甲膜。由于环甲膜后为中空的气管，因此刺穿后有落空感，术者会觉得阻力突然消失。回抽如有空气抽出，则提示穿刺成功。伤员可有咳嗽等刺激症状，随即呼吸道阻塞的症状缓解。上呼吸道完全阻塞难以呼吸时（这里所说的上呼吸道是指喉部以上的呼吸道），需用环甲膜穿刺套件，穿刺后建立临时呼吸通路。穿刺深度要掌握恰当，防止刺入气管后壁。

二、经气管喷射通气

在不能通气和不能插管的情况下，经气管喷射通气是能够进行紧急通气的一种急救方法，是一种临时的通气手段。

实施经气管喷射通气时，首先要在体表定位环甲膜，然后将 14 号套管针沿正中线，针尾与皮肤夹角成 30°～45°进针。与套管针连接的注射器能够抽出气体表明套管针已经置入气管内。然后取下注射器，先将套管针尾与高压喷射通气系统的螺纹接头相连接。喷射通气系统的气体压力应该维持在 25～50PSI。

喷射通气要求在呼气期维持正常通畅的气道，因此对于气道阻塞的伤员需要辅助提下颌。经气管喷射通气可维持 40 分钟以上的通气和氧合，为后续气道操作提供了时间和机会。一旦经纤维支气管镜或电子软镜完成气管内插管，或实施了气管切开，即可停止经气管喷射通气。

经气管喷射通气尤其适用于声门或声门水平以下的气道阻塞。声门和远端气管支气管树之间的气道撕裂伤是经气管喷射通气的绝对禁忌证。在这种情况下使用经气管喷射通气可导致气胸或纵隔气肿，或者将部分气道撕裂伤转变为完全气道撕裂伤。

三、经皮环甲膜切开

与经气管喷射通气相似，经皮环甲膜切开同样是将管壁较薄的 14 号或更粗的针头置入气管，然后将引导导丝通过针头放入气管内，留置数厘米。然后将穿刺部位扩张后置入环甲膜导管，确认导管位于气管内后，将导管固定。

与气管切开相比，环甲膜切开出血较少，而其解剖定位清晰，操作简单。但是由于环甲膜切开容易导致声门下狭窄，因此在条件和时间允许的情况下，气管切开建立外科气道仍是首选。

对于病情危急、需立即抢救者，可先行环甲膜切开术，待呼吸困难缓解后，再做常规气管切开术。此方法简便、快捷、有效。

操作时，于甲状软骨和环状软骨间做一长 2～4cm 的横行皮肤切口，在接近环状软骨处切开环甲膜，以弯血管钳扩大切口，插入气管导管，并妥善固定。手术时应避免损伤环状软骨，以免术后引起喉狭窄。环甲膜切开术后的插管时间一般不应超过 48 小时。

四、气管切开

存在紧急气道问题情况下，气管切开并不是最佳选择。气管切开的最佳切口是沿正中位置的横行切口。但是对于年轻医师，在紧急情况下沿正中部位采用纵行切口可减少出血，并可避开颈前静脉。暴露气管后，在第一个和第二个气管环之间做横向切口，然后在支气管镜直视引导下放置气管导管。

要点提示：

1. 气道管理并非没有风险。当应用某些技能和方法时，必须针对该特定伤员的潜在利益权衡风险。在一定情况下对一个伤员最好的选择也许并不适合另一个伤员。

2. 在救治伤员时，救治人员应遵循以下几点。

（1）对各种情况下的伤者，制订气道管理计划。

（2）学会对困难气道进行评估。

（3）掌握气道评估的方法和开放气道的方法。

总结

1. 复苏体位有助于防止呕吐性误吸。切记：在穿透性头颈部创伤中，颈椎稳定并不是必需的。

2. 有意识、没有发现气道问题的伤员，不需要气道干预。

3. 无意识、无气道阻塞的伤员：将伤员置于复苏体位，采用提颏或抬下颌动作，或置入鼻咽通气管，或建立声门上气道，目的是防止舌后坠导致的呼吸道阻塞。

4. 对于已发生或即将发生气道阻塞的伤员，若无意识，按上述步骤操作；若其仍有意识，则保持呼吸道通畅的体位，如端坐前倾位，以保护气道。有时可能需要给坐位伤员做气道开放。

5. 可根据条件采用环甲膜套件行穿刺术，或用 14 号针头替代穿刺套件。

6. 如上述措施均不能缓解无直接气道损伤、无意识伤员的气道阻塞，则采用环甲膜切开术或气管切开术。

7. 监测伤员的 Hb 和 SpO_2，帮助评估气道通畅情况。伤者的气道状况可能会随着时间改变，需要频繁地重新评估。

（刘　宿）

参考文献

诺曼·麦克斯韦恩 . 2017. 院前创伤生命支持 . 黎檀实，姜保国，吕发勤译 . 北京：人民军医出版社 .

第6章

现场伤员评估及后送

教学内容

- 现场伤员评估原则和技术运用。
- 现场伤员评估连贯步骤。
- 现场伤员后送原则。
- 现场伤员搬运技术。
- 伤员后送途中处置原则。

教学目标

- 通过学习现场伤员评估、后送原则和连贯作业步骤方法，培养现场伤员处置技术的合理运用能力，提高医疗救援实践中灵活有效的综合救护能力。

学习要求

- 了解医疗救援现场伤员救治组织实施的原则。
- 熟悉现场伤员评估方法和步骤。
- 掌握现场伤员评估和后送要点。

实践经验证明，只有将自救互救操作技术、救治知识与救援环境相结合才能发挥有效的医疗保障作用。本章通过学习现场伤员评估和后送的原则和连贯作业的步骤方法，培养在实践中有效的综合救护能力。

第一节 现场伤员评估

一、现场伤员评估原则

（一）基本概念

在救援现场必须具备识别和治疗致命损伤的能力。安排伤员处置顺序对致命伤员而言可能是生死决策。救护一批伤员时，需要解决一系列平时可能未予以重视的急迫问题，如谁先谁后？先轻后重？先重后轻？或救护一个伤员时，什么部位先处置，头或胸？哪种措施先实施，哪种措施后实施？要求我们在面对一批伤员或一个伤员时，必须具备识别致命伤和安排有序救治的能力。

通常，先保证伤员能通气，然后控制大出血，再采取措施控制休克。这体现了伤员初次评估的核心内容。该过程也被称为检伤分类，即分清轻重缓急，按顺序控制致命伤情。其核心是识别出需要急迫处置的伤员和伤情，立即开始处置。在后续救治过程中，在各个救治阶梯，还要不断地进行反复的伤员评估，被称为二级评估、再次评估、反复评估等。本节主要探讨伤员现场处置时，初次评估及其技术的实际运用原则。

（二）基于伤员评估的救治决策

有关伤员处置的决策均需基于对伤员的评估和对现场环境情况的感知，要点如下：①评估势态，保证安全；②评估伤情，实施救援；③熟悉资源，决定后送；④权衡任务，做出决策。

首先要评估现场环境情况，确保安全，使伤员免受继续伤害；快速评估伤员的情况，及时实施自救互救；根据伤情，结合资源和救护链设置情况做出决策。

具体现场伤员评估时注意，评估方法在不同的救援环境中可灵活应用。例如，有些系统的和规范的评估过程可根据情况简化或一带而过。例如伤员大声呼痛，显然意识、气道、呼吸的情况已经初步知晓，不必再多花时间在这 3 个环节上。在有直接威胁生命安全的危险地点，伤员评估的主要任务是识别致命大出血，并采取紧急措施处置。在脱离危险地点后，才能安全地进行系统规范的初次评估。

二、现场评估主要内容

（一）现场情况评估

1. 迅速查看身边环境，以获取重要的现场信息。寻找明显的、立即致命的威胁，如燃烧、爆炸、触电、恐怖袭击等。

2. 不可能在危险的环境下安全地评估和治疗伤员，必须立即将伤员转移到安全处。

3. 观察地形和气候，有助于防止增加环境相关的损伤。

4. 了解正在进行的环境变化情况，有助于预计和评估伤情种类。

（二）伤员脱离危险

1. 若有致命威胁存在，如建筑垮塌、爆炸危险等，需采用拖拽法或其他适宜技术将伤员搬运到安全处。

2. 如伤员被烟雾、火焰和电流烧灼，立即灭火或移开电线。

3. 注意避开电源电线。

4. 颈背部钝性伤怀疑脊髓损伤时应在评估时给予脊柱制动。

（三）初次伤员评估

1. 如有化学污染环境，给伤员和自己戴上防护器具，眼化学烧伤时立即用水冲洗。

2. 检查伤员反应，大声平静地询问伤员，如无反应重复询问并摇动其肩。如有反应继续询问其受伤信息，注意继续进行系统评估，避免被伤员的呼叫所误导，因为最痛的损伤不一定需要最先处置。

3. 检查伤员气道，评估伤员有无气道阻塞征象。

4. 如果伤员通气不良，或没有气体交换，应用手法清理气道，用腹部或胸部冲击法解除阻塞。必要时行环甲膜穿刺。如果伤员没有反应，应立即手法开放气道。

5. 检查伤员的呼吸，如果伤员没有反应，贴近伤员用看、听、感觉法评估呼吸。如果伤员呼吸困难或没有呼吸，开放气道，清理气道，开始口对口人工呼吸（化学污染环境禁忌）。

6. 检查伤员循环。如果伤员清醒，呼吸正常，必然有脉搏。如果伤员没有反应，或无呼吸，则摸脉搏。如果没有脉搏，立即心肺复苏，同时寻求医疗救助。

7. 检查有无出血。查看伤口出血、积血、涌血、渗血或喷血情况；查看衣物血迹等。若有大出血，如肢体离断等，立即使用止血带控制出血，包扎残端。肢体伤口出血可用加压包扎止血，如止血效果不好，改用止血带止血。如果发现胸部伤口，立即封闭伤口，用封闭敷料包扎。如果发现腹部伤口，应保护脱出的肠道。如果发现头部开放伤，应包扎保护膨出的脑组织。

8. 检查伤员休克征象。如有休克征象，尽快寻求医务人员帮助，开始抗休克治疗。同时如有骨折或怀疑骨折时，应临时固定肢体，有助于止痛和控制休克。

（四）请求医疗救助

如果情况允许，应尽量寻求医疗救助。呼救的同时不要中断治疗。无他人帮助时，则可能需要独自将伤员搬运到救治点。

（五）伤员持续观察 / 监护

伤员尤其重伤员的评估不是一次性的，因伤情可能随时变化，例如，突然出现呼吸停止，或突然出血加重，或已实施的救治措施失败等。因此，在等待后送的过程中需动态持续观察。昏迷伤员、休克伤员应置于恢复体位。

（六）进一步伤员评估

一旦有条件，需进行更全面的评估和对重点部位进行仔细评估，包括仔细检查有无骨折、其他伤口、烧伤、颅脑损伤，如有，则给予相应处置。此外，还包括评估创伤应激反应。

三、伤员评估连贯步骤

1. 接近伤员，同时观察其一般状态。

2. 大声镇静地呼叫："你还好吗？"

（1）有意识的伤员："哪里痛？"

（2）意识不好的伤员：将其置于仰卧位。

3. 检查呼吸。如伤员清醒可交谈，没有呼吸急促，则不需呼吸干预。采用看、听、感觉法检查呼吸，用手法开放气道。

4. 检查出血。检查伤员上肢、下肢有无出血。如有动脉出血，在出血伤口近端 5～10cm 处扎止血带。如果肢体出血不严重，可先加压包扎止血，无效时再扎止血带。

5. 检查胸部伤口。在检查明显出血时，也检查开放胸部伤口或胸部吸吮伤口，发现问题立即处置。

6. 检查有无肢体骨折、畸形、异常活动、青紫肿胀。

7. 检查有无休克。包括有无皮肤湿冷、口唇发绀、恶心、烦躁、意识减退、呼吸快、极度口渴等征象。将休克伤员置于恢复体位。

8. 检查有无烧伤，并将伤员移离热源。

9. 检查有无头部损伤征象、颅骨骨折、脑组织外露、耳鼻出血。

10. 呼叫同伴和组织者，请求后送。

至此完成伤员现场评估的全过程，从中可以反映出伤员评估技能在实践中几乎涉及所有重要的现场处置技术内容，需要在平时工作中和训练中多体会、多积累经验，以便更好地满足未来医疗救援的需求。

第二节　伤员医疗后送

伤员医疗后送是指将伤员从受伤现场和偏远或危险区域转移到更好的救治机构的形式，其作用在灾难医疗救援时最为明显，形成了由一系列后送原则和实用技术组成的伤员医疗后送系统。

一、伤员医疗后送原则

目前国际上从运送平台的角度将伤员向后方转移的过程又划分为伤员后送和医疗后送。伤员后送是指非正规地把伤员从受伤现场后送到医疗机构。后送伤员的运输工具往往是非专用的救护车、船或飞机。医疗后送是指通过专用的、配备有医护人员且装备有医疗救护设备的医疗后送平台（如地面车辆、船舶和直升机等）进行的正规伤员转移。

伤员医疗后送的目的是使更多的伤员尽快获得更完善的救治。为了提高后送效率，组织实施原则必须符合有针对性的目的导向，有计划性的系统运作，以及有时效性的伤员分类的总体原则。具体要求如下。

1. 前接与后转结合 前接又分逐级前接和越级前接。逐级前接是指由上一级救治机构到下一级救治机构接回伤病员，是通常采用的前接方式。越级前接是指上一级救治机构越过下一级或下两级救治机构接回伤员，是一般在下一级救治机构无力前接及采取空运时常采用的方式。优点是由上级掌握运输力量，统筹伤员后送工作的全局。后转是下级救治机构组织所属运力将伤员送至上级救治机构的活动。其特点是各单位运输力量分散，上级不能统筹，有时会出现各单位忙闲不均，不便机动使用。后转也分为逐级后转和越级后转，后者多在地区局势不稳定、救治地点不固定、伤员数量少或运输力量比较充足的情况下采用。具体采用哪种形式，要根据具体情况而定。

2. 严格指征，保证安全 首先，应严格掌握后送指征，做好后送前各项医疗准备。坚持根据后送指征、反指征确定后送及后送前的复查制度。后送前仔细检查伤员的全身和局部情况，确定是否符合后送指征，医疗后送文件记录是否齐全。伤情不稳定及休克伤员原则上禁忌后送。对确定后送的伤员要补充进行某些救治处置和预防性措施，并准备途中急救、护理的药材。其次，应选择快速安全后送工具，保持合适的后送体位。伤员进行空运后送，一般来说没有绝对禁忌证，但有相对禁忌证。大批伤员或危重伤员后送，应根据情况指派卫生人员护送，保持合适后送体位，随时观察伤员情况，特别注意有无休克、窒息和大出血的发生，及时予以急救。相距较远的两级救治机构之间，可根据情况在途中开设伤员中转机构，供伤员换乘、临时休息、饮食、取暖和急救使用。最后，应注意途中安全防护、防止发生

意外伤害。为了避免更大的损失，保证后送效率和效果，必须首先做好预防和防护工作，保证自身的安全。后送途中要防止因运输工具、道路和气候等原因造成伤员机械性外伤，或引起继发性出血和休克等，加重伤病情。为此，除后送前采取防震措施外，一般车辆后送时，还要适当降低车速；冬天后送要特别注意伤员的防寒保暖工作。

3. 专用为主，确保时效 组织指挥部门应掌握充足的运力，根据伤员流动情况进行多方筹措和周密安排。运输力量使用要合理及时，以专用运力为主，回程运力为辅，尽量采取快速、安全的运输工具。根据地形、道路、气候情况合理编组车辆、船只等。担架后送时，采取短程接力法，既能节省人力，又能提高运送效率。加强对后送工具特别是长距离后送工具的信息管理，便于及时调控。有条件和必要时采取越级后送方式。

二、现场伤员搬运技术

搬运伤员应根据灾情、伤情、地形等情况，选用不同的搬运方法和运送工具，确保伤员安全。实施搬运前应进行急救分类。

（一）徒手搬运法

徒手搬运有单人徒手搬运和多人徒手搬运之分，搬运过程中应避开伤部。

1. 侧身匍匐搬运法 救护者侧身匍匐到伤员处，将伤员调整为背向侧卧姿势，提起腰带，将伤员腰、髋部垫在救护员屈曲的大腿上，伤员两手置于胸前，救护者上侧手臂穿过伤员上侧腋下绕胸抱住伤员下侧上臂三角肌下缘，救护者紧贴伤员身体，以下侧前臂和肘部撑于地面，蹬足向前。此方法适用于安全条件受限的情况，不利于长时间搬运，当伤员腰背、脊椎受伤时不适用。

2. 匍匐背驮搬运法 救护者同向侧卧于伤员前侧并紧贴伤员身体，用下侧手从上侧肩部拉紧伤员上臂后，上侧手再抓住伤员臀部，合力猛翻将伤员转上身，低姿匍匐向前运动。此方法适用于安全条件受限的情况，不利于长时间搬运，当伤员胸腹部受伤时不适用。

3. 搞法 救护者站于伤员一侧，扶起伤员后，双腿屈曲，一手将伤员两臂并拢放于救护者

颈侧并抱紧，另一手抱紧伤员两腿，站起行进。此方法适用于安全条件下，可长时间搬运，当伤员胸、腹受伤时不适用。

4. 背法　救护者背向伤员，膝关节屈曲，将伤员双手搭于肩上，双手抱住伤员双下肢，站起行进。此方法适用于安全条件下，可长时间搬运，当伤员胸、腹受伤时不适用。

5. 抱法　救护者站于伤员一侧，膝关节屈曲，将伤员一臂搭于救护者肩上（伤员两臂可环绕救护者颈部），救护者一手托伤员背部，另一手托伤员下肢抱起行进。此方法适用于安全条件下，可长时间搬运。

6. 椅托式搬运法　抢救者一人的右手和另一人的左手相牵托于伤员臀部，一人的左手和另一人的右手互搭，置于伤员背部呈椅子形。伤员两手分别搭于救护者肩部，托起伤员行进。此方法适用于安全条件下，可长时间搬运，当伤员脊椎、骨盆受伤时不适用。

7. 拉车式搬运法　救护者一人抱住伤员腋下，伤员双手臂搭下，另一人双手分别抱住伤员膝关节部位，向前行进。此方法适用于安全条件下，可长时间搬运，当伤员脊椎、骨盆受伤时不适用。

（二）器材搬运法

器材搬运有制式器材与就便器材之分。制式器材主要有担架、硬质软担架、腰带、挽带。

1. 担架　将担架置于伤员的健侧，解除其装备，取出其口袋内的坚硬物品。由两名担架员在伤员健侧，一人托住伤员的头部和肩背部，另一人托住伤员的腰臀部和膝下部，协作发力将伤员轻放在担架上，并扣好扣带。搬运过程中应使伤员保持头后足前，上坡或登车时伤员头前足后，以便观察伤情。担架搬运伤员时应关注伤员的体位，昏迷与颅脑损伤伤员应保持侧卧位或俯侧卧位；胸部损伤伤员应取斜坡卧位或侧卧位；腹部损伤伤员一般取仰卧位，亦可用斜坡卧位；骨盆损伤伤员应先用三角巾将骨盆包扎固定，然后仰卧于担架上，膝下稍垫高；脊柱与脊髓损伤伤员应使其脊柱保持在伸直的姿势，不可使颈部和躯干前屈和扭转。绝对禁止无器材条件下搬运脊柱与脊髓损伤伤员，以免使伤员发生脊髓损伤或加重脊髓的损伤。此方法适用于安全条件下，可长时间搬运。

2. 硬质软担架　将硬质软担架展开于伤员一侧，枕侧与伤员头部平行，根据伤情将伤员抬（推）至硬质软担架上。将硬质软担架各带扣对应锁紧从而固定伤员，将硬质软担架枕侧拖拽带展开斜挎于救护者单肩，救护者持枪拖运伤员。此方法适用于野外条件下，可长时间搬运。

3. 腰带　将腰带结成一个较大的环，救护者站于伤员一侧，首先将环套于伤员臀部，然后斜套于救护者肩部，将伤员抱起行进。此方法适用于安全条件下，可长时间搬运。

4. 挽带　救护者将双侧挽带环（或两人各将一个带环）套于肩部并拖动伤员。此方法适用于非安全条件下，不可长时间搬运。3 人使用挽带时，将挽带按伤员身高展开，绕过伤员颈部延伸到腹股沟并绕过，从背部向两侧拉至双侧肩部并穿过胸前挽带打结成环，两人分别提挽带环上肩，一人抱住伤员双侧腘窝（膝关节处）快速搬运。此方法适用于困难条件下，可长时间搬运。

总结

伤员评估和后送是现场伤员处置的开始和结束环节。从现场评估开始，经过伤员搬运脱离危险地域，初步稳定伤情，至伤员及时后送结束，其中不仅需要伤员评估和后送技术，也涉及现场处置的各种急救技术。沉浸在医疗救援实景中，用伤员评估决策推动各种单项急救技术的合理运用是提高救治能力和救援训练水平的有效方法。

❓ 思考题

1. 在出现大量伤亡事件时，有哪些方法或技术可提高医疗救援效率？
2. 生命体征不稳定的伤员如何安全后送？

（赵玉峰　谢　锦　周思儒）

参考文献

宗兆文，沈岳，张戎 .2017. 作战人员战现场急救 . 北京：军事医学出版社 .

第 7 章

院前重症伤员处置

国家的医疗救援能力很大程度上取决于救治体系的完整性和效率。院前急救，尤其是灾难事故和批量伤员救援，极大地考验了各级救治机构和人员的救治水平，其中重中之重是对重症伤员的处置能力。本章中重症伤员是指需要在重症监护条件下才能有效复苏的伤员。

医疗救援时重症伤员的复苏临床路径通常包括整个救治链，其中每个环节对重症伤员均至关重要。近年来，各国十分重视对重症伤员的损害控制，并取得了巨大进展。但重症伤员的医疗救援不仅是损害控制手术或复苏，真正需要进行损害控制的伤员只是重症伤员中的一小部分，而且损害控制过程也只是整个救援过程的一部分，所以在强调重伤损害控制的同时，更要关注对所有重症伤员的救治。

现代医疗救援体系和救治技术的进步使很多原来不能存活的伤员活了下来，其中创伤 ICU 的贡献巨大。

第一节　重症伤员评估

一、发现重症伤员

救援现场重症伤员的发现包括搜寻和识别。

先寻找到伤员，及时检伤分类，敏感地识别其中的重症伤员，利用有限的资源，重点处置，优先处置。这里主要讲如何识别医务人员面前的重症伤员。

早期识别重症伤员在医疗救援中十分重要，因为它是时效救治的重要一环，是现场急救医疗处置的首要环节，也是各级救治机构和组室检伤分类的核心内容，但它也是在平时训练时最容易疏漏的环节。只有重视早期识别和评估重症伤员，早期干预、提前介入、救治前移等原则要求才有了可实现的基础。

平时重症概念：生命体征不稳定，病情变化快，两个以上器官系统功能不稳定、减退或衰竭，病情发展可能会危及患者生命。

国际上大多将创伤的严重程度划分为 4 级：轻度、中度、重 / 严重、不能存活。

具体如何区分轻重并不容易。从救援角度看，早期可用的指标很少，且对观察者的经验要求高，要根据医疗救护链的条件和时间节点而定。

早期识别的重点是什么？看什么能看出来是重症患者？这就需要学习和研究致命伤情的早期表现，以及危及生命的早期预警指标。把可能的重症伤员都做全面辅助检查是平时诊断疾病的模式，但对批量伤救治不现实，也不符合严重创伤病理时程规律。因此，理解早期危险指标，学会判断方法至关重要。

（一）早期识别的重点

1. 现场　重点关注 3 种主要致死的但可挽救的伤情，即致命性大出血、气道梗阻和张力性气胸。

2. 早期救治阶段　关注的重点包括以下方面。

（1）致命三联征（lethal triad）：低体温、酸中毒和凝血障碍相关的症状体征。

（2）现场存活伤员的死亡结局 / 途径：主要有 3 种情况，即昏迷、失血性休克或大失血状态、呼吸窘迫。

（3）可造成伤情异常加重的影响因素，主要有 3 种：①伤员伴随情况，或非直接创伤的，可影响预后的身体情况，如高原缺氧；②基础疾病，即受伤前已有的疾病，如高原肺水肿；③用药及干预的反应情况，如输液、补液试验等。

针对上述重点观察内容，救治人员需要调整甚至改变医疗行为，不能被动等待检查结果或伤情加重时再明确诊断。而是需要根据当时救援条件，主动观察，创造性运用适宜的评估技术，预判伤员的病理生理状态，为及时干预提供依据。

（二）早期识别重伤员的难点

1. 年轻伤员　耐受性强，症状体征出现晚。

2. 创伤伤员　出现复合、多发创伤可能性大。

3. 特殊伤类　损伤隐匿。

（三）重症伤情判断要求

1. 同步　致命威胁评估与处置同时进行，生命支持优先，诊断不能耽搁救命干预。

2. 有序　生理指标优先，病因、解剖、功能、并发症等细节后续完善。

3. 动态　及时发现危险情况。

二、重症伤员评估

平时重症患者的典型院内评估内容包括以下几方面：①病史；②查体；③表格记录；④化验检查；⑤诊断性治疗。

医疗救援时具体如何对重症伤员实施评估？从形式上有初次、二次、再次和反复评估。反复仔细评估是必要的，是由创伤基本特性决定的。因为严重创伤多发伤的漏诊率高，以致于一次性完整诊断对严重伤员来讲并不现实，更不要说严酷的环境条件限制了。因此，学习和运用，甚至改进伤员评估的流程十分重要。

（一）病史采集

第一步：第一时间。

● 主诉。

● 重点关注了解伤类和机制。

第二步：完成紧急处置后再反复了解其他细节。

对重症伤员来讲，院内急诊评估，询问常见重伤致伤机制，有助于规范地快速进行病史采集，如表 7-1。

表 7-1　病史采集

● 机动车撞击
● 同车乘客有死亡
● 解救时间＞20 分钟
● 2 楼以上的坠落伤
● 行人被机动车撞击
● 未系安全带易致头面部受伤
● 抵于方向盘常伤及胸腹部
● 坠落伤儿童颅脑伤，老年人骨折和肾损伤等
● 男性乳头以下的穿透伤可能累及腹部
● 杀伤半径内爆炸伤

（二）查体

第一步：第一时间。

● "从头到脚"。

● 重点损伤部位。

● 重点关注生理异常。

● ABCs（airway–breathing–compressions）法。

● CRASH PLAN 法（表 7-2）。

表 7-2　查体（CRASH PLAN 法）

● 心脏（cardiac）
● 呼吸（respiration）
● 腹部（abdomen）
● 脊柱（spine）
● 头部（head）
● 骨盆（pelvis）
● 肢体（limbs）
● 动脉（arteries）
● 神经（nerves）

第二步：收容后的反复检查。

（1）从 ABCs 检查到按系统器官检查，包括望、听、触检查气道、呼吸和氧合、循环、神志。按器官系统查体：呼吸系统、心血管系统、腹部及消化道、中枢神经肌肉系统、内分泌及凝血系统。

（2）CRASH PLAN 法加局部重点观察

1）气道检查重点。看：发绀，呼吸节律和频率，呼吸辅助肌肉活动，三凹征，神志改变。听：呼吸杂音，完全阻塞没有声音。感觉：气流减少或消失。

2）呼吸检查重点。看：发绀，呼吸节律和频率，呼吸辅助肌肉活动，三凹征，神志改变，呼吸幅度，氧合。听：呼吸杂音，不能言语，叩诊浊音。感觉：胸廓活动，气管位置，捻发音等。

3）循环检查重点。看：外周灌注下降，失血，少尿，神志改变等。听：心脏杂音。感觉：脉搏节律，奇脉等。

注意：呼吸急促涉及呼吸、循环、代谢等多方面，必须高度注意，无论何种程度，都是反映病情恶化最重要的、独立的危险指标。

（三）表格记录

1. 第一步（重点）　动态生理指标如下：①基础生命体征；②心率，心律；③血压；④呼吸频率，氧饱和度；⑤清醒程度。

2. 第二步　补充记录其他内容：①查体记录；②诊断和鉴别诊断；③病程记录。

（四）辅助检查

将重症伤员及时送达救治机构是最重要的目的之一，以便及时利用各种医疗条件进行辅助检查。主要辅助检查内容包括化验、影像和生理指标监控 3 个方面，但在批量伤员和医疗救援条件下不能实施"大包围"的检查策略，应考虑需要哪些检查，哪项检查最优先，明确优先项目。

1. 血液检查优先项目。

（1）国外：创伤急诊重点 3 项，即血气、血型、药物筛选。

（2）国内：血常规、生化、血气。重症伤员：血气、生化、血型。

2. 影像学：创伤系列 X 线片、腹部创伤超声重点评估（FAST）、床旁 B 超。

3. 监护仪监测指标。

在当今精准医疗的大趋势下，重症伤员如何实施精准救治，是需要反复探讨的问题，但绝不能简单粗暴地选择"大包围"策略，首先应精准选择优先项目，其次是在救治时限范围内合理利用仪器设备做精细的检查。

（五）复苏措施评估

复苏措施评估包括紧急救命措施及其救治效果或诊断性治疗反应的评估。

1. 首先是气道处置的评估，关注重点是氧代谢指标。

2. 其次是循环控制措施的评估，如建立静脉通路，开始输入首剂量液体后血压、脉搏的反应等。

（六）常用 ICU 评分

平时标准 ICU 和创伤重症监护室（TICU）中严重创伤患者常用到下述半定量的伤情评估方法，其中以生理指标为主的动态观察评分是最常用的方法，可供救援时重伤救治单位借鉴。

1. 非特异性病情严重程度评分　①急性生理与慢性健康评分；②治疗干预评分、简明损伤评分；③多器官功能障碍评分；④序贯器官衰竭评分；⑤器官功能障碍逻辑评分系统。

2. 特定器官功能障碍评分　① Ranson 胰腺炎评分；② Ramsay 镇静评分。

（七）复苏无效时的重点评估

没有明显外出血，复苏，甚至剖腹术后失血体征无明显改善，静脉补液无反应和不能维持生命体征稳定提示有继续失血，应重点检查以下 5 个部位。

1. 胸部损伤　有无延迟性胸腔出血、心脏压塞。

2. 腹膜后损伤　有无腹膜后血管、脏器损伤导致血肿。

3. 腹腔内损伤　有无肝、脾及胃肠道等出血。

4. 下肢长骨骨折　有无因昏迷或脊髓损伤感觉障碍而遗漏的骨关节损伤。

5. 骨盆骨折　是否遗漏导致出血和不稳定的骨折。

（八）再出血评估

生命体征突然恶化及引流血液量明显增加提示再出血，应查找原因。

1. 初次手术遗漏的损伤部位。

2. 因低灌注或血管痉挛掩盖的出血部位的再出血。

3. 手术不能直接处理的出血（如肝火器伤出血、腹膜后出血、骨盆骨折出血）。

（九）严重多发伤评估

因为多发伤评估的特点是动态、连续的过程，是及时性与全面性之间的矛盾平衡体，因此没有哪项辅助检查是完美的。多发伤时降低漏诊的关键是遵循标准化、系统化、高效率的评估策略。平时在临床上应注意，多发伤的损伤部位等于"N+1"，因此多发伤的检查措施和次数也是"N+1"。

要点提示：

1. 早期识别是早期治疗干预的前提，是防止病情恶化的重点。

2. 呼吸急促是早期最重要的独立预测指标。

3. 稳定生命体征的措施应该在对原发病进行精确诊断之前开始。

4. 在救治过程中逐步详细地了解病史非常重要。

5. 注重指标对治疗的反应。

第二节　重症伤员治疗

一、重症监护定位

重症伤员的救治在医疗救援中十分重要，是整个救治链的核心。其价值在于以下方面。

1. 24 小时连续不间断的、全面的监护和治疗平台。

2. 医疗救援机构最稀缺的"资源"。

3. 重伤救治技术的精髓：基于仪器监测的快速、全面、精细、准确处置。

4. 创伤医学高新技术的聚集点。

5. 伤后多器官功能障碍综合征（MODS）病理过程的关键性干预环节。

二、重症伤员的液体复苏

1. 复苏目的　①维持体液平衡；②保证氧供需平衡。

2. 复苏模式　采取控制输液途径、质、量、速度，来维持可接受的较低血压的模式，即允许性低血压复苏模式。

3. 复苏目标　尽快将乳酸降至正常水平。

4. 补液种类　①建议初始复苏使用晶体液；②建议在严重脓毒症初始液体复苏组合中加入白蛋白，不宜用羟乙基淀粉等人工胶体进行液体复苏。

5. 复苏液体速度和量

（1）快速复苏：包括第一阶段和第二阶段的复苏。

1）第一阶段快速复苏过程的监测：最初只需监测血压和心率，不能因为监测而延误复苏进程。其复苏目标达到既往正常的血压和心率即可。

2）进一步的监测和评估应同时进行：如中心静脉压（CVP）、肺动脉导管（PAC）、超声。

（2）第二阶段的复苏：在确切的监测下继续快速复苏。

1）CVP：①CVP < 8mmHg，继续复苏是安全的；②CVP 8 ~ 12mmHg，容量反应性评估；③CVP > 12mmHg，暂停容量复苏，综合评价。

2）心排血量（CO）、每搏量、每搏变异度：是否可继续通过容量复苏增加 CO。

3）超声：心功能状态，下腔血管变异度。

4）静脉血氧饱和度（SvO_2），中心静脉氧饱和度（$ScvO_2$）：组织氧供与氧耗。

5）乳酸：无氧代谢是否仍然存在。

（3）容量维持阶段的复苏：该阶段并非简单地维持，而是更精细地治疗。该阶段有更多的问题需要解决，如心率可以更慢吗？前负荷可以下降吗？CO 可以降低吗？

1）从快速复苏到容量维持转换指标：①血压基本维持"正常"；②组织灌注基本正常。

2）组织灌注导向的血流动力学调整，更新治疗目标。随着病情的进展，目标改变，新一轮调整再次重复。进一步优化调整复苏策略，如血压是最佳吗？心率可以再优化吗？是最佳 CVP 吗？血管活性药剂量需要调整吗？

要点提示：

1. "快"速复苏阶段，速度是关键，量是保证，越早达标越好！越早达标所需液体总量越少！不能因为监测而延误复苏。

2. 快速复苏的不同时期，进行针对性监测是快速同时安全复苏的保障。

3. 维持阶段：不断以组织灌注为导向的血流动力学优化是器官功能保护的基础。

三、损害控制性复苏

（一）基本概念

损害控制性复苏（DCR）是重症伤员复苏的策略，涉及有限复苏、低压复苏、低温复苏、止血复苏，甚至复苏手术等内容。

既往损害控制性复苏的各部分是独立讨论的，但它们实际是紧密联系的并且是一个连续过程。损害控制性复苏力图使各治疗环节无缝连接，以争取对伤员救治效果的最大化。

损害控制性复苏的着眼点是改良"致命三联

征"治疗。

（二）复苏措施

具体的复苏措施不仅是单一输液扩容，还包括以下内容。

1. 集被动和主动加温于一体的预防和治疗低体温的措施。

2. 用外源性缓冲液等措施纠正酸中毒（碳酸氢钠、氨基丁醇）。

3. 直接应用 1∶1 新鲜冰冻血浆和红细胞悬液。

4. 应用血小板；应用重组 Ⅶa 因子（rhⅦa）。

5. 损害控制性手术等。

（三）控制性低血压

1. 理由　非控制性出血。

2. 强调　使用该策略要与低灌注付出的代价进行权衡。

3. 目标血压　收缩压（SBP）≈80mmHg（美国）或 SBP≈90mmHg（欧洲）。但合并颅脑损伤的伤员除外。

注意：控制性低血压不是出血被有效控制前的权宜之计，而是积极主动的控制措施。无血压仪时用何种方法监测？在现场施救人员最简单的判断方法是触摸桡动脉：能触摸到脉搏，不复苏；不能触摸到脉搏或脉搏微弱，要复苏。复苏液体尽可能少，主张使用高张溶液或胶体。这种复苏方法已经被各国权威机构采纳。

（四）止血复苏

止血复苏要求在液体复苏开始就注意改善凝血功能。凝血功能障碍是院内伤员 48 小时内最主要的死亡原因。止血复苏应贯穿整个救治链。

止血复苏方法如下。

（1）补充血小板和凝血因子（新鲜冰冻血浆、人重组 Ⅶa 因子、冷沉淀）。

（2）1∶1∶1 或 1∶1∶2 输血。

（3）目标为 Hb≥70～90g/L。

强调在对严重失血伤员止血复苏的同时补充血小板和凝血因子（新鲜冰冻血浆）。研究证实，给予足够的血小板和血浆对于预防和治疗凝血病是必要的，有助于改善伤员预后。目前推荐的补充血小板和血浆的量与输血量有关，后者又与失血量有关。它们的最佳比例是 1∶1∶1（2016

年最新欧洲创伤指南推荐 1∶1∶2）。对创伤患者来说输血目标和其他患者一致：Hb≥70～90g/L。我们并非不想获得更高的血红蛋白值，只是库存血带来的缺陷迫使我们不得不就此止步。

（五）DCR 时间 / 地点

前文已知 DCR 最核心的措施是 1∶1∶1 输血或大比例输血，但具体在什么时间、地点实施？目前更多的共识是要求 DCR 方法前伸！例如一边复苏一边转运，即一边救治一边运送，途中建立静脉通路，实施低压复苏。

经典方法一是在现场即开始充分复苏（stay and play），二是不将时间浪费在现场复苏，而是以最快的速度将伤员送往医院。孰是孰非？研究后人们发现，两者均存在缺陷：在现场即开始充分复苏会加重伤员出血并贻误手术时机；将伤员送往医院只适用于出血量小和转送快捷的伤员。最好的方法看来是"一边复苏，一边转运"，并应采取控制性低血压输液策略。目前国际上 DCR 时效要求为：1 小时内开始!

（六）止血药物

1. 目前仅有的止血药推荐氨甲环酸。

2. 可减少出血和总死亡率。

3. 3 小时内使用有效。

4. 每延迟用药 1 小时增加 OR 危险度值 15%。

（七）低温控制

1. 体温 <35℃ 定义为低体温。

2. 体温每下降约 1℃，凝血因子活性下降至少 10%。

3. 预防为主。

4. 复温目标：体温 35℃ 以上。

5. 推荐快速复温，同时积极处置并发症。快速复温的预后优于缓慢复温。

凝血是酶促反应，低温使酶促反应性降低，成为凝血病的重要原因。

低温的损害涉及多器官和多系统。美国国立卫生研究院（NIH）称：预防比治疗容易！快速或缓慢复温至 35℃ 以上，复温速度取决于技术条件、呼吸和循环支持的配合。如能妥善处理并发症，快速复温的预后优于缓慢复温。

（八）纠正酸中毒

1. DCR 不可避免地会出现代谢性酸中毒。

2. 酸中毒对凝血酶促反应抑制甚于低体温。

3. 提高血液 pH > 7.2。

4. pH ≥ 7.15 时不推荐应用碳酸氢盐治疗。

5. 纠正酸中毒的根本是纠正休克。

代谢性酸中毒源于低灌注，早期限制性液体复苏策略不可避免地导致休克伤员较长时间处于低灌注状态，并造成严重的代谢性酸中毒。如同低体温，酸中毒也抑制凝血的酶促反应，但危害比低体温更甚。

但仅纠正 pH 有时未必能够纠正凝血功能紊乱，提示可能存在更复杂的机制。纠正导致酸中毒的原因——休克，是根本的治疗方法。

以往认为，酸中毒可能降低血管内皮对血管活性药物的反应性，但 Cooper 的一项前瞻性、随机和交叉临床研究观察了动脉血 pH 为 7.13 的重症患者，随机给予碳酸氢钠和生理盐水，结果显示碳酸氢钠组呼气末二氧化碳浓度明显升高，但心脏指数（CI）、CVP 和肺动脉压等血流动力学参数和全身氧输送、氧耗等氧代谢参数均无明显改变，血管活性药物的使用量亦无明显改变。可见碳酸氢盐治疗全身性感染时低灌注引起的高乳酸血症是不必要的。

四、重伤复苏常用药物

1. 缩血管药物

（1）初始目标：平均动脉压（MAP）> 65mmHg。

（2）首选药物：去甲肾上腺素。

（3）注意事项：①升压目标不是目的；②不能放弃积极的液体复苏；③血压水平与其他微循环指标相结合；④及时减量或撤除升压药。

目前的专家共识建议，当需要多种缩血管药物才能维持充足的血压时，可用肾上腺素（加用或替代）；提议可增加血管升压素 0.03U/min，与去甲肾上腺素同时或后续替代；提议在高度选择的病例［心律失常风险极小、存在低心排血量和（或）慢心率］，以多巴胺作为去甲肾上腺素的替代。

注意"升血压可以有目标，但升压不是目的""升压不是万能的，血压不升又是万万不能的！"

重要的是：不能放弃积极的液体复苏；血压水平与其他微循环指标相结合；一旦容许，即减量或撤除升压药。

2. 强心药物

（1）指征：提示存在心肌功能障碍，例如已经达到充分血容量和足够 MAP 时仍有低灌注征象。

（2）使用或加用多巴酚丁胺：建议对存在心肌功能障碍者，输注多巴酚丁胺，或已经使用缩血管药物者加用多巴酚丁胺。提示存在心肌功能障碍的征象：心脏充盈压升高并低心排血量，或已经达到充分血容量和足够 MAP 时仍有低灌注征象。

3. 皮质激素

（1）推荐用于感染性休克。

（2）以氢化可的松为主。

提议对成人感染性休克患者，若充分液体复苏和缩血管药物治疗可恢复血流动力学稳定，就不用肾上腺皮质激素；若不能恢复稳定，则建议给予肾上腺皮质激素 200mg/d 静脉持续输注。提议不采用促肾上腺皮质激素（ACTH）刺激试验来确定哪些亚组患者应接受肾上腺皮质激素。提议感染性休克患者如不需要血管活性药物时应停用氢化可的松；没有休克的患者不应使用氢化可的松；而对地塞米松、氟氢松等不再推荐。

4. 抗生素

（1）及早识别感染，及早启动抗感染方案。

（2）目前国际战伤救治首选头孢唑林，再根据专科要求调整用药。

（3）不轻易大剂量联合使用抗生素，没有明显证据或血小板压积（PCT）低者停止经验性用药。

5. 镇静镇痛药

（1）重症监护伤员尤其是气管内插管伤员，镇静是治疗的基础。

（2）镇痛不仅是降低疼痛评分，还是治疗创伤应激反应的措施之一。

镇静不足可导致以下后果：躁动，增加护理工作量；意外翻动、意外拔管；中心静脉压升高导致缺血；创伤后应激综合征；人机对抗；通气 / 血流不匹配。

镇静过度可导致以下后果：抑制胃肠蠕动和心血管系统、中心静脉压降低、撤药综合征、机械通气时间延长、谵妄、睡眠障碍、耐药。

6. 胰岛素　目前专家共识建议对严重脓毒症的 ICU 患者进行血糖监测的程序化管理：当连续两次血糖水平 > 10mmol/L 时，开始使用胰岛素。上限目标是血糖 ≤ 10mmol/L，而非 ≤ 6.1mmol/L。血糖和胰岛素剂量稳定之前，每 1 ~ 2 小时测量 1 次血糖，血糖和胰岛素剂量稳定之后，每 4 小时测量 1 次血糖。

血糖水平与严重感染患者的预后明显相关，控制血糖能明显降低危重患者的病死率，减少并发症，尤其能降低严重感染所致多器官功能衰竭（MOF）患者的病死率，而且是一项简单、有效的治疗措施。

7. 静脉血栓栓塞症预防药物

（1）有出血风险者使用物理方法预防。

（2）低分子肝素治疗需在休克复苏和出血停止后的次日即开始使用。

建议在有条件的情况下，无论何时对于严重脓毒症患者都联合使用药物预防和间断加压装置。推荐有肝素使用禁忌证的脓毒症患者（如血小板减少症、严重凝血紊乱、活动性出血、近期颅内出血）不给予药物预防；更建议使用物理预防方法，如逐级加压袜或间断加压装置，除非有禁忌证；当危险因素降低时，建议开始药物预防。

8. 应激性溃疡预防药物

（1）H_2 受体拮抗剂或质子泵抑制剂（PPI）。

（2）争取肠内营养是重要的预防措施。

建议对严重败血症 / 感染性休克具有出血风险者，应用 H_2 受体拮抗剂或 PPI 预防应激性溃疡；若行应激性溃疡治疗，提议使用 PPI 而不是 H_2 受体拮抗剂。没有应激性溃疡的高危因素时不需要预防。滥用抗酸剂会增加呼吸机相关性肺炎（VAP）与难辨梭状芽孢杆菌的感染机会。

9. 免疫调节剂　基于免疫功能评估，选择使用胸腺肽、抗炎药、活化蛋白 C、糖皮质激素，甚至单克隆抗体、维生素 C、环磷酰胺等。

首先进行免疫功能评价是诊断、治疗和预测脓毒症预后的基础。在没有免疫监测（评估）的情况下进行免疫干预毫无意义。

五、重症患者的血液净化治疗

（一）基本概念

连续性肾脏替代疗法（CRRT）是通过体外循环血液净化方式连续、缓慢清除水及溶质以替代肾脏功能的一种血液净化治疗技术。自 1983 年推广以来，CRRT 从肾脏走向肾外，已不仅仅局限于治疗急性肾损伤，适用范围扩大至整个重症医学，包括全身炎症反应综合征（SIRS）、脓毒症、多器官功能障碍综合征（MODS）、急性呼吸窘迫综合征（ARDS）、慢性心力衰竭、挤压综合征、乳酸酸中毒、急性坏死性胰腺炎、心肺旁路、肝性脑病、药物和毒物中毒等的救治。尤其适用于血流动力学不稳定、容量超负荷、脑水肿或高代谢状态而需要补充大量液体及营养、热量的急性肾衰竭患者。

（二）作用

1. 稳定内环境　CRRT 能在一定程度上清除肝性脑病等的促炎因子和弱化 SIRS，降低并发症发生率，改善器官功能和提高早期生存率。

2. 清除间质水肿　可降低颅内压，改善微循环，增强细胞摄氧力，从而改善组织氧利用，降低 MODS 的发生率及死亡率。

六、重症患者的营养

1. 胃肠外营养（PN）：重症伤员常因不能进食或禁食而需要肠外营养补充。

2. 胃肠内营养（EN）：严重创伤后 48 小时内给予经口饮食或 EN，优于禁食和 PN。

3. 开始不必强行给予全量营养，从 500kcal/d 开始即可。

4. 7 天内可不必用全胃肠外营养，PN 或 EN 即可。

5. 胃肠内营养不足：胃肠内营养作为唯一营养供给途径往往不能达到目标喂养量，多发生于延迟喂养和伴胃肠道功能障碍者。应关注患者实际能接受的肠内营养量而不仅是处方量。

6. EN+PN 联合应用。

总结

1. 医疗救援时重症伤员复苏涉及重伤救治链全过程，重症监护专科提前介入是关键。

2. 重症伤员复苏技术发展迅速，包括各种伤情评估技术、仪器连续监测手段、抗休克措施、各脏器功能维护方法，甚至紧急救命手术的快速进步。

3. 限制性复苏是创伤复苏的重要策略之一，适用于活动性出血未控制和须损害控制手术的伤员。

4. 救援时严重创伤多发伤的复杂外科问题，包括出血控制、可能遗漏损伤的评估、确定性手术的实施及各种外科并发症的处理等，是应急医疗队 ICU 团队和重症医学的巨大挑战。

5. 重症监护医务人员专业素质要求高，是医疗救援的"精锐部队"。

❓ 思考题

1. 重伤员主要的监测技术有哪些？

2. 限制性复苏限制的是什么？它与 DCR 的关系如何？

3. 伤后实施抗纤溶治疗的时间和手段是什么？

4. 止血复苏的方法有哪些？

5. 抗休克治疗的开始时机、复苏目标、监测内容各是什么？

6. 伤员感染预防及治疗的注意事项有哪些？

7. DCR 主要在哪一级救治机构实施，可前伸到现场吗？

8. 重伤后如何选择胃肠内营养和胃肠外营养？

9. 重伤后应及时给予胸腺肽调理免疫功能吗？

（王耀丽）

参考文献

Hutchings SD.2016.Trauma and combat critical care in clinical practice. Switzerland：Springer.

第 8 章

输 血

大量失血是伤员死亡的重要原因。大失血不仅可使有效循环血量大幅降低，导致严重的循环衰竭，还会因红细胞和血浆蛋白大量丢失而产生严重的缺氧和凝血功能障碍。

输血曾经是促进外科学发展的三大要素（麻醉技术、无菌技术和输血技术）之一。外科技术的快速发展使得创伤输血实践发生了巨大变化。

正确掌握输血的适应证及输血指征，合理实施自体输血，预防输血可能出现的不良反应，积极采取术中和术后节约用血策略，针对大量失血时恰当的输血方案及紧急输血策略等可以显著提高严重创伤伤员的救治成功率，对保证伤员手术成功有至关重要的作用。

第一节　常用血液制品介绍

一、全血

全血包括新鲜全血、冷藏全血和低效价 O 型全血。将储存于 22 ~ 24℃（室温），于采集后 24 小时内输注的全血称为新鲜全血（fresh whole blood，FWB）。新鲜全血被认为是创伤失血性休克伤员的最佳复苏产品，其优势在于成分、比例与伤员丢失血液的成分、比例大致相同，且比相等数量成分血所含的抗凝剂更少，无须加温输注，不会引起大量输注库存血所致的低体温。冷藏全血是指储存于 4℃的全血。近年来关于冷藏全血体外研究表明，冷藏全血除了可以降低血小板损耗、乳酸产生、pH 变化、葡萄糖消耗及发生细菌污染的风险外，其止血能力也优于室温储存血小板。随着保留血小板滤白滤器的出现，冷藏血小板止血活性也得以保留。全血含血液中的全部成分，但当全血储存 24 小时后，不稳定凝血因子会减少，白细胞逐渐凋亡，血小板功能和活性逐渐丧失。随着时间的推移，全血会发生多种变化。因此，储存后全血的主要有效成分为红细胞、血浆蛋白和稳定的凝血因子。

此外，以往认为全血必须是 ABO 同型输注，然而随着低效价 O 型全血的应用，使人们意识到全血使用中存在的障碍并非不可逾越。美国血库协会（The American Association of Blood Banks，AABB）在新版《血库与输血服务标准》（*Standards for Blood Banks and Transfusion Services*）中明确提出，在紧急情况下，血型未知或未确定时，低效价 O 型全血可作为选择之一。随着全血在军事中的作用被重新认识，以及其在创伤中应用取得的良好效果，也激发了民用医疗机构急救专家对全血用于平民创伤患者救治的热情。

全血输注的注意事项如下。

1. 最优先　低效价 O 型全血（LTOWB）（抗 –A 和抗 –B 效价＜ 1 ∶ 256）。

2. 其次　从预筛献血者中采集 ABO 血型相同的全血，A 型对 A 型，O 型对 O 型，低效价 O 型全血对 B 型、AB 型。

3. 三选　如果没有足够的人员或耗材，均使用 O 型全血。

二、红细胞

国内以从 200ml 全血分离制备的红细胞成分定义为 1 个单位红细胞，通常在血袋标签上标示为"1U"。国外多数以从 450ml 全血分离制备的红细胞制品定义为 1U。根据临床需求的不同，采用去白膜、洗涤、过滤、辐照等方法制成各种红细胞成分血。

1. 红细胞简介

（1）悬浮红细胞：是目前国内应用最广的红细胞成分血之一，由全血经离心除去大部分（90%）血浆后，加入红细胞保养液制备而成。

1）保存条件：（4±2）℃保存，根据保养液不同保存期也有所不同。枸橼酸盐葡萄糖（ACD）：21 天；枸橼酸盐 – 磷酸盐 – 葡萄糖（CPD）：21 天；枸橼酸盐 – 磷酸盐 – 葡萄糖 – 腺嘌呤（CPDA）：35 天。

2）特点及应用：1U 悬浮红细胞含 200ml 全血中全部红细胞、一定量白细胞、血小板、少量血浆和保养液，血细胞比容为 0.50 ~ 0.65，血红蛋白含量≥ 20g。其作用是增强携氧能力，适用于大多数需要补充红细胞、提高血液携氧能力的伤员。对于一个血流动力学稳定的体重 60kg 的成年人，每输入 2U 悬浮红细胞可以提高血红蛋白浓度约 10g/L。

（2）洗涤红细胞：是全血经离心分离血浆后，用无菌生理盐水洗涤 3 ~ 4 次，最后加生理盐水或红细胞保养液悬浮制成。

1）保存条件：（4±2）℃保存，如果在开放环境制备或最后以生理盐水混悬，洗涤红细胞保存期为 24 小时。

2）特点及应用：制备洗涤红细胞时白细胞去除率应＞ 80%，血浆去除率应＞ 90%，红细胞回收率应＞ 70%。200ml 全血或悬浮红细胞制备的洗涤红细胞容量为（125±12.5）ml，血红蛋白含量 ≥ 18g/L，上清蛋白质含量 < 0.5g。由于去除了大部分白细胞及几乎所有血浆蛋白，洗涤红细胞适用于：①对血浆蛋白有过敏反应的贫血伤员；②阵发性睡眠性血红蛋白尿症；③高钾血症及肝、肾功能障碍伤员需要输血时，如果血液保存时间较长，可洗涤后输注。由于洗涤过程中红细胞有损耗，输注剂量要比红细胞悬液增加 30% 左右。自身免疫性溶血性贫血伤员，不需要输洗涤红细胞。

（3）去白细胞悬浮红细胞：是在悬浮红细胞的基础上去除绝大部分白细胞制备而成，从而降低了由白细胞引起的免疫性输血反应和与白细胞携带病毒有关疾病的传播。

1）保存条件：（4±2）℃保存，根据保养液不同保存期也有所不同，ACD 保存时间为 21 天，CPDA 保存时间为 35 天。

2）特点及应用：1U 总量约为 120ml，其中含红细胞 60 ～ 80ml，生理盐水 50ml（过滤法除外）。过滤法的白细胞去除率可达 96.3% ～ 99.6%，红细胞回收率 > 90%；手工洗涤法的白细胞去除率为（79±1.2）%，红细胞回收率（74±3）%；机器洗涤法白细胞去除率 > 93%，红细胞回收率 > 87%。适用于：由于输血产生白细胞抗体，引起非溶血性发热性输血不良反应的伤员；防止白细胞同种免疫的发生。

（4）辐照红细胞：是在悬浮红细胞的基础上用适当剂量的 γ 射线，灭活红细胞制品中具有免疫活性的淋巴细胞制备而成，辐照是目前预防输血相关性移植物抗宿主病（TA-GVHD）有效并可靠的方法。

1）保存条件：（4±2）℃保存，辐照后红细胞存活期缩短，钾外漏增加。多数学者认为应尽量接近用血日期才进行辐照，辐照过的红细胞应尽快输注，不宜再保存。我国《血站技术操作规程（2019 版）》规定，血液辐照后的保存期为 14 天。

2）特点及应用：适用于以下人群。①先天性免疫缺陷儿童和早产儿。据报道，TA-GVHD 主要发生于新生儿、T 淋巴细胞免疫功能缺陷的患者，因此这类患者需要输注经辐照的红细胞。宫内输血或免疫缺陷患者需要大量新鲜血液行血

液交换时血液必须辐照。②获得性免疫抑制的人群，包括自体、异体骨髓或外周血造血干细胞移植伤员，从放、化疗开始应接受辐照红细胞，直到移植后 3 ～ 6 个月以 CD4 恢复为指征。霍奇金病各期治疗需红细胞输血的均用辐照红细胞。接受嘌呤类药物治疗的伤员也应输注辐照红细胞。大剂量放、化疗患者，其免疫功能严重抑制，白细胞减少时也考虑使用辐照红细胞。③接受一、二级亲属血液的患者。一级亲属是指父母和子女之间及同胞之间，其基因相同为 1/2。二级亲属是指个体与其叔、伯、姑、舅、姨、祖父母、外祖父母之间，基因相同为 1/4。一、二级亲属所使用的红细胞输注前必须辐照。

（5）冰冻红细胞：采用甘油等冷冻保存剂，使红细胞在冷冻状态下保存，此法保存的红细胞可经受较大范围的温度波动而不影响其质量。

1）保存条件：高浓度甘油慢冻法制备的冰冻红细胞于 -80℃低温保存，保存期为 10 年，解冻后在（4±2）℃保存 24 小时。

2）特点及应用：适用于稀有血型伤员输血；新生儿 Rh 溶血病换血；自体血长期保存。

2. 红细胞在创伤重症伤员的临床应用

（1）对于急性大量失血、血流动力学不稳定和（或）组织氧供不足的创伤重症伤员，需要输注红细胞。

（2）对于复苏后的创伤重症伤员，Hb < 70g/L 和（或）Hct < 0.21 时，推荐输注红细胞，使 Hb 维持在 70 ～ 90g/L，或 Hct 维持在 0.21 ～ 0.27。

（3）对于复苏后的创伤重症伤员，Hb 在 70 ～ 100 g/L 和（或）Hct 在 0.21 ～ 0.30 时，应根据伤员的贫血程度、心肺代偿功能、有无代谢率升高及年龄等因素决定是否输注红细胞。若无组织缺氧症状，暂不推荐输注红细胞。若合并组织缺氧症状：混合静脉血氧分压 < 35mmHg（1mmHg=0.133kPa），混合静脉血氧饱和度 < 65% 和（或）碱缺失加重、血清乳酸浓度升高，推荐输注红细胞。

（4）对于复苏后的创伤重症伤员，Hb > 100g/L 时，可以不输注红细胞。

（5）对于术后的创伤重症伤员，若存在胸痛、

直立性低血压、心动过速且输液无效或伴有充血性心力衰竭症状，当 Hb ≤ 80g/L 时，考虑输注红细胞。

（6）对于合并严重心血管疾病的创伤重症伤员，当 Hb < 100g/L 时，考虑输注红细胞。

（7）对于中度和重度颅脑损伤伤员，Hb < 100g/L 时，考虑输注红细胞。

（8）在复苏完成后，如果伤员合并有急性呼吸窘迫综合征的风险，应尽量避免输注含有白细胞成分的红细胞。

总之，红细胞输注应结合伤员的病因、临床症状、血红蛋白浓度及机体对贫血的代偿能力等做出综合判断，并根据伤员的具体情况制订治疗方案。

三、血小板

血小板是参与人体止血及血液凝固过程中不可缺少的细胞成分，来自骨髓巨核细胞，骨髓巨核细胞由多能造血干细胞经巨核系祖细胞分化而来。同时血小板还具有维持血管内皮完整性的功能。血小板是血液有形成分中相对密度最小的一种细胞成分，比重约为 1.040。利用较大的比重差，用离心法可以从全血中提取较纯的血小板制剂。按制备方式不同大体上可分为两类：手工分离浓缩血小板和单采血小板。

1. 血小板简介

（1）手工分离浓缩血小板：由 200ml 或 400ml 全血制备。将室温保存的多联袋内的全血，于采血后 6 小时内在（22±2）℃的全封闭条件下离心分离血小板并悬浮在血浆内。

1）保存条件：（22±2）℃的血小板保存箱水平振荡保存，有效期根据所使用的保存袋而定，普通袋保存 24 小时，专用袋制备则保存 5 天。

2）特点及应用：我国规定 200ml 全血分离的血小板为 1U，1U 血小板含量为 ≥ 2.0×10^{10} 个，容积为 25 ～ 38ml，此外还含有数量不等的红细胞和白细胞，其中红细胞混入量 ≤ 1.0×10^9 个 /U。400ml 全血分离的血小板应 ≥ 4.0×10^{10} 个，容积为 50 ～ 76ml。一般而言，伤员输入 10U 的浓缩血小板约可提高血小板计数 36.0×10^9/L，但实际

升高情况可因病情不同和个体表面积不同存在差异。适用于：①血小板减少所致的出血；②血小板功能障碍所致的出血。需做交叉配血试验，要求 ABO 相合，一次足量输注。

（2）单采血小板

1）保存条件：（22±2）℃的血小板保存箱水平振荡，保存 5 天。

2）特点及应用：我国规定单采血小板的 1 个治疗量（1 袋）至少含有 2.5×10^{11} 个血小板，相当于浓缩血小板 10 ～ 12U，红细胞混入量 ≤ 8.0×10^9 个 / 袋，白细胞混入量 ≤ 5.0×10^8 个 / 袋。保存条件及作用同浓缩血小板。单采血小板仅要求 ABO 血型同型输注。

2. 血小板在创伤重症伤员的临床应用　血小板输注是对严重血小板减少症伤员最快最有效的治疗方法之一，能够有效减少出血发生率，降低大出血的发病率和死亡率。对于创伤大量输血的伤员，应尽早积极输注血小板。

（1）血小板 < 50×10^9/L 时，考虑输注。

（2）血小板为（50 ～ 100）× 10^9/L 时，应根据是否有自发性出血或伤口渗血决定。

（3）血小板 > 100×10^9/L 时，可以不输注。

（4）对于创伤性颅脑损伤或严重大出血多发伤的伤员，血小板应维持在 100×10^9/L 以上。

（5）推荐输注的首剂量为 2U/10kg 体重的浓缩血小板或 1 个治疗量单采血小板（1 袋）。推荐根据血栓弹力图（TEG）参数及时调整血小板输注量。

（6）如果术中出现不可控制的渗血，或存在低体温，TEG 检测提示血小板功能低下时，血小板输注量不受上述限制。

3. 输注血小板的注意事项

（1）输注剂量：一般而言，成人每次输 1 个治疗量，而体型较大的伤员可能需要适当增加剂量。儿童则根据其体重或体表面积确定血小板输注剂量。不论是浓缩血小板还是单采血小板，标准剂量均为 10ml/kg 体重。年长儿童每 10kg 体重输入 2U 血小板可升高血小板计数（40 ～ 60）× 10^9/L。输注后 15 分钟至 1 小时应检测血小板计数以判断血小板的增加值（输注后和输注前血小板计数结果的差值）。

（2）注意事项：取回来的血小板应即刻使用，

并以伤员能耐受的最快速度输注。在输注期间,尤其是输注开始后 1 小时内严密观察伤员有无不适。

四、血浆

血浆是血液的非细胞成分,占全血容积的 55% ～ 60%,含数百种组分,其中主要是白蛋白、球蛋白、凝血因子、微量蛋白,以及钾、钠、氯、钙、镁、碳酸氢根离子等电解质。血浆的主要功能是补充凝血因子以预防出血和止血。按照制备方法及来源不同分为新鲜冰冻血浆和冰冻血浆。

1. 血浆制品简介

(1) 新鲜冰冻血浆 (FFP)

1) 保存条件:–18℃以下保存 1 年。

2) 特点及应用:FFP 含有几乎全部的凝血因子及血浆蛋白,其浓度和活性与采集后 6 ～ 8 小时的全血相似。200ml 的 FFP 含有血浆蛋白浓度为 60 ～ 80g/L,纤维蛋白原浓度为 2 ～ 4g/L,其他凝血因子浓度为 0.7 ～ 1.0U/ml,除 F V 和凝血因子Ⅷ外,其他凝血因子在 FFP 解冻后仍可稳定存在 5 天。主要适用于:①单纯凝血因子缺乏,无相应浓缩制剂时;②大量输血伤员;③肝病伤员获得性凝血功能障碍;④口服香豆素类药物引起出血者;⑤抗凝血酶Ⅲ缺乏者;⑥接受血浆置换术的伤员;⑦大面积创伤、烧伤者。

(2) 冰冻血浆 (FP)

1) 保存:–18℃以下保存 4 年。

2) 特点及应用:冰冻血浆含有稳定的凝血因子及白蛋白、球蛋白等,不含 F V 和 F Ⅷ。可用于稳定的凝血因子缺乏的补充。

2. 血浆在创伤重症伤员的临床应用 FFP 用于补充凝血因子以预防出血和止血。避免将 FFP 用于扩容、纠正低蛋白血症和增强机体免疫力。①当凝血酶原时间 (PT)、活化部分凝血活酶时间 (APTT) > 1.5 倍参考值,国际标准化比值 > 1.5 或 TEG 参数提示凝血因子缺乏时,推荐输注 FFP;②对于严重创伤大出血、预计需要输注 ≥ 20U 红细胞的伤病员,推荐尽早积极输注 FFP;③对于明确存在凝血因子缺乏的创伤伤员,推荐输注 FFP;④ 推荐输注的首剂量为

10 ～ 15ml/kg 体重,然后根据凝血功能及其他血液成分的输注量决定进一步用量;⑤对于既往有口服华法林史的创伤伤员,为紧急逆转其抗凝血作用,推荐输注 FFP(5 ～ 8ml/kg 体重)。

3. 输注血浆注意事项 血浆的具体使用剂量应取决于临床症状和实验室检查结果,如在严重创伤出血时,使用剂量可能要超过常规推荐剂量。尤其是对于需要大量输血的伤员,推荐将 FFP 与红细胞以 1 : 1 比率使用。由于大量输注 FFP 有可能发生循环超负荷,并且大多数凝血因子在比较低的水平就能止血,所以 FFP 的应用剂量不宜太大。此外,FFP 中几个凝血因子的半衰期很短,需要仔细考虑血浆输注的时机。如创伤伤员需要再次手术时,为了纠正 PT 或 APTT 明显延长,FFP 应在手术前立即输注。

五、冷沉淀

冷沉淀是新鲜冰冻血浆在低温(2 ～ 4℃)解冻后沉淀的白色絮状物,是新鲜冰冻血浆的部分凝血因子浓集制品。

1. 冷沉淀简介

(1) 保存条件:–18℃以下保存 1 年,解冻后 2 ～ 6℃保存,24 小时内尽早输注。

(2) 特点及应用:我国以 200ml 全血制备成一个单位的冷沉淀。冷沉淀中含有 5 种主要成分,除了丰富的凝血因子Ⅷ外,还有血管性血友病因子、纤维蛋白原、纤维结合蛋白和凝血因子ⅩⅢ。一个单位冷沉淀含有凝血因子Ⅷ ≥ 40U,纤维蛋白原 ≥ 75mg,以及血管性血友病因子约等于 100ml 血浆中的含量,含有其他共同沉淀物,其中包含各种免疫球蛋白、抗 -A、抗 -B 及变性蛋白等。冷沉淀主要用于:①儿童甲型血友病、血管性血友病、先天性纤维蛋白原缺乏;②获得性纤维蛋白原缺乏症;③对于严重创伤、烧伤、白血病等所致的纤维蛋白原缺乏。

2. 冷沉淀在创伤重症伤员的临床应用 ①当出血明显且 TEG 表现为功能性纤维蛋白原缺乏或血浆纤维蛋白原 < 1.5 ～ 2.0 g/L 时,推荐输注冷沉淀或纤维蛋白原浓缩剂;②推荐冷沉淀输注的首剂量为 2 ～ 3U/10kg 体重,对于 70kg 左右的成年人而

言，需要 15～20U；③推荐根据 TEG 参数决定是否继续输注，紧急情况下，应使纤维蛋白原浓度至少达 1.0g/L。

3. 输注时的注意事项　输注过程中的前 15 分钟，速度应≤5ml/min，如伤员无不适，以伤员可以耐受的最快速度输注，输注剂量应根据伤员所患疾病及临床状况而定，输注后需要对伤员凝血状态进行评估，有助于确定后续的使用剂量，这一点非常重要。当大量输血时，纤维蛋白原被稀释至低于 1.0g/L，可输注冷沉淀 20U。如果伤员没有持续性消耗和大出血，那么补充冷沉淀 2U/10kg 体重就可以升高纤维蛋白原浓度 0.5g/L，但纤维蛋白原半衰期和伤员凝血因子浓度的恢复情况会对给药频率产生影响。

第二节　医疗救援伤员输血方案

一、输血适应证

输血能够补充有效血容量，改善血液循环，提高携氧能力，纠正凝血功能障碍。外科医师应正确判断伤员病情，充分掌握输血适应证，选择有效的血液成分和输血方案，对术前已存在的血液成分不足或凝血功能障碍予以纠正。

（一）出血

出血是输血最主要的适应证，特别是严重创伤和手术中出血。出血或失血时，血容量减少，心肌供养受到影响，因此心功能下降，心排血量减少，毛细血管床得不到有效灌注，组织细胞供氧及其组织器官的代谢活动都受到影响，不利于对伤员手术的支持和术后恢复。输血的主要目的是纠正血容量不足和血液成分缺乏，需要结合伤员的心肺代偿功能、贫血程度、年龄、有无代谢升高等具体情况，实施成分输血，迅速恢复有效循环量，改善心功能，增加心排血量，以改善预后。

（二）贫血

当血红蛋白＜60g/L，并伴有明显缺氧症状时，将影响创伤愈合且易发生感染。当创伤伤员血红蛋白＜70g/L 或存在活动性出血时，应考虑输血。急性贫血的伤员，血氧含量降低，可通过增加心排血量及氧离曲线右移而代偿；心肺功能不全和代谢率升高者，则宜保持血红蛋白＞100g/L，才能够保证足够的氧输送。2006 年美国血库协会实践指南提出：是否需要输注红细胞应根据患者出现氧合不足相关并发症的风险来决定。不建议对所有患者应用单一的血红蛋白指征来决定是否输血。对于非危重或无严重心肺疾病的伤员以血红蛋白 80g/L 甚至更低作为输血指征。最终决定血细胞比容或血红蛋白在什么水平时应当输血必须基于对诸多因素的临床判断，如心血管状况、年龄、预期血液额外丢失、动脉血氧合、混合静脉血氧分压、心排血量及血容量。

（三）低蛋白血症

血浆总蛋白，特别是血浆白蛋白是维持胶体渗透压的主要物质。由于疾病的影响，体液大量丢失或在组织间积聚，使有效循环血量明显降低，失血量不大时，血容量可用晶体液或胶体液补充。失血量较大时则必须输白蛋白或血浆。术前患有低蛋白血症的伤员，对麻醉及手术创伤的耐受力较差，当血浆总蛋白＜52g/L 时，可能出现组织水肿，影响伤口愈合，应考虑输血。

（四）严重感染

伤员虽无大量失血，但由于严重感染，如全身性严重感染或脓毒症、恶性肿瘤化疗、放疗、药物等引起的急性粒细胞减少，当粒细胞计数＜0.5×10^9/L，而单用抗生素不能控制感染时，可输注浓缩白（粒）细胞，但使用时要谨慎。

（五）凝血功能障碍

创伤伤员如术前合并有血友病、血小板减少性紫癜、弥散性血管内凝血、纤维蛋白原缺少症、凝血因子缺乏症及放射病等出血性疾病，常有出血倾向。这些伤员，因血小板数量减少或功能不良，或凝血因子缺乏，术前应输注相应的血液成分，使其凝血状态尽量在术前纠正至接近正常水平。

二、输血方案

（一）初期复苏阶段或血流动力学不稳定输血方案

1. 输注指征　没有可触及的桡动脉搏动，或收缩压＜ 80mmHg。

2. 输注剂量　输注剂量需根据复苏效果进行调整。

（1）评估复苏的效果

1）有反应者：复苏后临床和客观趋势得到改善并保持稳定。

2）短暂响应者：评估遗漏的出血、酸中毒或体温过低，并进行反复复苏。如果伤员可以获得足够的血液制品，且有条件获得手术，则复苏可以"维持"失血状态直到手术止血。

3）无反应者：初步复苏后，未改善或继续恶化。在宣布伤员为无反应者之前，重新评估止血程序，评估遗漏的出血来源，并行胸部两侧减压（针头穿刺减压 / 手指胸腔减压 / 胸腔闭式引流管）。

（2）复苏的终点

1）最低：通过持续监测和检查确定临床稳定性。心率减慢，可触及外周脉搏，活跃的毛细血管再充盈，四肢变暖，精神状态改善（如果没有脑损伤），凝血病性出血［伤口和（或）多部位出血］减缓 / 停止。

2）更好：除了最低要求外，还要识别改进的生命体征和客观标准。

3）最佳：除了最低和更好外，使用以下实验室数值确认出血性休克正在缓解。①血红蛋白＞ 80g/L；②血细胞比容＞ 27%；③乳酸浓度＜ 2.5mmol/L；④碱缺失＜ 4。

3. 复苏液体的选择　院前创伤生命支持指南规定，对于失血性休克伤员，选择复苏液体从优到劣依次是：①全血；② 1 : 1 : 1 比例的血浆、红细胞和血小板（MTP）；③ 1 : 1 比例的血浆和红细胞；④单纯血浆 / 红细胞；⑤羟乙基淀粉平衡液；⑥晶体液（乳酸林格液 / 复方电解质注射液）。

注意：晶体液或代血浆疗效最靠后，且可加重凝血和出血，应仅用于严重出血伤员且桡动脉摸不清者。尽量做好储存血液制品和采集新鲜全血的准备。

（二）二级救治机构术前或术后复苏输血方案

1. 输注指征

（1）血流动力学稳定情况下红细胞输注指征为：①当 Hb ＜ 70g/L 和（或）Hct ＜ 0.21 时，可以输血；②当 Hb 在 70 ～ 100g/L 和（或）Hct 在 0.21 ～ 0.30 时，根据心肺代偿功能、年龄、组织缺氧症状等决定；③对于中度和重度颅脑损伤伤员，Hb ＜ 100g/L 时，考虑输注红细胞。

（2）血浆输注指征：一旦出血得到控制，以实验室检测结果指导血浆输注，输注阈值为 PT 和（或）APTT ＞ 1.5 倍正常值，INR ＞ 1.7。

（3）血小板输注指征：①血小板计数（PLT）＜ 50×10^9/L 时；② Plt 在（50 ～ 100）× 10^9/L 时，根据自发性出血或伤口渗血决定；③术中出现不可控制的渗血，或存在低体温，考虑血小板功能低下时，血小板输注量不受上述限制；④如果持续出血和（或）脑创伤伤员，维持 Plt ＞ 100×10^9/L。

（4）冷沉淀输注指征：①活动性出血，Fib ＜ 1.5 ～ 2.0g/L 时；②非活动性出血，Fib ＜ 1.0g/L。

2. 输注剂量和目标

（1）红细胞：①通常体重为 60kg 成人每输注 1U 红细胞可提高 Hb 5g/L；② Hb 宜为 70 ～ 90g/L；③呼吸循环系统疾病伤员需要较高的输血阈值（Hb 80 ～ 90g/L）。

（2）血浆：①由临床状况和伤员的体重决定，通常成人为 10 ～ 20ml/kg；②如果采用以血浆为基础的凝血功能维护措施，宜继续输注血浆（FFP 或病毒灭活血浆），保持 PT 和 ATPP ＜ 1.5 倍正常对照值。

（3）血小板：①输注 1 个治疗量单采血小板（1 袋）；②大出血伤员，宜通过输注血小板维持 Plt ＞ 50×10^9/L；③对持续出血和（或）脑创伤伤员维持 Plt ＞ 100×10^9/L。

（4）冷沉淀：①通常成人每 5 ～ 10kg 体重输注 2U；②纤维蛋白原＞ 1.5 g/L。

三、紧急情况下非同型输注

在紧急情况下，无法在短时间内提供同型相容红细胞时，可遵循配合性（相容性）输血原则，暂时选用 ABO 和 RhD 血型相容的非同型血液，以及时抢救伤员生命。具体原则如下。

（一）ABO 非同型红细胞的输注策略

紧急情况下，ABO 非同型输注红细胞，只要求主侧配血相合，次侧配血不做要求。非同型红细胞输注的选择顺序如下：①O 型伤员只选 O 型；②A 型伤员首选 A 型，次选 O 型；③B 型伤员首选 B 型，次选 O 型；④AB 型伤员首选 AB 型，次选 A 型，三选 B 型，最后选择 O 型。遵循红细胞 ABO 血型相容性输注原则，选择相应的血液成分及数量以满足伤员治疗需要。紧急情况下，O 型红细胞可以输给任何受血者。在伤员紧急抢救输血过程中，输血科（血库）应尽快确定伤员 ABO 血型。

伤员输入大量 O 型红细胞后，能否输注与伤员同型的血液视具体情况而定。若伤员原 ABO 血型的红细胞与新采集的伤员血标本血清相合，可以输注与伤员原血型相同的血液（在改输同型血液时，必须更换输血器）；若不相合，则应继续输注 O 型红细胞。

（二）ABO 非同型血浆和冷沉淀的输注策略

由于血浆的储存期限较长，通常情况下，ABO 血型相同或相容的血浆均可获得。在危急情况下，当无法获得 ABO 血型相同或相容的血浆或冷沉淀时，可由输血科医师指导进行 ABO 血型不相容的血浆和冷沉淀使用。

紧急情况下 ABO 非同型血浆和冷沉淀输注的选择顺序如下：①O 型伤员首选 O 型，次选 A 型，三选 B 型，最后是 AB 型；②A 型伤员首选 A 型，次选 AB 型，三选 B 型；③B 型伤员首选 B 型，次选 AB 型，三选 A 型；④AB 型伤员首选 AB 型，次选 A 型，三选 B 型。

（三）ABO 非同型血小板的输注策略

在一些紧急或特殊情况下，要保证血小板 ABO 同型输注比较困难。在发达国家的血小板输注指南中基本都包含了血小板的相容性输注规则，允许当 ABO 血型相合血小板供不应求时，输注 ABO 血型不同的血小板。为减少人工分离制备的浓缩血小板中红细胞的输入，建议在输注 ABO 血型不合血小板时使用单采血小板。血小板 ABO 血型不相合输注也分为主侧不相合（次侧相合，如

伤员为 O 型，供者为 A、B 或 AB 型；伤员为 A 或 B 型，供者为 AB 型）、次侧不相合（主侧相合，伤员为 A 或 B 型，供者为 O 型；伤员为 AB 型，供者为 O、A 或 B 型）和主次侧均不相合（伤员为 A 型，供者为 B 型；伤员为 B 型，供者为 A 型）。

优先选择"ABO 血型相同"的血小板（受血者和献血者的 ABO 血型相同），其次为血型相容的血小板，这种血小板为献血者的血浆与受血者的红细胞相容。最后是选择血型不相容的血小板。对血小板输注的选择与血浆的输注基本相同。在紧急情况下血小板输注的 ABO 血型的选择顺序如下：①O 型伤员首选 O 型，次选 A 型，三选 B 型，最后是 AB 型；②A 型伤员首选 A 型，次选 AB 型，三选 B 型，最后是 O 型；③B 型伤员首选 B 型，次选 AB 型，三选 A 型，最后是 O 型；④AB 型伤员首选 AB 型，次选 A 型，三选 B 型，最后是 O 型。2014 年，中国医师协会和中华医学会临床输血学分会发布了《特殊情况紧急抢救输血推荐方案》，对特殊情况下紧急抢救输注血小板提出输注不同血型的单采血小板时，应选择抗 -A、抗 -B 效价 ≤ 64 的供者。

（四）RhD 阴性伤员的输血策略

对于 RhD 阴性和其他稀有血型伤员，应采用自体输血、同型输血或配合性输血（相容性输血）。当伤员病情危重而 RhD 阴性血液难以满足需求时，临床医师应果断采取配合性输血，而不是坚持同型输血，其原则如下。

1. RhD 阴性伤员输血，无论有无抗 -D，均应首选 ABO 血型与伤员同型 RhD 阴性红细胞输注。

2. 对 RhD 阴性且无抗 -D 的伤员，在无法满足供应与其 ABO 血型同型 RhD 阴性红细胞的紧急情况下，可根据"血液相容性输注"原则实施救治。

（1）对于 RhD 阴性的男性伤员或无生育需求的女性伤员，若一时无法提供 RhD 阴性的血液，且没有检测到抗 -D，可输注 ABO 同型或相容性 RhD 阳性的红细胞。

（2）对于 RhD 阴性且有生育需求的女性伤员（包括未成年女性），原则上先考虑 ABO 同

型或相容性 RhD 阴性的红细胞；若一时无法提供 RhD 阴性的血液，且没有检测到抗 –D，可先输注 ABO 同型或相容性 RhD 阳性的红细胞进行抢救。

3. 对于所有 RhD 阴性伤员需要输注血浆、机采血小板和冷沉淀时，可按 ABO 同型或相容性输注，RhD 血型可忽略。

综上所述，确定 RhD 阴性伤员有无抗 –D，这一点至关重要。如果伤员有抗 –D，等待 RhD 阴

性血是必要的，倘若没有抗 –D，让伤员冒生命危险等待 RhD 阴性血实无必要。需要指出的是，ABO 和 RhD 非同型输血只能"应急"，不能变成"常规"。

在紧急抢救输血过程中由经治科室医护人员负责监控，一旦发现伤员出现输血不良反应，应立即停止输血并予以紧急处置。输血完毕，经治科室医护人员应继续观察 30 分钟。

第三节　紧急用血的输血要求

一、输血流程

1. 用血申请　医师根据伤员情况确定最适当的血液成分进行输注。详细填写《输血治疗申请单》，交护士采集标本。

申请单要素：①伤员姓名、性别、年龄；②伤票号；③伤情简介；④既往输血史；⑤申请血液成分品量；⑥申请单号，医师、护士、检验师签字；⑦申请时间（年、月、日、时、分）。

2. 血样采集　护士接到输血申请单后，必须由两名护士共同核对伤员基本信息无误后，遵守"一人一次一管"的原则，逐一分别采集血液标本。血液标本与输血申请单由护理人员送到输血科，双方进行逐项核对并确认签字。

3. 输血相容性检测　血库接到申请单后立即对伤员标本进行血型鉴定及交叉配血试验，并由双人进行结果的复核。同时根据申请单内容准备相应的血液成分，备好后通知医护人员取血。

4. 发血与取血　发血者需检查血袋所有情况信息准确无误。取血者持取血单到血库取血，双方认真核对血袋信息、受血者基本信息、血型及交叉配血结果等相关内容。

5. 血液输注　取血回病房后血液应尽快输注。输血前由两名医护人员核对交叉配血报告单及血袋标签各项内容，检查血袋情况，准确无误方可输血。开始输血时由两名医护人员携带病历共同到伤员床旁核对伤员基本信息，确认与发血单相符，再次核对血液后，用符合标准的输血器进行

输血。

6. 输血病历记录及血袋处理　输血完成后，主管医师应对输血相关情况在病历中进行详细记录。病程记录应对输血疗效进行描述，护理记录中负责护士应对血液输注进行记录和签字。

7. 伤情危急的伤员血液输注流程　紧急用血申请。在紧急情况下申请用血，容易发生确认伤员身份和血标本标识错误。应制订并严格遵守紧急用血申请程序，该程序包括迅速确认伤员身份、采集血标本并正确标识、申请单和血标本快速送达血库、明确血液需求的紧急程度、向伤员提供血液的数量和时间等。

二、输血方法

1. 静脉输血　静脉输血是目前临床上使用最普遍、最方便的输血途径。静脉输血应选用表浅暴露、血管弹性好的血管。如上肢选用贵要静脉和肘正中静脉，下肢选用大隐静脉。遇到大量输血时可采用颈内静脉、锁骨下静脉或中心静脉置管进行输血。穿刺有困难时，可以行静脉切开。手术中输血时，为防止血液输注后未进入心脏而从创面流失，上肢及以上手术应在下肢部位进行输血；腹部以下手术则应选择上肢及颈部静脉进行输血。静脉输血所用针头最佳尺寸为 18 号，以防止在输注过程中损伤红细胞。

2. 动脉输血　因其过程操作复杂，并且有肢体缺血和动脉栓塞等并发症的发生风险，如发生在心、脑部位，可致伤员突然死亡，现已极少使用。

主要用于急性大出血、静脉输血无效，或穿刺困难者，也用于严重休克、濒死期或临床死亡期伤员的输血治疗。切开动脉置管，于短时间内注入 300～600ml，升高血压，增加冠状动脉及延髓生命中枢血流量。多用于复苏患者。血液温度最好与体温接近，以免温度过低导致动脉痉挛。

3. 加压输血　在大量失血的情况下，需快速输入大量血液制品，以保证组织灌注。这时，仅靠重力作用进行输血是远远不够的，因此需要外部加压以增加输血速度。加压输血可采用手压输血袋的方式或使用加压输血器。一般来说，输血过程中只要输血管道和静脉通路能承受输入的血容量，外部压力就不会损伤红细胞。研究发现，外部压力最好不要超过 300mmHg，否则有可能导致血袋破裂。

三、输血技术要求

输血前后用生理盐水冲洗输血器管道，连续输注不同供血者的血液时，前一袋血输完后，用静脉注射用生理盐水冲洗输血器，再输另一袋血。输血器应至少每 12 小时更换 1 次，或每输 4U 全血或红细胞更换 1 次，以减少输血并发症。输注过程中应先慢后快，再根据病情和年龄选择适宜的输注速度，并严密观察受血者有无输血不良反应，如出现异常情况应及时处理。输血初期 10～15 分钟或输注最初 30～50ml 血液时，必须由医护人员密切关注伤员的反应。

一般救治输血速度调节在 4～6ml/min。大量输血时的速度随伤员的情况而定，有时可达到 50～100ml/min，但不宜超过心排血量的范围。在大量快速输血时，应密切观察伤员的血压、心率、尿量、血细胞比容、毛细血管充盈时间、中心静脉压、肺动脉楔压及心排血量等多项指

标，以便随时调整输血速度。

四、输血注意事项

1. 严格查对。输血前必须严格检查血液的物理外观。凡血袋有下列情形之一的均不得使用：标签破损；血袋有破损、漏血；血液中有明显凝块；血浆呈乳糜状或暗灰色；血浆中有明显气泡、絮状物或粗大颗粒；静置时血浆层与红细胞的界面不清或交界面上出现溶血；红细胞层呈紫红色；过期或其他须查证的情况。认真核对伤员及血液信息，核查交叉配血结果。

2. 不滥加药物。血液中不能加各种药物，也不能加 5% 葡萄糖注射液，以免引起溶血、血液凝固、血浆蛋白变性或细菌污染。需要稀释血液时，只能用生理盐水。

3. 大量输血时宜采用专用血液加温仪进行加温输注。

4. 全血和成分血出库后，应在 4 小时内完成输注，不再进行保存。

5. 严密观察病情。输注速度宜先慢后快，起始 15 分钟慢速输注，严密观察伤员有无不良反应。输血是一种常用的治疗措施，有 2%～10% 的伤员会发生轻重不等的不良反应，甚至危及生命。因此，应严密观察病情，检查体温、脉搏、血压、尿量、尿的颜色及术中原因不明的渗血等，以便及时发现与处理可能产生的并发症。

6. 脾切除术后不宜输新鲜全血。进行脾切除的伤员，术后常有血小板一过性升高，且有并发深部静脉血栓形成的风险。因此，脾切除术后不宜输注保存 24 小时之内的新鲜血，更不宜输注浓缩血小板。红细胞亦不宜输注过多，以血红蛋白维持在 100g/L 左右为宜。

第四节　输血不良反应的防治及处理

输血是临床治疗的主要组成部分，是挽救伤员生命的重要措施之一。但是输血也存在风险，

包括感染性风险和非感染性风险。随着输血技术水平的提高，感染性风险已大为降低，但同种异

体输血仍然存在不良反应，非感染性风险包括可预见和不可预见的风险仍然存在，并且呈升高趋势。正确认识并及时处理输血不良反应显得尤为重要，同时有必要制订尽可能避免输血的各种措施，以降低输血不良事件的发生。

根据输血不良反应发生的时间不同，可将其分为急性反应和延迟性反应两种类型，前者是在输血时或输血后 24 小时内发生的反应；后者是在输血 24 小时后发生的反应。根据输血不良反应是否为感染性病原菌微生物引起分类，可分为感染性输血不良反应和非感染性输血不良反应。根据发病机制可分为免疫性输血不良反应和非免疫性输血不良反应两大类。血型抗原 - 抗体不合是导致免疫性输血不良反应的主要原因。现介绍几种常见的输血不良反应。

一、溶血性输血反应

（一）急性溶血性输血反应

急性溶血性输血反应是最严重的输血并发症，处理不及时或不得当，可能导致患者死亡。多数急性溶血性输血反应是由 ABO 不相容输血所引发的，而人为因素是导致不相容输血产生的主要原因。2016 年英国严重危害监控体系（Serious Hazards of Transfusion，SHOT）报告了 2010～2015 年 3288 例输血不良事件，其中 ABO 血型不相合的红细胞输注仅占总不良事件的 0.2%。在 93 例输血相关死亡病例中，有 2 例是 ABO 血型不相合的红细胞输注所致。虽然急性溶血性输血反应发生率不高，但后果严重，病死率很高。

所谓溶血反应，主要是指红细胞被破坏，其原因有：①血型错误或伤员血浆中存在高滴度的不规则抗体；②输注的血液已经破坏，由于保存温度过冷或加热温度过高；③其他，如输入低渗或高渗液体，或者加入某些药物等。

1. 临床表现 典型病例诊断一般并不困难，严重者输入少量血液（ABO 血型不合 10～15ml）就可能发生溶血表现，如沿静脉红肿疼痛、寒战、高热、呼吸困难、腰背酸痛、头痛、胸闷、心率加快、血压下降，甚至休克、黄疸、血红蛋白尿等。Rh 血型不合引起者可能在数小时或数天才出现症状。但应与发热反应、早期的细菌污染输血反应相鉴别。一旦怀疑发生溶血反应，应立即停止输血，保持静脉通路通畅。

2. 实验室检查 详细核对并采集标本做相应血型及配血检查（重新抽输血伤员对侧手臂静脉血标本查血型、复核血袋血型、复核配血标本及配血试验）。首先抽取抗凝静脉血，离心观察血浆颜色呈粉红色。同时做尿血红蛋白测定，并检测尿常规。

3. 治疗 ①立即停止输血，建立快速补液静脉通路。②核对伤员相关信息。③尽快报告输血科，抽取伤员其他部位抗凝和不抗凝血各 1 份，并连同正在输注的血液制品、输血器及已输完的血袋一同送至输血科。④密切监测伤员的生命体征，给予心电监护和吸氧。采取一系列的升压、液体复苏等支持治疗。⑤早期快速扩容、水化，纠正休克，防止弥散性血管内凝血（DIC）的发生及保证尿量。可使用生理盐水和 5% 葡萄糖溶液以总量每天 3000ml/m² 进行水化。⑥使用利尿剂进行利尿治疗。⑦采用血管升压药，如小剂量多巴胺，扩张肾脏血管，对抗肾缺血。同时碱化尿液，促进血红蛋白的排出。可使用糖皮质激素和免疫球蛋白，必要时施行换血治疗，如无条件亦可行血浆置换。

4. 预防 主要在于加强工作责任心，输血前严格核对，防止输入血型不合的血液。

（二）延迟性溶血性输血反应

延迟性溶血性输血反应主要见于多次输血和既往妊娠的伤员，这些伤员大多数已被同种红细胞抗原致敏，抗体多为 IgG。当再次输入含有相同致敏原的血液后（大多数为 3～10 天），红细胞被单核吞噬细胞系统识别并破坏，发生血管外溶血反应。红细胞被破坏后降解为游离胆红素，如果超过肝脏代谢能力时，将会发生高胆红素血症。

1. 临床表现 延迟性溶血性输血反应症状远比急性溶血性输血反应轻，一般无明显症状。有时仅表现为血红蛋白浓度下降，还可能伴随发热、黄疸、寒战等症状。

2. 实验室检查 贫血、血清胆红素升高（以非结合胆红素升高为主）、血清结合蛋白降低等。

实验室检查发现红细胞不规则，抗体筛查呈阳性，直接抗人球蛋白试验阳性。

3. 治疗　①一般无须治疗，大多数伤员可自行缓解；②及时发现并明确诊断，防止继续输注不合血液；③若需继续输血应输注相应抗原阴性的细胞；④可使用免疫球蛋白和糖皮质激素进行治疗。

4. 预防　①输血前详细了解伤员的输血史和妊娠史；②正确执行输血前血清学检查；③短期内接受多次输血的伤员，应进行交叉配血试验和抗体筛查试验。两次输血时间超过 72 小时的，需重新抽取标本进行交叉配血。

二、非溶血性发热反应

非溶血性发热反应是指输注血液过程中或结束输注后，伤员 1 小时内体温升高 ≥ 1℃，主要表现为发热、伴或不伴有寒战，同时需排除其他可能引起发热的输血反应。非溶血性发热反应是一种常见的输血不良反应，其发生率为 0.1%～1%，约占输血不良反应的 50%。白细胞同种免疫是引起非溶血性发热反应最常见原因，常见于多次输血者和产妇。受血者血液中已存在白细胞抗体，与输注的白细胞发生反应，释放的致热源作用于下丘脑，导致发热反应。另外，外源性致热源或血液制品随着储存时间的延长，其中白细胞分泌的细胞因子逐渐增多，输入体内后作用于下丘脑也可能引起发热反应。

1. 临床表现　输注血液制品的过程中或结束后，突然出现发热、畏寒伴或不伴有寒战、头痛、面色潮红等症状。多无明显的血压变化，2～3 小时后可自行缓解。

2. 治疗　以对症治疗为主。

（1）立即停止输血，使用生理盐水保留静脉通路。

（2）高热者给予物理降温，畏寒者给予保温治疗。

（3）如物理降温无效，可予以解热药降低体温。

3. 预防

（1）严格无菌操作，防止输血器材被致热原污染。

（2）选择去除白细胞的血液制品。

（3）对反复发生发热性输血反应者采取预防措施，输血前预服退热剂等。

三、过敏性输血反应

过敏性输血反应发生率约 3%，常发生于过敏体质，对输入血中蛋白质类物质过敏或 IgA 缺乏的多次受血患者。IgA 缺乏患者，输血后体内可产生抗 IgA 抗体，再次输血，可产生抗原 - 抗体复合物引起过敏反应。

1. 临床表现　输入少量血后即刻发生，表现为局限性或全身性瘙痒或荨麻疹。严重者有支气管痉挛、血管神经性水肿，表现为咳嗽、呼吸困难，以及腹痛、腹泻等症状，甚至出现过敏性休克、神志不清等。

2. 治疗

（1）一般暂缓输血，保持静脉通路，严格观察。

（2）轻度伤员可使用抗组胺药物，如联合 H_2 受体阻滞剂效果会更好。

（3）如有呼吸困难予以吸氧治疗，喉头水肿者行气管内插管术。

（4）对于重度伤员应立即抢救，缓解其症状：①积极检测伤员的生命体征，如有休克，需进行抗休克治疗；②出现支气管痉挛时，可使用 β 肾上腺素受体激动药或氨茶碱进行解痉平喘治疗；③皮下注射肾上腺素可治疗难治性低血压；④可采用短期糖皮质激素治疗。

3. 预防　有过敏史者，输血前 30 分钟口服抗过敏药；对 IgA 缺乏或已有 IgA 抗体者用洗涤红细胞；不输注有过敏史的献血者血液制剂。

四、细菌污染性输血反应

细菌污染性输血反应较少见，主要是由于输入的血被细菌污染所致。污染血液的细菌种类较多，大多是革兰阴性菌，如大肠埃希菌、变形杆菌，这类细菌在 4～6℃冷藏温度下即可迅速繁殖。少数是由革兰阳性球菌和杆菌引起的，如葡萄球菌、链球菌。伤员对细菌污染的反应程度，由细菌的种类、毒性、数量、伤员原发病、抵抗力及输入被污染血液的量决定。被致病性较弱的细菌污染的血液，由于毒性较小，可能只引起类似发热反应的症状。而被致病性较强的细菌污染的血液，即使输入 10 ～ 20ml，也可立即发生休克。

1. 临床表现　轻者以发热为主；重者于输入少量被污染的血液后立即发生剧烈的寒战、高热、头痛、腹痛、恶心呕吐、腹泻、呼吸困难、面色潮红、大汗淋漓、焦躁不安、皮肤黏膜充血、干咳、发绀和血压下降；更严重者发生休克、急性肾衰竭和 DIC，亦可发生血红蛋白尿和肺部并发症；全身麻醉状态下只有创面渗血和血压下降，无上述症状。

2. 治疗　①立刻停止输血，更换输血器，保持静脉通路；②抗休克治疗，防止急性肾功能不全及 DIC 的发生；③给予伤员吸氧、纠正低血压治疗；④抗感染：对伤员尽早给予广谱抗生素治疗。须做到早期足量应用。对肾脏有毒性的药物慎用。一旦确定病原体，应根据药敏试验改用对其敏感的抗生素。

3. 预防　①严格执行无菌操作，加强对皮肤的消毒；②对献血者的情况进行细致调查，排除处于菌血症状态的献血者；③严格进行采集血的细菌检测；④在血液制品的制作过程中应严格进行无菌操作；⑤输注前严格检查有无破损，仔细观察澄明度；⑥正确储存和运输血液制品。

五、输血相关性循环超负荷

由于大量或快速输血，心脏代偿功能不好或有低蛋白血症的伤员可能发生急性心力衰竭、肺水肿。临床上，特别是在外科或创伤大出血伤员，快速输血抢救时，当年龄大，或有心脏病者，一方面要快速输血抢救休克，另一方面又要防止伤员循环超负荷。如有条件时，要进行容量的监测，包括中心静脉压（CVP）和肺毛细血管楔压（PCWP）。没有容量监测条件时，医师的临床经验非常重要，可根据失血量和伤员心脏承受能力估计，决定补充容量的多少和输注速度。

1. 临床表现　输血中或输血后 1 小时内伤员突然表现为恐惧、烦躁不安、头痛、头胀、心率加快、心音变弱、脉搏快弱、颈静脉怒张、血压升高、发绀、皮肤湿冷、大汗淋漓、咳嗽，咳大量白色继而粉红色泡沫痰，双肺满布哮鸣音，双肺底湿啰音，少数出现心律失常、晕厥、休克乃至短期内死亡。

2. 治疗

（1）减少静脉回流，立即停止输血、输液。使伤员取半坐位，四肢扎止血带，每 15 ～ 20 分钟交替放松 1 次。

（2）镇静，对烦躁不安、气喘者可皮下或肌内注射吗啡 10 mg（严重肺部疾病伤员忌用，年老体弱、儿童应严格控制剂量）。

（3）纠正缺氧，高压高流量吸氧每分钟可达 6 ～ 8L。面罩吸氧时常将乙醇放入湿化瓶内，浓度为 30% ～ 40%，以降低肺泡表面张力，达到去泡沫作用。

（4）快速利尿，可用利尿酸 50mg 或呋塞米 20 ～ 80mg 静脉注射。

（5）强心药，如 2 周内未用过洋地黄，可用毛花苷 C 0.4 ～ 0.8mg 加入 50% 葡萄糖液 20 ～ 40ml 内缓慢静脉注射（5 分钟以上），必要时 1 ～ 2 小时或 4 小时后可再给予 0.1 ～ 0.2mg，总剂量不宜超过 1.2mg。

（6）血管扩张剂，如酚妥拉明、硝普钠。

（7）氨茶碱 0.25g 用 10% 葡萄糖液稀释后缓慢静脉注射以减轻支气管痉挛。

3. 预防

（1）根据伤员的体质、年龄和心功能等情况确定输血、输液速度和数量。

（2）对有可能发生循环超负荷的伤员输血时，应让伤员取半坐位，注意保暖。

（3）输血过程中应严密观察伤员有无异常表现，如烦躁不安、胸闷、恐惧感、心率加快等症状，如有以上症状，要立即停止输血并采取相应措施。

（4）应有专人负责伤员的输血观察，并记录输血、输液的量及尿量，注意出入量平衡。

六、输血相关急性肺损伤

输血相关急性肺损伤（transfusion-related acute lung injury，TRALI）是指输注含有血浆的血制品时，血制品中的白细胞抗体引起的非心源性肺水肿。TRALI 是输血的严重并发症之一，现已成为引起输血相关死亡的主要原因之一。如果伤员输入的血液中白细胞抗体浓度足够高且伤员存在易感因素，如包括终末期肝病、急诊冠状动脉旁路移植术、血液系统恶性疾病、大量输血、机械通气、败血症、休克等，任何血液成分都可以引发抗体介导的 TRALI，即使是只含有 10 ～ 20ml 血浆的悬浮红细胞制品。

1. 临床表现　TRALI 通常在输血过程中或输血结束后数小时内发生，典型病例可出现呼吸困难、低氧血症、心动过速、发热、低血压、发绀等，其死亡率约为 20%。一般于 48 ～ 96 小时缓解，如果在 48 ～ 96 小时 TRALI 的症状无法改善，应质疑诊断的正确性。白细胞或血小板计数减少可能是发生 TRALI 的一个线索，可用于鉴别其他原因引起的急性肺损伤。本病应与循环超负荷、细菌污染、过敏反应引起的支气管痉挛、急性呼吸窘迫综合征、肺栓塞与肺出血等疾病相鉴别。

2. 治疗与预防

（1）立即停止输血，及时给予对症治疗。

（2）一般均需吸入高浓度氧（＞ 50%），但必须指出的是只要使 SaO_2 ＞ 90% 即可。必要时可进行呼气末正压通气（PEEP）。

（3）其他辅助性治疗措施包括使用利尿剂、静脉滴注肾上腺皮质激素和（或）抗组胺药、使用肺泡表面活性剂等，并严格控制液体摄入量。

（4）避免输注多次妊娠妇女的血液制品。

（5）再次输血时，宜输注去白细胞红细胞或洗涤红细胞。

七、凝血功能异常

部分伤员在输血后会产生凝血功能异常，产生的原因主要有以下几点：①血小板数量及质量下降；②过量使用血浆增量剂；③诱发 DIC，产生消耗性凝血障碍；④低钙血症。

1. 临床表现　经过大量输血的伤员，在术中或术后出现原因不明的出血倾向：手术创面或伤口渗血不止、胃肠道黏膜出血、皮肤大片瘀斑、引流出的血液不易凝固或凝块溶解等。

2. 治疗　如果是因凝血因子被稀释造成的出血，则应输新鲜冰冻血浆、冷沉淀和纤维蛋白原浓缩剂。如果是发生 DIC 引起的出血，则应先用肝素抑制血管内凝血，再根据病情输注红细胞、血小板、新鲜冰冻血浆或补充其他凝血因子。

3. 预防　①做有关血液学检查监测，如定时做血小板计数；②在成分血不能保证供应的情况下，可每输入 3 ～ 5U 库存血就输入 1U 新鲜血；③根据凝血因子缺乏情况补充相应的凝血因子浓缩剂或血液成分，如新鲜冰冻血浆、冷沉淀和纤维蛋白原浓缩剂等。

八、低体温

快速、大量输入未经加温的冷藏血，可使受血者体温降低 3℃或更多。低体温是一种特别的代谢性并发症，可使血红蛋白对氧的亲和力增加。枸橼酸及乳酸的代谢降低，由于蓄积发生代谢性酸中毒。心血管对输冷血耐受性低，可引起静脉痉挛使输血变得困难，伤员会感到寒冷不适。

1. 临床表现　若体温降至 30℃以下，可引起心律失常，甚至发生室性心律失常及心搏骤停。

2. 治疗　为预防大量输冷血所致伤员体温下降引起的反应，应在输血前或输血过程中，适当将血液做加温处理。

3. 预防　加温比较好的方法是使用一次性热交换器，其环形管用电加热板加温。没有设备条件时，可采用水浴加温，即将长盘旋输血管通过 35℃温水，使血液经过加温后再进入受血者的血液循环（需加压输注）。切忌将血袋直接放在热水内加温，以免引起溶血。

九、高钾血症

库存血钾离子浓度随保存日期而逐步上升，2 周后血浆钾将高出正常的 4 倍以上，3 周末可达 32mmol/L。加之休克时肾上腺素分泌增加，肝糖原分解，钾离子自肝细胞释出，故大量输血时须注意可能出现的高钾血症。

1. 临床表现　严重高钾血症有微循环障碍表现，如皮肤苍白、发冷、发绀、低血压等。典型的心电图改变为早期 T 波高而尖，QT 间期延长，随后出现 QRS 波增宽，PR 间期延长。

2. 治疗　应立即终止输血，必须继续输血者应改输洗涤红细胞。

3. 预防　需大量输血的伤员可选用比较新鲜的血，如保存 1 周左右的血。对输血前已经有钾潴留的伤员大量输血时要特别谨慎，尽量避免输入保存时间过长的全血，亦可适当加温血液，因为低体温可刺激红细胞释放钾。

讨论

病例资料：患者男，53 岁。因枪支不慎走火，被流弹击中腹部，非贯通性。患者当时出现腹部疼痛，大量出血，随之意识丧失，呼之不应，予以简单包扎后送往当地医院，监测血压、脉氧饱和度呈下降趋势，失血性休克。立即予以腹部探查术，见腹腔大量积血，血量为 4000ml 左右，右侧髂外动脉、右侧髂总动脉、左侧髂总静脉、左侧髂内静脉多处破裂，乙状结肠、回肠多段破裂离断，膀胱破裂，耻骨及耻骨支骨折。给予血管修补，部分结扎，切除回肠 50cm 并回肠造口，乙状结肠造瘘、膀胱修补及造瘘术，共输注红细胞 33.5U、冷沉淀 55U、血小板 1U 治疗。转入重症监护室时检查：Hb 45g/L，PT 21.5 秒，INR 1.87，APTT 176.0 秒，Fib 0.35g/L，D- 二聚体 19.5μg/L。术后转入本院（创伤后 9 小时），查体：体温 35.6℃，脉搏 120 次 / 分，血压 84/48mmHg（去甲肾上腺素 / 肾上腺素维持），Hb 56g/L，Plt 44×10⁹/L，PT 37.8 秒，APTT 106.2 秒，Fib 0.31g/L，D- 二聚体 35 472.3μg/L。

诊断：火器致多发伤，失血性休克，腹腔空腔脏器损伤，髂血管损伤凝血功能紊乱，多器官功能不全，低蛋白血症。

思考：

1. 术中输注血液制品的方案是否合理？
2. 请制订拟纠正凝血障碍、贫血的输血方案。

总结

输血在重症伤员救治中非常重要，及时、精准的输血对于伤员预后十分关键，这涵盖了输血决策制订过程中伤员评估和临床管理的各个方面。本章从常用血液制品、输血方案和技术等方面介绍了院前救治阶梯输血的应用，特别是严重创伤和紧急救治输血策略，通常决定了创伤伤员救治结局，值得重点关注。

？ 思考题

1. 医疗救援时大量输注红细胞有哪些注意事项？
2. 医疗救援时应用全血治疗时有哪些注意事项？

（文爱清）

参考文献

陈小伍，于新发，田兆嵩．2012.输血治疗学．北京：科学出版社.

大量输血现状调研协作组.2012.大量输血指导方案（推荐稿）.中国输血杂志，25：617-621.

郭永建.2013.输血并发症分类现状与建议.中国输血杂志，26：777-780.

季守平，宫锋，何跃忠．2012.损伤控制性复苏及其对野战输血研究的启示.军事医学，12：950-953.

马丽，张生锁，潘宇玲.2010.创伤伤病员大量输血的策略及新理念.医学综述，16：3463-3465.

文爱清，陈力勇，蒋东坡，等．2013.严重创伤输血专家共识.中国创伤杂志，29：706-710.

Holcomb JB，Tilley BC，Baraniuk S，et al.，2015.Transfusion of plasma，platelets，and red blood cells in a 1：1：1 vs a 1：1：2 ratio and mortality in patients with severe trauma：the PROPPR randomized clinical trial. JAMA，313（5）：471-482.

Miller RD. 2011.米勒麻醉学．7 版．邓小明译．北京：北京大学医学出版社.

Rossaint R，Bouillon B，Cerny V，et al.，2016.The European guideline on management of major bleeding and coagulopathy following trauma：fourth edition. Crit Care，20：100.

Vlaar AP，Hofstra JJ，Determann RM，et al.，2011.The incidence，risk factors，and outcome of transfusion related acute lung injury in a cohort of cardiac surgery patients：a prospective nested case-control study. Blood，117（16）：4218-4225.

第9章

镇痛与麻醉

教学内容

- 创伤疼痛的早期处理。
- 医疗救援条件下创伤手术麻醉的特点、方法和安全实施要点。

教学目标

- 介绍在医疗救援条件下对伤员疼痛的早期处理及各救治阶梯伤员镇痛治疗方法、手术治疗所需麻醉方法的选择和基本原则，使学员能够充分利用自身专业知识与技术理解和运用这些方法，正确、及时、有效地对伤员疼痛进行治疗，使手术治疗能够安全顺利实施。

学习要求

- 完成本章学习后，学员能够对创伤疼痛实施早期处理，掌握不同救治阶梯疼痛治疗和手术麻醉的基本原则，使伤员的手术治疗和麻醉能够正确、安全地实施，有效提高创伤救治水平。

平时意外灾害、事故常为突发情况，现场急救条件很差，伤员难以获得及时、有效的早期救护。伤情的复杂性或严重程度也可能超过救护人员具备的处理能力，尤其是成批伤员需要同时救治时。

这些特点对缓解和消除伤员的疼痛，尽早开展手术治疗并为伤员提供安全有效的麻醉服务都会产生很大的影响。

第一节　创伤镇痛

疼痛是医疗救援中伤员最突出的问题之一，伤后即可出现。由于救治环境不同，伤情伤势不同，对伤员疼痛的处理有别于平时。早期有效缓解疼痛，对减轻伤员生理、心理的双重伤害，保持活动能力、促进康复均有重要意义。

一、院前伤员疼痛评估及处理原则

（一）评估方法

1. 主观感受评估　根据伤员疼痛的主观感受分为轻（能够忍受）、中（很难忍受）、重（不能忍受）3 种程度，因创伤导致交流障碍的伤员可依据其面部表情评估。

2. 视觉模拟评分法（VAS）和数字分级评分法（NRS） 根据伤员对 10 等份直线或 0～10 数字进行的疼痛程度描述，分为无痛（0 分）、轻度疼痛（1～3 分）、中度疼痛（4～6 分）和重度疼痛（7～10 分）。

（二）处理原则

1. 所有伴有疼痛的伤员均应给予镇痛治疗。

2. 院前各个救治环节均应采用必要且有效的镇痛治疗措施以缓解伤员的疼痛。

3. 在保证伤员安全的前提下，选择起效迅速、镇痛效能强的药物和技术，以尽早有效地控制疼痛。

4. 落实安全用药措施：①确认救治环境安全，在确保伤员和救治人员安全的条件下实施救治；②快速全面评估，优先处置危及生命的伤情（如肢体大出血、张力性气胸、呼吸道梗阻或窒息等）；③选择合适的镇痛药物、剂型、剂量和给药途径；④用药后严密监测呼吸、循环等重要生命体征，定时再评估，及时纠正不良反应。

5. 注重个体化、多模式镇痛，根据治疗效果及时调整方案，联合应用多种药物和方法，达到镇痛效果最大化、不良反应最小化的治疗目的。

二、伤员疼痛治疗常用药物

（一）阿片类

1. 吗啡 适用于中、重度疼痛。每次 5～10mg，肌内注射、皮下注射或口服。30 分钟内疼痛未有效缓解可再追加 1 次。

2. 芬太尼 适用于中、重度疼痛。①芬太尼口含棒（OTFC）：每次 200～800μg，含服；②芬太尼注射液：每次 0.05～0.1mg，肌内注射或静脉注射（静脉注射时间应不少于 1 分钟）；③芬太尼透皮贴剂：4.2mg/（48～72 小时·贴）。

3. 纳布啡 适用于中、重度疼痛，镇痛效果与吗啡相当。每次 1～4mg，静脉注射或喷鼻。

注意事项：阿片类药物应用后伤员容易出现血压下降、呼吸抑制等副作用，尤其是伴有失血性休克、虚弱的伤员，或者用药剂量过大时。该类药物必须在专业人员指导下使用，用药后 30 分钟内必须严密监测伤员血压、呼吸次数和幅度；药物过量时，可使用纳洛酮进行拮抗；每次用药后务必在伤员救治医疗文书中准确记录使用时间、剂量、给药途径。

（二）非甾体抗炎药

1. 美洛昔康 适用于轻、中度疼痛。每次 7.5mg，每天 1 次，口服，严重者可以追加 1 次。

2. 酮咯酸 适用于轻、中度疼痛。每次 10mg，每天 1～2 次，口服，疼痛剧烈时可增至每次 20mg，疗程不超过 2 天；或每次 30～60mg，肌内注射，最大限量为 90mg/d，疗程不超过 3 天。

3. 帕瑞昔布钠 适用于中、重度疼痛。每次 40mg，每天 2 次，静脉注射或肌内注射，最大限量为 80mg/d，疗程不超过 3 天。

4. 布洛芬 适用于轻、中度疼痛。每次 0.2～0.4g，每 4～6 小时 1 次，口服，最大限量为 2.4g/d。

注意事项：美洛昔康、布洛芬、酮咯酸会干扰血小板功能并加重出血，因此有出血倾向或正在出血的伤员，应选择帕瑞昔布钠。

（三）氯胺酮

氯胺酮适用于中、重度疼痛。每次 25～50mg，肌内注射或鼻腔点滴；或每次 20mg，静脉注射或骨髓腔滴注；必要时 20～30 分钟后可追加 1 次，静脉注射时间应不少于 1 分钟。

注意事项：氯胺酮对呼吸和循环的抑制作用较阿片类药物轻，更适用于伴有失血性休克或呼吸障碍的伤员，或已经接受过阿片类药物治疗的伤员。氯胺酮具有增加颅内压和眼压的作用，闭合性颅脑损伤、眼损伤的伤员需慎用。

（四）其他镇痛药

1. 氨酚待因 每片含对乙酰氨基酚 300mg，磷酸可待因 15mg，适用伴有发热、咳嗽的中度疼痛。1 片 / 次，每天 1～3 次，口服。

2. 氨酚氢可酮 每片含对乙酰氨基酚 500mg，氢可酮 5mg，适用于中、重度疼痛。1～2 片 / 次，每 4～6 小时 1 次，口服，最大剂量 5 片 / 天。

3. 氨酚羟考酮 每片含对乙酰氨基酚 325mg，羟考酮 5mg，适用于中、重度疼痛。1 片 / 次，每

6 小时 1 次，口服。

4. 氨酚曲马多　每片含对乙酰氨基酚 325mg，盐酸曲马多 37.5mg，适用于中、重度疼痛。1 ～ 2 片 / 次，每天 4 ～ 6 次，口服，最大剂量 6 片 / 天。

（五）局部麻醉药

通过表面点滴、涂抹或喷雾、浸润注射、神经定位阻滞注射等给药途径进行镇痛，适用于各种程度的伤口疼痛。

1. 利多卡因　药效作用维持时间 1 ～ 2 小时。①伤口周围局部浸润：1% ～ 2%，单次极量 250mg，总量 < 400mg；②外周神经阻滞：0.5% ～ 2%，每个阻滞部位每次注射药液容量 5 ～ 15ml，总量 250 ～ 300mg；③硬膜外阻滞：1.5% ～ 2%，每个脊椎节段需药液容量 2 ～ 3ml，总量 250 ～ 300mg。

2. 罗哌卡因　药效作用维持时间较利多卡因长，为 3 ～ 6 小时。①伤口周围局部浸润：0.2%，单次 < 100mg，总量 < 200mg；②外周神经阻滞：0.2%，每个阻滞部位每次注射药液容量 5 ～ 15ml，总量 < 200mg；③腰段硬膜外阻滞：0.2%，单次 20 ～ 40mg，追加量每次 20 ～ 40mg 或持续泵注 12 ～ 28mg/h；胸段硬膜外阻滞：0.2%，给药量较腰段减少 1/2 为宜。

3. 布比卡因　药效作用维持时间与罗哌卡因相当。①臂丛神经阻滞：0.375%，总量 20ml；②硬膜外阻滞：0.25% ～ 0.375%，总量 10 ～ 20ml；③蛛网膜下腔阻滞：0.25% ～ 0.375%，总量 2 ～ 3ml，加 10% 葡萄糖或用脑脊液稀释；④交感神经节阻滞：0.25%，颈部每次 5ml，胸腰部每次 10 ～ 20ml。

（六）辅助用药

1. 镇静药

（1）咪达唑仑：适用于各种程度疼痛的镇静。每次 0.07 ～ 0.1mg/kg，静脉注射或肌内注射。

（2）右美托咪定：适用于各种程度疼痛的镇静。负荷剂量 0.5 ～ 1.0μg/kg，缓慢注射（10 ～ 15 分钟），维持 0.2 ～ 0.7μg/（kg·h），静脉注射。

注意事项：咪达唑仑具有呼吸抑制作用，与阿片类药物合用时更为明显，应当避免联用。使用时必须有医护人员在场指导，并给予必要

监护。

2. 止吐药

（1）甲氧氯普胺（胃复安）：每次 25mg，静脉注射。

（2）昂丹司琼：每次 4mg/8h，静脉注射、口服或肌内注射。

（3）地塞米松：每次 4 ～ 5mg，静脉注射。

（4）氟哌啶醇：每次 0.5 ～ 2mg，静脉注射或肌内注射。

（5）异丙嗪：每次 6.25 ～ 12.5mg，静脉注射。

注意事项：这类药物可以减轻阿片类镇痛药治疗时出现的恶心、呕吐现象。昂丹司琼可与镇痛药物同时给予。

3. 拮抗剂

（1）纳洛酮：是阿片类药物的特异拮抗剂，每次 0.4mg，静脉注射或肌内注射。

（2）氟马西尼：是苯二氮䓬类药物的拮抗剂，也可用于酒精中毒。每次 0.3 ～ 0.6mg，静脉滴注。

三、伤员镇痛常用技术

（一）神经阻滞技术

利用局部麻醉药和（或）治疗用药对神经丛（干）进行阻滞注射，能对该神经所支配区域内的伤口提供有效镇痛。通常采用解剖定位、针刺异感定位、神经刺激定位仪或超声引导等方法进行穿刺后注射。根据所选择局部麻醉药不同，镇痛时间可维持在 1 ～ 6 小时，采用留置导管方法可方便药物追加而延长镇痛时间。与口服 / 静脉镇痛方式相比，神经阻滞镇痛方法不影响伤员意识状态，对呼吸、循环干扰较小，但会引起伤员被阻滞的肢体出现活动无力等不良反应。

1. 颈部神经阻滞

（1）适应证：颈部损伤的麻醉或镇痛。

（2）解剖定位法：①颈浅丛阻滞。在胸锁乳突肌后缘中点垂直皮肤进针，到达筋膜下回吸无血，注入局部麻醉药 5 ～ 10ml。②颈深丛阻滞。于胸锁乳突肌后缘中点垂直皮肤进针，当穿刺针达颈 4 横突后回吸无血、脑脊液，注入局部麻醉药 5 ～ 10ml。

（3）B 超引导法：①颈浅丛阻滞。探头置于

胸锁乳突肌后缘中点与环状软骨上缘水平，可见颈浅丛位于胸锁乳突肌深部，穿刺针进入回吸无血，注入局部麻醉药 5 ～ 10ml。②颈深丛阻滞。探头置于胸锁乳突肌后缘与甲状软骨上缘水平，缓慢向中线移动，可见颈深丛位于颈动静脉之间，穿刺针进入回吸无血、脑脊液，注入局部麻醉药 5 ～ 10ml。

鉴于可能出现呼吸抑制、药物过量等原因，不推荐双侧颈部神经同时阻滞。

2. 上肢神经阻滞

（1）适应证：肩部、上肢损伤的麻醉或镇痛。

（2）解剖定位或神经刺激定位法：①肌间沟阻滞。在肌间沟环状软骨水平位置，向背、尾方向进针，出现异感或手指内收动作提示正确定位；回吸无血、脑脊液，注入局部麻醉药 15 ～ 25ml。②锁骨上阻滞。在锁骨中点上缘 1 ～ 1.5cm，向内、后下方缓慢进针，触及第 1 肋或出现异感或手指内收动作时，回吸无血、气，注入局部麻醉药 20 ～ 30ml。③腋路阻滞。在腋窝触及腋动脉搏动最明显处，向内、下方进针，出现异感或手指内收动作时，回吸无血、气，注入局部麻醉药 20 ～ 30ml。

（3）B 超定位法：①肌间沟阻滞。探头置于锁骨上约 3cm 处，与颈外静脉走行方向垂直，或与锁骨平行从锁骨上窝向头侧扫查，可见臂丛神经根或神经干位于前中斜角肌之间，穿刺针进入回吸无血、脑脊液，注入局部麻醉药 10 ～ 15ml。②锁骨上阻滞。探头置于锁骨上窝，并向尾侧倾斜，可见锁骨下动脉上外侧蜂窝状结构即为臂丛神经，穿刺针进入回吸无血、气后注入局部麻醉药 15 ～ 20ml。③腋路阻滞。探头与肱骨垂直放置于腋窝胸肌和肱二头肌交叉处，可见正中神经、尺神经和桡神经在腋鞘内，穿刺针进入回吸无血、气，注入局部麻醉药 15 ～ 20ml。

3. 胸腹部神经阻滞

（1）适应证：胸腹部损伤的镇痛。

（2）解剖定位法：①椎旁神经阻滞。在椎体棘突最高点旁开 2 ～ 3cm 垂直进针；触及横突后向头端或尾端调整方向继续进针 1cm，注射器阻力消失时，回抽无血、气，每节段注入局部麻醉药 3 ～ 5ml。②腹横肌平面阻滞。在髂嵴、腹外斜肌、背阔肌围成的三角形区域内，于髂嵴上方垂直皮肤进针，感觉到两次落空感，回抽无血后注入局部麻醉药 20 ～ 25ml。③腹直肌鞘阻滞。在腹直肌外侧缘垂直进针，两次落空感后到达腹直肌后鞘，回抽无血后注入局部麻醉药 20 ～ 25ml。

（3）B 超定位法：①椎旁神经阻滞。探头平行于棘突连线外侧 2 ～ 3cm 处引导穿刺针垂直进针，突破肋横突韧带后，回吸无血、气，每节段注入局部麻醉药 3 ～ 5ml。②腹横肌平面阻滞。探头置于腹壁，显示腹外斜肌、腹内斜肌与腹横肌平面后，穿刺针进入回吸无血，注入局部麻醉药 10 ～ 20ml。③腹直肌鞘阻滞。探头置于腹壁肋缘下，显示腹直肌前鞘、腹直肌、腹直肌后鞘、腹膜及肠管后，穿刺针进入回吸无血，注入局部麻醉药 10 ～ 20ml。

4. 下肢神经阻滞

（1）适应证：下肢损伤的麻醉或镇痛。

（2）解剖定位法：①股神经阻滞。在股动脉外侧垂直皮肤刺入，出现异感回吸无血，注入局部麻醉药 10ml。②腰丛与坐骨神经近端联合阻滞。需借助神经刺激定位仪或超声引导，穿刺到位后每个穿刺点分别注入 1% 利多卡因 +0.15% 丁卡因 20 ～ 30ml，或 0.5% 布比卡因 20ml，或 0.375% ～ 0.5% 罗哌卡因 20 ～ 30ml。

（3）B 超定位法：①股神经阻滞。探头置于大腿根部，显示股神经和血管，穿刺针进入回吸无血，注入局部麻醉药 10 ～ 20ml。②腘窝坐骨神经阻滞。探头置于腘窝折痕垂直于股骨向近端扫查，显示腘动脉、腘静脉、坐骨神经，穿刺针进入回吸无血，注入局部麻醉药 10 ～ 20ml。

（二）伤员自控镇痛技术

伤员自控镇痛（PCA）是一种可由伤员根据自身疼痛感受程度而主动参与调控给药剂量的镇痛模式。PCA 包括多种给药途径，如静脉 PCA（PCIA）、硬膜外 PCA（PCEA）、皮下 PCA（PCSA）和区域 PCA（PCRA）等，其中区域 PCA 又可分为周围神经 PCA（PCNA）、切口周围 PCRA（表 9-1）。医疗救援时，不同医疗机构可根据所在救治阶梯医疗条件选择合适的 PCA 技术，用于伤员等待救治和后送过程中的镇痛治疗。

表 9-1　PCA 的分类及其主要特征

不同种类的 PCA	单次给药量	锁定时间（分钟）	常用药物
静脉 PCA（PCIA）	0.5ml（如吗啡 1mg）	5～8	阿片类药物、非甾体抗炎药
皮下 PCA（PCSA）	0.5ml（如吗啡 2.5mg）	20	吗啡等
区域 PCA（PCRA）			
神经周围 PCRA（PCNA）	5～8ml（如 0.2% 罗哌卡因）	30	长效局部麻醉药、可乐定等
切口周围 PCRA	10ml（视切口大小）	30	长效局部麻醉药

四、分级救治中的疼痛管理

1. 现场急救　由伤员自救或身旁人员互救完成。在确认环境安全的前提下，对伤情进行快速初步评估的同时，应对疼痛程度进行初次评估。在优先处理气道梗阻、呼吸困难、肢体活动性出血等紧急情况后，根据伤员伤情、疼痛程度，选择合适的镇痛药物、给药方法，尽早进行疼痛治疗，并随时监测生命体征及药物不良反应。

（1）对意识清醒、尚有行动能力的轻伤和轻度疼痛的伤员，口服或含服镇痛药物。

（2）对伤情较重的中、重度疼痛伤员，可通过肌内注射（包括伤员自助注射器）、静脉或骨髓腔滴注给予镇痛药物。

2. 转运及早期治疗阶段　伤员脱离危险后在集结或后送过程中，可维持原疼痛治疗方案。抵达救援医疗机构后进一步完善伤情评估，再次予以疼痛评估（VAS 和 NRS 法）。在处理伤情的同时，根据疼痛情况选择治疗方案，同时监测生命体征及药物不良反应。

3. 院内治疗　救援医疗机构完成紧急救治和早期治疗后，根据伤情将伤员进一步向后续救治阶梯或指定专科治疗机构转送。后送期间，延续前序救治阶梯疼痛治疗方案，并定期对疼痛治疗效果再评估。有条件时，可采用 PCA 技术维持有效镇痛；抵达后续医疗机构后应参照平时伤员急性疼痛治疗临床实践和相关临床指南或专家共识，采取多模式镇痛策略进行疼痛评估和规范治疗。

第二节　创伤麻醉

创伤救治对手术治疗和麻醉的迫切需求在伤员自救互救阶段之后就开始了。紧急救治阶段开始，除气管切开、筋膜腔切开加压、胸腔闭式引流、小型浅表伤口处理等手术通常由术者自行实施局部浸润麻醉外，大部分手术治疗需要专职医师负责实施麻醉，并且必须遵循平时临床实践的麻醉原则，即有效镇痛和镇静、充分显露手术野、抑制不良反射、意识恢复顺利。

一、救援条件下麻醉的基本要求

1. 人员　通常按照每个手术台（即一个外科模块或单元）1～2 名麻醉医师的比例配备，保障一昼夜内能平均完成 20 例手术。承担麻醉任务的

麻醉医师应当具有独立工作能力、较丰富的临床麻醉经验，对所配备药品、麻醉设备及急救器材能熟练应用。麻醉医师的责任：除局部浸润、表面麻醉和轻度镇静治疗可由经治医师自行实施外，全身麻醉、椎管内麻醉（含硬膜外腔阻滞、蛛网膜下腔阻滞、腰 - 硬联合阻滞、骶管阻滞）、神经阻滞等必须由经过专业培训的麻醉医师负责或在其直接指导下实施。

2. 设备器材　麻醉相关设备应符合携行便利、操作简单、满足功能的要求。麻醉相关器材有气管导管、神经阻滞套件、硬膜外穿刺包或腰 - 硬联合阻滞套件、静脉留置针、中心静脉导管、环甲膜穿刺置管套件、有创压力测定套件等。

3. 麻醉相关药品　包括镇痛药、镇静药、肌

松药、吸入麻醉药、局部麻醉药、急救药品、常用治疗药、血浆代用品、晶体溶液 9 类。

二、必备监测项目

1. 一般监测　麻醉期间伤员的监测，除麻醉医师的直接观察外，如皮肤、甲床或口唇黏膜颜色、呼吸动度、脉搏、尿量等，应尽可能采用基本监测设施，如无创血压、脉搏氧饱和度、心电图等。

2. 特殊监测　中、重度伤员救治时，应增加特殊项目的监测，包括中心静脉压、血红蛋白浓度、有创动脉血压、体温、潮气量、呼气末二氧化碳浓度、电解质浓度、血气分析、麻醉深度等。

创伤患者手术期间的基本监测项目见表 9-2。

表 9-2　创伤患者手术期间监测项目

非侵袭性	基本监测	ECG 测心率，无创血压，呼吸频率，体温，SaO_2，$ETCO_2$
	适当监测	麻醉和呼吸气体浓度（经皮光谱测定）
侵袭性监测		导尿管，动脉内测压管，中心静脉测压管，经食管超声
肺动脉导管放置指征		大量出血，创伤前心脏疾病，多器官或多种原因受伤，监测心排血量和氧耗量，脑外伤患者积极的液体治疗

三、麻醉实施与管理

本部分仅就创伤麻醉伤员的处置进行探讨。

1. 必须做到操作规范，效果确实，安全可控，苏醒迅速。确保充分镇痛和镇静，在不增加伤员痛苦的前提下，尽可能选择能保持伤员意识清醒的麻醉方式。

2. 联合应用肌肉松弛药物时，必须置入喉罩或行气管内插管术，进行控制或辅助通气，借助麻醉机或呼吸机或简易呼吸器。

3. 选择原则：麻醉医师所担负的责任与平时一致。①保证伤员的生命安全；②免受疼痛的折磨；③为外科手术创造合适条件（肌松，术野稳定清晰，伤员生命体征平稳，内环境改善等）。

（一）麻醉方法的选择

主要取决于：①当时当地的条件；②设备；③麻醉医师的技术和经验；④受伤部位与伤情；⑤手术种类与范围、持续时间。

（二）手术和麻醉前准备

1. 了解伤情　术前已用镇静药、镇痛药的种类、剂量和时间；出血量、休克程度与分级，已输入液体或血液制品种类和总量；进食和进饮情况。

2. 评估气道　观察伤员自主呼吸状况，评估气管内插管操作难度，保持呼吸道通畅。

3. 建立静脉通路　首选上肢口径较粗的外周静脉穿刺（如肘静脉），置入较大口径静脉留置针（14～18G）并确保通畅。①对已经明确或考虑存在骨盆骨折、腹腔脏器或血管损伤的伤员应避免选择下肢建立静脉通路；②危重伤员应建立至少 2 条静脉通路供快速容量治疗、麻醉药物输注之用；③在外周静脉穿刺困难或条件允许的情况下应及时果断地选择深静脉穿刺置管（锁骨下静脉、颈内静脉、股静脉等），条件具备时，可通过胫骨骨髓穿刺置管进行骨髓腔输液。

4. 禁食与预防误吸　①对确定实施手术和麻醉的伤员，手术和麻醉前 4 小时内严禁进食水，保持空腹对呕吐、反流和误吸、窒息等并发症的预防十分重要；②4 小时内必须实施的紧急手术，麻醉前应按照饱胃采取防范措施，包括大口径胃管留置和胃内容物引流、抑酸药应用；③对不能明确受伤前进食情况的伤员，均应按照饱胃进行防范。若需要实施全身麻醉，可采用环状软骨压迫手法（Sellick 手法）预防胃内容物反流和误吸。操作方法：在给伤员开始注射镇静药，至完成气管内插管、导管套囊充气，始终由助手协助将喉结向下按压以尽可能使食管闭合，避免胃内容物反流造成咽部堵塞或进入气管导致误吸。

5. 器材准备　根据手术部位、受伤程度制订麻醉计划，按需准备相关药品、器材、设备等。

6. 术前沟通　与伤员及有关人员进行必要的手术和麻醉前知情告知、风险评估、签署相关医疗文书。

（三）麻醉方法的选择

所有有创诊疗操作、手术操作均应选择适宜

的麻醉或镇痛方法，由受过专业培训的操作者本人或专职麻醉医师实施。

1. 局部浸润麻醉　按照解剖分层将局部麻醉药注射于手术区的组织内，阻滞神经末梢而产生麻醉作用。适用于各级救治阶梯，各类穿刺前镇痛（如环甲膜切开术，胸腔穿刺、排气或闭式引流，腹腔穿刺，膀胱穿刺，深筋膜切开减压术等），部位表浅且局限的手术。

2. 神经阻滞麻醉　在支配手术部位的神经干、丛、节周围注射局部麻醉药。

（1）颈丛神经阻滞：适用于颈前部手术。

（2）肋间神经阻滞：适用于胸壁浅表手术或镇痛。

（3）臂丛神经阻滞：适用于上肢的手术和镇痛。

（4）腰丛神经和坐骨神经，或股神经阻滞：适用于下肢的手术和镇痛。需要在神经刺激定位器或超声引导下进行穿刺。

3. 椎管内麻醉　根据局部麻醉药注入途径和腔隙的不同分为蛛网膜下腔阻滞、硬膜外腔阻滞（骶管阻滞）、硬－腰联合阻滞等。适用于腹部、会阴部、下肢的手术，严禁用于伴有低血容量或休克的伤员。蛛网膜下腔阻滞和硬－腰联合阻滞因药物作用范围可能随着体位变化而扩大并抑制呼吸和循环，不适用于4小时内需要通过山地担架或颠簸行驶的舰船、直升机转运的伤员。

以上3种麻醉方法常用的局部麻醉药包括普鲁卡因、利多卡因、布比卡因、罗哌卡因。

4. 全身麻醉　通过呼吸道吸入、静脉或肌内注射麻醉药物产生中枢神经系统抑制使伤员在麻醉期间神志消失、无痛觉、反射抑制和一定程度的肌肉松弛。适用于各类手术和危重伤员救治。需要专用的麻醉机（或呼吸机）维持术中通气与挥发罐提供吸入麻醉。

全身麻醉常用药物如下。

（1）吸入麻醉药：异氟烷、七氟烷。

（2）镇痛药：芬太尼、瑞芬太尼、舒芬太尼，氯胺酮。

（3）镇静药：丙泊酚、依托咪酯、咪唑西泮、硫喷妥钠。

（4）肌肉松弛药：琥珀胆碱、顺式阿曲库铵、米库氯铵、维库溴铵、罗库溴铵等。

通过以上各类药物复合应用产生全身麻醉作用，通常需要行气管内插管和人工或机械通气。合用肌肉松弛药时必须通过手控或机械给予控制或辅助通气。

对时间短或手术范围小或表浅的手术（如清创术、脓肿切开引流、骨折或脱位复位手术），可以采用单药单次或分次追加方法实施麻醉。例如：①紧闭面罩下的3%～8%七氟烷吸入麻醉；②氯胺酮单次静脉注射50～100mg；③氯胺酮肌内注射100mg；④或丙泊酚静脉注射1～2mg/kg。

全身麻醉期间（包括苏醒期），药物对伤员的呼吸、循环具有明显的抑制作用，需要给予密切观察和积极防范。全身麻醉后伤员应转送至术后恢复室或监护病房观察直至完全清醒。

四、麻醉意外与并发症的防范

救援条件下的手术和麻醉受环境、设施、技术、人力等资源条件所限，加之受伤情的影响，在确保伤员获得安全救治方面面临许多挑战，尤其是麻醉对伤员呼吸、循环功能产生的药物作用和操作干预等使风险更大。麻醉处理过程中发生意外和并发症的因素有很多而且复杂，包括药物、技术操作、处置经验、手术操作、人员配合、设备设施性能等多方面因素，任何一个方面的不良影响均可能给伤员生命安危带来严重影响。

（一）主要防范措施

1. 风险防范意识　麻醉服务提供者必须具有3～5年以上专科培训的临床经历和执业资质；具备良好的基本素质，包括：①多学科的理论知识；②专业临床经验的积累；③准确熟练的操作技术；④正确的预见能力和应急能力。牢记座右铭：手术无论大或小，麻醉不分全身或局部，均有发生并发症的可能。

2. 确保呼吸道通畅　麻醉期间要密切观察和及时清除伤员口腔内分泌物，防止呕吐或胃内容物反流导致误吸或窒息。对口腔分泌物多、饱胃、颌面或口咽损伤、舌后坠或打鼾、昏迷的伤员，应尽早采取托下颌、放置口咽或鼻咽通气管、喉罩、气管内插管等气道管理方法，必要时可应用环甲膜穿刺置管。

3. 严密监测生命体征 手术和麻醉期间，麻醉医师不得离开伤员，随时关注和定期动态记录伤员的生命体征、静脉输血输液和麻醉药物应用情况、麻醉设备运行状态等。每 5 ～ 15 分钟记录 1 次。

4. 严格遵守操作常规 神经阻滞和椎管内麻醉时，正确确定穿刺部位，避免损伤神经和脊髓，尽量采用局部麻醉药的最低有效浓度，避免单位时间内注入剂量过大。药物注射前和注射过程中常规回抽确认无回血，避免误入血管内。局部麻醉药注射后 30 分钟内，严密观察伤员的意识状况和生命体征的变化。

（二）常见麻醉相关并发症

常见麻醉相关并发症包括局部麻醉药毒性反应、低氧血症、高碳酸血症、喘鸣、误吸、过敏反应、肺水肿、心动过缓、心动过速、低血压、高血压、室性期前收缩等。

手术与麻醉期间应尽可能完善必要的监测，及时发现、正确处理各类异常情况。

讨论

1. 病例 左手外伤伤员，拟行臂丛神经阻滞下清创术。皮肤消毒、铺巾后，行左侧臂丛肌间沟穿刺，根据异感定位，快速注射预先配制的 2% 利多卡因 10ml+0.3% 丁卡因 5ml 混合液，刚退出注射针头，伤员即出现眼球上翻、意识淡漠、呼叫无反应、四肢抽搐等症状。

提问：该伤员诊断是什么？处理措施有哪些？

2. 讨论分析 局部麻醉药中毒反应诊断与处理。

（1）原因：多因剂量过大、误注入血管或吸收过快所致。

（2）临床表现：烦躁、肢体抽搐、惊厥或意识丧失等。

（3）紧急处理：①立即静脉注射地西泮 5 ～ 10mg，或 2.5% 硫喷妥钠 2 ～ 5ml，或丙泊酚 2 ～ 5ml；②有条件时，立即静脉注射 20% 脂肪乳剂（100ml，2 分钟，随后持续静脉滴注 150ml，15 分钟）；③随时准备行气管内插管、人工通气和心肺复苏。

思考题

1. 伤员镇痛治疗的主要目的是什么？
2. 有哪些方法和药物可用于现场伤员的疼痛治疗？
3. 简述救援条件下麻醉的特点和基本原则。
4. 简述常见麻醉方法的选用原则及实施要点。
5. 局部麻醉药毒性反应有哪些临床表现？主要发生原因是什么？

（葛衡江 毛庆祥）

参考文献

米卫东，葛衡江，张铁铮 . 2020. 创伤麻醉学 . 北京：人民卫生出版社 .
全军麻醉学与复苏专业委员会 . 2017. 战创伤麻醉指南（2017），临床麻醉学杂志，33（11）：1119-1128.
王正国 . 2010. 野战外科学 . 北京：人民卫生出版社 .

第 10 章

伤口初期外科处理

所有的伤口都应被认为是污染的。清创术（debridement）也称初期外科处理，是指将污染的创口经过清洗、消毒，然后切除创缘、清除异物，切除坏死和失去活力的组织，使之变为清洁的创口，以期达到一期愈合，有利于受伤部位功能和形态的恢复。

清创术是治疗开放伤伤口最重要、最基本的措施，是其他任何方法及药物所不能代替的。清创质量的好坏直接关系到伤员的伤残率，甚至威胁到伤员的生命。

开放伤伤口尤其火器伤伤口多为高能量损伤，污染重，在损伤及污染程度、致死率方面更为严重，且在最初的几天内会不断加重。战伤伤口比平时损伤伤口恶化速度更快，需要进行频繁的检查、评估和治疗。平时多见的切割伤、刺伤的伤口，在医疗条件有限时先简单消毒包扎处理，完整的清创手术可推迟到有条件时完成。本章重点关注高能量开放伤的初期评估和手术。

第一节　初期伤口处理的基本原则

火器伤等高能量损伤的病理特点决定了其清创时应遵循以下原则。

（一）早期清创

清创的时机应尽早进行。目前一致认为 6～8 小时是清创的黄金时间。在此期间，伤口经过彻底清创后，绝大多数可如期愈合，在 8～10 小时后清创，感染的可能性就会增大，24 小时以后，感染就难以避免。

但时间并非绝对，因为伤口污染、损伤程度、全身情况、局部血液循环、温度、抗生素等很多因素可影响感染形成的时间。24 小时以内的创口，在应用有效抗生素的前提下，仍然可以清创。超过 24 小时的创口，细菌大量繁殖，已经感染，此时清创可摧毁已形成的肉芽组织屏障，使感染扩散，有害无益，一般不提倡广泛切除，而是清除明显坏死的组织和异物，敞开伤口换药。污染严重的创口，伤员全身情况差，感染形成的时间可缩短至 3～4 小时。而污染较轻的创口，伤员的全身情况好，局部血液循环好，感染形成的时间可推迟 12 小时以上。

（二）延期缝合

现代高能量损伤增加，伤道复杂、组织损伤广泛。初期清创时准确区分坏死组织已不现实，清创时既不容易彻底，也容易遗漏，广泛切除可疑坏死组织又难以被接受。清创后若立即施行初期缝合，势必增加感染的机会，也会使伤口内的压力增加，加重组织水肿、缺氧和坏死。因此，不宜强调"一次性彻底清创"的做法，更有效的清创策略是有限切除、开放引流、分期修复。初次清创时保留可逆性损伤组织，待损害界线清楚后再次清创，采取临时措施修复损伤的组织和器官；4～7 天后，视伤口情况再予以延期缝合，或在伤后 2 周左右行二期缝合。

初期缝合仅限于以下几种情况：①颜面或眼睑伤；②头皮伤；③胸部穿透伤伴开放性气胸者应封闭胸膜，但胸壁肌肉和皮肤仅做疏松缝合；④有肌腱或神经暴露的手部伤，需用皮肤覆盖并尽量缝合，如张力过大，可用游离植皮术封闭伤口；⑤关节伤时滑膜囊和关节囊必须缝合，但应

留置塑料管以便术后灌注抗生素，皮肤不予缝合；⑥腹部伤时腹膜及腹壁各层肌肉需缝合，皮肤和筋膜不缝合；⑦外阴部伤；⑧需做血管吻合术者应予以软组织覆盖或做皮肤缝合。

（三）分级救治原则

现代各种灾难和大规模伤亡事件的伤员数量大，损伤广泛，污染严重，加上环境条件的限制，不可能将伤员留在现场附近治疗，必须把伤员的全部救治过程，从时间、距离上分开，实施分级救治。

1. 现场急救

（1）首先要控制伤口活动性出血，然后对伤口进行简单清洁、包扎处理以早期控制污染。

（2）尽快口服使用覆盖常见致病菌的抗生素，建议口服莫西沙星。

（3）在 6 小时内将伤员转运到下一级治疗机构。

2. 紧急救治

（1）了解伤情，检查局部和全身情况。遇见复杂的伤情（多处伤、复合伤等）或同时处理多名伤员时，必须分清轻重缓急，合理安排。

（2）积极防治休克。

（3）给予抗生素和破伤风抗毒血清，检查和完善包扎措施。

3. 早期救治

（1）应尽早实施创面清创和冲洗。

（2）不应一期关闭伤口，观察后没有感染征象者可在清创后 3～5 天关闭伤口。

（3）应及时给予抗生素预防感染；局部制动；预防和治疗感染性休克。

4. 专科救治

（1）治疗特殊解剖部位的损伤，处理并发症，修复重建损伤组织、器官和系统的结构和功能；康复治疗。

（2）出现继发坏死和（或）感染时，应进行二期外科处理，切除坏死组织，彻底引流。

（3）如无明显炎症反应或感染，应及时关闭伤口。

第二节　清创的基本步骤和注意事项

（一）全面了解伤情

应首先处理威胁生命的情况。"生命第一，肢体第二"的原则永远适用。

（二）伤口冲洗

伤口冲洗的重要性优于全身应用抗菌药物。理想的冲洗液是温热生理盐水或无菌水，以避免足量冲洗所致的低体温。没有以上冲洗液时也可使用饮用水，预后相同。冲洗液中不应包含肥皂、抗生素、3%过氧化氢、1/1000苯扎溴铵、稀碘伏等添加物，添加物常增加组织损伤和伤口的继发感染。未经处理的河水和海水有高度污染，不应使用。

低压脉冲清洗、重力式冲洗及人工球形注射冲洗均为目前使用的有效技术。无条件时也可用球囊注射器或自然重力冲洗（用1L的塑料瓶，在盖上戳数个小孔，挤压瓶子将液体喷到伤口上的压力即为低压）。高压冲洗（压力4.9kg/cm²）可更有效地清除颗粒物和细菌，但也存在增加组织损伤、使细菌或颗粒物向深部间隙扩散的问题。

冲洗的量要充足，损伤越严重，需要的量越多。通常的表述是"大量冲洗"，或"冲洗至引流液清亮"。事实上应基于伤口的大小、部位和深度等确定，一般需要1～3L。推荐Gustilo Ⅰ、Ⅱ、Ⅲ型开放性骨折分别使用3、6、9L生理盐水冲洗的方案。腹部损伤一般需要生理盐水6L。

（三）探查评估

暴露伤口和深层结构，评估伤口性质（污染度、失活组织、异物等）、远端功能、伴随骨折、深部结构完整性等。只有充分显露伤道才有利于探查深部组织和远离伤道组织的损伤情况。伤口的延长方向以具体情况而定，四肢伤沿其纵轴方向切开，经过关节时应做"S"形、"Z"形或弧形切口。

（四）切除与有限修复

严重污染和失活组织的早期外科清创是控制感染的第一步。推荐由浅入深地逐步清除异物、失活和坏死组织。血管、肌腱、神经、骨骼和开放的关节间隙在治疗过程中应始终进行覆盖，或至少由周围组织和皮肤进行临时覆盖，以防止组织干燥。

1. 皮肤、皮下组织、深筋膜　皮肤、筋膜坚韧且具有弹性，因而损伤较轻。清创时一般切除皮缘2～3mm即可，对面部、手部、会阴部的皮肤尽量少切或不切。

所有失去生机的皮下组织均应切除，过多的皮下组织容易妨碍伤口的引流。

所有松散、碎裂的深筋膜都应切除，横过伤道的筋膜条和片状筋膜，在其两端切断后清除，深筋膜要做"十"字或"工"字形切开，筋膜间隔要彻底打开，这一点很重要，如果筋膜间隔切开不够充分，筋膜间隔内的组织肿胀，内压升高，形成筋膜间隔综合征，就会妨碍血液循环，引起筋膜内组织坏死和感染扩散。

2. 肌肉、肌腱　一般可根据"4C"[肌肉的颜色（color）；张力（consistency）；收缩力（contractility）；出血能力（capacity to bleed）]来断定肌肉是否失活。凡遇到肌肉组织色泽呈暗紫，夹之不收缩，触之如烂泥或切开不出血时都应切除。海水浸泡、微循环障碍等均可导致肌肉色泽发生改变，因此依靠色泽判定坏死不可靠，应依靠肌肉张力、收缩性和出血来判定。

通常在首次清创时修复肌肉，可能会提高肌肉强度、患者满意度。另外，修复肌肉可覆盖其下组织，如神经、肌腱或骨骼。骨骼肌修复方法是肌膜缝合术。

肌腱清创是最低限度的清创，只需修剪其不整齐的部分，切除破碎的肌腱。因为肌腱血液循环差，极易感染坏死，清创后应包埋于附近软组织内，以备后期有选择地进行重建。断裂的肌腱原则上不做初期缝合，不做肌腱移植术。

3. 神经　神经清创按以下原则进行：①对不可存活的神经组织正确清创；②不做挫伤及神经端的清创，但应识别神经损伤的范围和性质；③伤道中未发现神经断端时不探查寻找神经；④不用丝线或银夹做标记。二期手术时寻找神经断端从远、近神经端的正常部位开始，并不困难；

⑤确保充足软组织覆盖避免干燥。

不要做神经吻合术，神经确定性修复在后方机构中完成。火器所致的神经伤的处理最常见的问题是在伤口污染的情况下行一期神经吻合，其结果是伤口感染，吻合口裂开，影响神经功能的恢复。

4. 血管损伤　四肢血管伤应尽快进行外科初期处理。伤员到达后应立即纠正休克和脱水，在止血带下进行清创，血管修复越早越好。

对影响肢体存活的重要动脉损伤，如肱动脉、腘动脉、股动脉等，在清创后应做血管吻合术。对不影响肢体成活的次要血管，如胫前、后动脉之一，尺、桡动脉之一，以及侧支动脉都可以结扎处理，但要注意肢体远端的血液循环，亦有结扎后出现血液循环障碍导致截肢的报道。对损伤的静脉一般可以结扎，与重要动脉伴行的静脉发生损伤时，也应争取做修复手术，如股静脉、腘静脉、髂外静脉，以免静脉回流受阻，危及肢体的成活。

血管修复后须用健康的肌肉覆盖，不缝合伤口，以利于引流，决不能因火器伤强调不缝合伤口而使血管暴露，以至发生感染、破裂出血或栓塞。

血管修复后根据肢体的肿胀情况，做预防性深筋膜切开术，以解除对血管、肌肉的压迫，这是血管损伤处理的重要的辅助性手术。

肢体血管损伤修复的紧急处理可增加创伤系统全体人员、供给和手术资源负担。当短期内通过的伤员多，输血条件困难时，对全身情况极差、肢体损伤严重、修复希望很小的伤员不宜在救援机构修复血管。每位医师必须认识到，当有大量伤员等待挽救生命或肢体时，为一位伤员进行长时间的手术可能严重影响整体救治效率。

5. 开放关节损伤　关节清创要尽可能保留关节的功能。应扩大原伤口或另做标准切口，充分显露关节腔，清除关节腔内的碎骨片、软骨片、异物、血凝块，摘除松动的关节软骨和碎裂的半月板，用生理盐水反复冲洗关节腔，直到彻底干净，然后缝合关节囊。如果关节囊缺损过大，可将邻近的软组织转移遮盖关节，放置引流管，将关节置于功能位，这对关节的功能保存和恢复非常重要。

对于关节附近的穿透性伤口，由于伤口和关节内的异物或污染物可能停留在该关节，并导致化脓性关节炎，可能需要早期行外科清创术、关节间隙和伤口冲洗，以及关节切开术。若对关节切开术存在怀疑，可行盐水负荷试验，即将无菌生理盐水经皮肤和软组织中未受污染的通路注入关节间隙内，若渗漏至伤口内，则伤口与关节间隙相通，试验为阳性。小容量盐水负荷试验不能排除开放关节损伤的可能。亚甲蓝注射剂按惯例将用作为备选药剂，用来检测开放关节损伤。

6. 骨组织　危险和困难环境中骨折处理的目的是防止感染，保存肢体功能，防止继发损害和出血。要遵循早期清创、不使用内固定和骨移植的原则。

在清创时凡是游离的小骨片均可取出，尽量保留与软组织相连的骨片。较大的游离骨片，应清洗后放回原处，起骨折愈合的桥梁支架作用，以免造成或加重骨质缺损。

现代火器伤所致的骨折大多数为粉碎性、缺损性，伤口污染严重，清创常难以彻底，伤员存在疲劳、出血、抵抗力低下等情况。批量伤员会在短时间内出现，救护设备及技术有限。在这种情况下使用内固定和植骨术极易造成感染。

初期骨折稳定应被视为肢体复苏的一部分，不追求坚强固定，外固定架、克氏针、夹板和骨骼牵引均可用于初期固定。

骨牵引简捷，但后送中无法使用。

夹板简便易行但固定效果差，且无法检查夹板下伤口。

节段性掌骨和跖骨骨折，并伴随骨缺失者，可用克氏针纵向撑开，以减少运输过程中的软组织挛缩。

外固定支架通常用于不适合用夹板固定的长骨骨折和关节周围骨折，手术简便快捷，在提供良好固定的同时，利于伤口的连续评估和清创术，尤其需要修复血管时可以迅速稳定肢体。固定时应注意固定装置放置位置远离神经和血管，以避免导致进一步损伤；避免穿过伤口或血肿以降低感染的风险。

没有唯一、理想的初期固定形式，但是所使用的形式首先应不会造成进一步的损伤，且能为后送提供稳定性。

（五）清创后伤口的治疗

1. 包扎　爆炸伤初期手术后应采用大量干燥敷料包扎，用以吸收伤口大量渗液。当伤口引流减少时，推荐用湿敷料松松地填充于伤口，用盐水纱布最好，外面用清洁干燥的厚敷料包扎。当湿敷料干燥后，更换敷料时会去除伤口表面的浆液性渗出物，这其实是一种湿 – 干敷料表面清创技术。

创面无活动性出血时，使用负压封闭引流，以减少组织水肿，缩短延迟缝合时间。但救援环境下该技术很难得到早期应用。

2. 随访 48 小时　48 小时内再次检查伤口，确定伤口清洁，无感染、异物和坏死组织时，在初期探查后 48 小时或更长时间后缝合。如果存在红肿、脓液、组织坏死和水肿等感染表现，再次清创，下一个 48 小时再次探查伤口。

3. 应用抗生素　尽快（3 小时内）静脉注射抗生素。各种指南均采纳早期应用抗菌药的建议，以推迟感染的发生。局部应用抗生素对伤口感染率没有影响，全身应用抗生素对初期伤口处理和延迟一期缝合可起到辅助作用。推荐的抗菌药都是窄谱的，以便防止多重耐药菌的出现，应覆盖所有损伤类型。创伤感染相关预防指南推荐：大多数伤情以头孢唑林为主，可加甲硝唑静脉注射。

正确应用破伤风抗毒素针。破伤风的预防取决于每个患者先前的免疫状况。5 年内接受过正规破伤风免疫者，伤后不需要追加破伤风类毒素和抗毒素针。如超过 5 年，应给予 1U 破伤风类毒素，促使快速恢复抗体水平达到长期保护的作用。没有接受过类毒素免疫或情况不明者，应在伤后立即给予破伤风抗毒素针和类毒素，并在伤后 4 周和 6 周追加注射破伤风类毒素。

（六）伤口的缝合

1. 早期创面的闭合　因所有火器伤伤口都是污染的，故除面、颈、头皮和生殖器伤口外均应敞开，不能做一期缝合。早期清创、延期缝合是行之有效的原则。若伤口情况不允许做延期缝合，则可做早二期缝合、晚二期缝合，如果有明显的组织缺失，需通过植皮、皮瓣转移消灭伤口。

（1）延期一期缝合：是指伤后 3～5 天在成纤维细胞形成期关闭伤口，愈合后瘢痕与初期缝合的相差不大。在得到完善清创 3～5 天的伤口，如创面新鲜，无过多的渗出液和脓性分泌物，周围不肿胀，对合时无张力，可做延期一期缝合。

（2）二期缝合：①早二期缝合是在清创后 8～14 天，如肉芽面仍健康，血液供应尚好，可以用延期缝合的方法将创面缝合。②清创后已超过 14 天才进行的缝合称为晚二期缝合。此时肉芽已经老化，故应将创底连同不健康的肉芽组织一并切除，使老化的伤口变为新鲜伤口。

当伤口较大、深部组织缺损多时二期缝合会比较困难，"之"字形缝合技术利用了皮肤的黏弹性，可通过定期拉紧缝合处加快伤口愈合。如伤口对合有张力时，可适当将皮缘向两侧游离，或做减张缝合，或通过局部转位皮瓣来消灭伤口。

2. 晚期创面的修复

（1）植皮：对大而浅的不能缝合的伤口，可采取中厚层游离皮片植皮。植皮的时机是在伤后 1～2 周，肉芽组织新鲜，无急性炎症与化脓性感染时。植皮后加压包扎。

通常情况下，网状刃厚皮片适于裸露的软组织。全层皮肤移植适用于手掌等应防止挛缩的部位。

（2）皮瓣或肌皮瓣的应用：现代火器伤致伤特点是缺损性损伤、创口大、伤口深，采用传统的方法很难处理这些伤口，采用皮瓣或肌皮瓣治疗可缩短治疗时间。

适应证：重要的组织外露，洞穿性缺损，放射性溃疡、压疮、骨髓炎合并窦道等。手术时机：可于伤后 2 周伤口不伴明显感染的条件下进行。

按吻合血管与否，皮瓣可分为转位皮瓣和游离皮瓣。如果皮瓣内没有知名的血管，则为任意皮瓣。

在医疗救援条件下应首先考虑通过局部皮瓣转位移植来消灭创面，伤口局部无条件时，选择交叉皮瓣或吻合血管的游离皮瓣。由于皮瓣有一定厚度及移植后皮瓣的回缩，故皮瓣设计时其范围应比伤口大 15%～20%。

总之，现代社会大规模伤亡事件增加，由于组织广泛损伤，初期清创时准确区分坏死组织已不现实，广泛切除可疑坏死组织难以被接受，因此，不宜强调"一次性彻底清创"的做法。公认的更有效的清创策略是"有限切除，分期修复"。保留可逆性损伤组织，待损害界线清楚后再次清创。初次清创时采取临时措施修复损伤的组织器官，待炎症或感染控制后再行确定性修复重建术。

需要指出的是，不是所有的火器伤伤口都需要清创，下列情况可不必行清创术：①入、出口不大，没有组织肿胀、血肿和较大血管损伤的简单贯通伤；②没有胸壁血肿、骨折、开放性气胸和大的胸腔内出血的胸背部弹头伤或破片伤；③表浅多发的低速小破片伤。若对此类伤员强行进行清创，不仅无益，反而会加重病情。

总结

1. 早期清创、延期缝合、分级救治是高能量损伤和火器伤初期伤口处理的基本原则。

2. 高能量损伤伤口组织损伤广泛，初期清创时难以准确区分坏死组织，不宜强调一次性彻底清创。

3. 有限切除，分期修复是更有效的清创策略。采取临时措施修复损伤组织，待感染控制后再行确定性修复重建手术。

❓ 思考题

1. 早期清创的依据有哪些？

2. 简单叙述延期缝合的四个参考因素。延期缝合的根本目的是什么？

3. 冲洗在清创中的作用是什么？冲洗液的量、性质、方式各是什么？

（郭庆山）

参考文献

Drew B, Montgomery HR, Butler FK.2020 .Tatical combat Casualty Care（TCCC）guidelines for medical personnel：05 November 2020. J Spec Oper Med,20（4）：144-151.

第 11 章

创伤严重度评估

如何进行救援时的创伤评估，完全不同于平时标准条件下的创伤评估，须采用特殊的策略和技术来解决。如果还与治疗其他疾病一样，按部就班地诊断、挂号、填表、病史、查体、化验、影像学检查，次日再看结果，不但影响救治效率，也很可能贻误创伤救治黄金时机，危及伤员生命安全！因此，在医疗保障行动部署前的准备中需要加强训练，转变平时的诊疗习惯。

第一节 创伤评估

一、创伤评估概述

（一）基本概念

创伤评估是指在伤后对受伤原因、伤员的伤情及发展变化做出判断。创伤评估过程实质上是诊断过程，但由于创伤是一种特殊的疾病，其诊断过程又有别于其他疾病，主要有以下两个方面的特点。①诊断与治疗过程不能截然分开。疾病诊断时可先按部就班地进行各种检查，收集较详尽的信息后再进行分析判断，做出确定性结论或诊断，然后在此基础上再开始治疗。创伤常发生突然，伤情变化快，尤其在院外或在救援现场上检查条件有限，必须按照一定的程序一边判断伤情，一边做出相应的处置，否则会贻误抢救时机，造成不可挽回的后果。②创伤定性诊断较容易，而定量诊断常较困难。判断有无创伤较容易，甚至非专业人员也可做出判断。而判断损伤的程度和范围较为困难，常需要动态观察和借助仪器设备辅助检查，甚至要待病情逐渐明朗，才能做出较准确的结论，获得确定性的诊断。所以，伤后第一时间的处置重点通常是评价和估量可能危及生命和肢体安全的损伤，同时给予必要的急救措施，而不追求立即确立完整的诊断。因此，伤后判断伤情的过程在创伤工作者中被称为创伤评估，或其他常用到的词如伤员识别、伤情判断等，而较少使用创伤诊断一词。

（二）创伤评估原则

在创伤救治实践中，逐渐形成了创伤评估的程序或流程。原则上应简化检查过程，分清伤情轻重，明确处置缓急。先评估和关注危及生命或肢体安全的伤情，优先处理最危及患者生命的情况，稳定后再评估较次要的伤情。

创伤评估的方法较多，但其基本的评估依据可归纳为 4 类，即生理指标、解剖指标、损伤机制及特殊考虑。这是平时和救援时评估过程的共同之处。但救援时在评估实施形式、评估重点、结果判断和检伤分类决策上有明显区别。

评估过程中应注意，不必为了明确诊断而延误有效的治疗，不要等待病史采集完善、辅助诊断措施完善后再开始治疗。在国内外创伤处置规范流程中，首次评估与治疗环节均未要求基于完善的病史。

最终完整的创伤确定性诊断是前期一系列评估的综合结果，通常包括了致伤原因、受伤部位、创伤病理解剖类型、伤后病理生理改变、损伤严重程度、并发症及预后等要素。

二、创伤评估方法

创伤评估过程是分期分批多次实施的动态过程，通常包括现场、初次、二次、再次反复评估等环节。院前创伤生命支持和美国国家急救教育标准的创伤评估模式是国际上最为通用的评估模式，如表 11-1。

表 11-1 两种国际常用的创伤评估方法

院前创伤生命支持	美国国家急救教育标准
现场评估	现场察看
初期检查	初期评估
二次检查	二级评估
监测和再次评估	再次评估

以下按国际创伤生命支持（international trauma life support，ITLS）推荐的规范简介伤员评估的流程和具体方法。

ITLS 伤员评估流程由 ITLS 初级评估、ITLS 持续检查及 ITLS 二级评估构成。初级评估的目的是立即明确危及生命的危险情况，识别那些需要立即转送医院的伤员。ITLS 持续检查旨在明确伤员的伤情变化，而二级评估的目的是评估所有损伤，包括危及生命的损伤。持续检查及二级评估可在途中进行。为了有效利用有限的救治时间，以上三种评估均有规范的步骤，构成了院前创伤救治的基础。

（一）初级评估

ITLS 初级评估包括现场勘查、初次评估及快速创伤评估或重点检查。现场勘查可建立实施初级评估的场地。如有危险的全身损伤机制（如车祸、高处坠落等）或伤员意识不清，致伤机制不详，初级评估内容应扩展到包括快速的头、颈、胸、腹部、骨盆、四肢和背部检查，然后应进行重要干预和转运。如有局部的致伤机制提示为孤立的损伤，如肢体子弹伤，可仅进行初次评估和受伤部位的重点检查。无须进行全面的快速创伤评估。然后进行必要的干预和转运，在途中继续进行持续检查或二级评估。轻伤员可无二级评估。

（二）持续检查

持续检查是指在现场、转运平台和途中的重要检查，是针对伤情变化情况的检查，可多次实施。每次转运实施干预措施时、每当伤情加重时，均应检查 1 次。不稳定者 5 分钟内进行 1 次，稳定者每 15 分钟进行 1 次。

具体检查步骤如下。

1. 询问伤员有何改善，继续完成病史采集。

2. 再次评估意识，如有改变，查血糖，复查格拉斯哥昏迷评分（GCS）。

3. 再次检查 ABC。重新评估气道是否开放，如烧伤者应注意判断有无吸入性损伤。注意休克征象的发展变化。打开颈托查看有无静脉怒张、气管移位。暴露胸部，进行视、触、叩、听，判断有无血胸、气胸、心脏压塞等。

4. 再次检查腹部。按受伤机制和腹膜刺激征判断腹腔内脏损伤情况。

5. 再次检查已知的损伤。

6. 检查各种干预措施实施的情况

（1）通气管通畅情况。

（2）氧流量。

（3）静脉流速。

（4）胸部吸吮伤口密封性能。

（5）胸腔减压针通畅情况。

（6）检查夹板和敷料。

（7）穿刺异物是否稳定。

（8）检查电子监测指标等。

持续评估过程中，应注意及时记录伤情变化情况。

（三）二级评估

二级评估是指全面的检查，发现可能遗漏的损伤，为制订治疗决策打下基础。重伤员最好在转运中实施二级评估。无危重情况也可在现场实施二级评估。稳定伤员无须二级评估。

具体评估步骤如下。

1. 重复初始评估。

2. 可使用监测仪（心电、脉氧仪和呼吸末 CO_2）。转运工具上通常备有便携式监测仪器，可供转运途中使用。

3. 再次记录生命体征。

4. 简短神经检查，包括意识状态、瞳孔、运动、感觉。

5. 从头到脚地仔细检查。有条件时应采用视、触、叩、听的方法进行全面检查。

（1）头部：推荐按 DCAP-BLS-TIC（Deformities Contustions Abrasions Punctures/Penetrations Burns Lacerations Swelling Tenderness Instability Crepitus，畸形、挫伤、裂伤、刺 / 穿透伤、烧伤、撕脱伤、肿胀、压痛、不稳定、捻发音）方法查看头部有无外伤。查看口腔颌面部，注意熊猫征、耳后瘀斑（Battle 征）、脑脊液耳漏鼻漏、气道阻塞情况。

（2）颈部：除查看 DCAP-BLS-TIC 情况外，还要注意颈静脉充盈和支气管移位情况。

（3）胸部：了解有无 DCAP-BLS-TIC 征象。注意胸壁反常活动，异常呼吸音、心音。

（4）腹部：检查有无钝性或锐性损伤，有无腹膜刺激征。肠鸣音是否持续消失对后期决策是否剖腹探查有重要的参考意义，但院前短时间的肠鸣音评估价值较小，不宜耽搁时间。

（5）骨盆、四肢和脊柱：检查 DCAP-BLS-TIC 征象。注意骨折肢体远端的运动感觉和血供情况。

6. 二级评估过程中发现严重伤情或原有伤情加重时，应立即后送。其他伤员在评估完成后，应进行初步包扎、临时固定。

7. 合理利用辅助检查仪器设备。目前血气和超声检查的仪器均已便于携带，可用于院前，有助于协助伤员评估和制订后送决策。最常用的是血乳酸测定和创伤重点超声（FAST）检查。前者有助于了解休克情况，后者有助于进一步判断内出血情况，以便区分重伤员和决定后送优先顺序及后送目的地。

综上所述，院前创伤评估的原则、方法和步骤，是整个创伤救治的基础。其核心要求是按创伤病理过程的发展规律，运用有效的检查技术，分阶段逐步实施快速有序的伤情判断，同时做出必要的救命干预。所推荐的检查顺序是创伤救治临床经验积累的精华，结合团队合作一起训练熟悉，才能在紧急、忙乱，甚至是危险的院前情况下保证伤员得到最佳救治。

第二节　创伤评分

一、创伤评分概述

创伤评估是一个逐步完善的过程，初期重点是识别危险情况，然后逐渐开展定性定量的评估，明确损伤性质、损伤严重程度，最终建立确定性诊断。准确的损伤严重程度判断一直是创伤诊断治疗的重点和难点。创伤评分是用科学的量化标准来评估伤员损伤程度的方法，属于创伤定量诊断的范畴。实际上"评分"是人为地用简单的数字来划分损伤程度的半定量方法，是临床实践中总结出来的公认有效的方法，对创伤救治决策、伤员转运、救治质量评价、救治经验总结、报账和理赔额度计算，以及深入临床及基础研究均有重要价值。

评分的依据可归纳为 4 个方面，即伤员的解剖损害程度、伤后生理紊乱的程度、年龄和伤前疾病等因素。各种评分方法通常是综合这些评估指标来确定伤员的严重程度，甚至预判生存的可能性。

创伤评分方法有多种，按适用场合不同可分为院前评分法、院内评分法和重症监护室评分法。按评分指标的来源不同可分为生理评分法、解剖评分法和综合评分法。按评估对象或部位的不同又可分为战伤评分法、烧伤评分法，以及各损伤局部和组织器官评分法，如四肢开放伤评分法等。

1. 以生理指标为主的评分方法

（1）修订的创伤评分（RTS）。

（2）急性生理和慢性健康评估（APACHE）。

（3）器官功能衰竭评估评分（SOFA）。

（4）全身性炎症反应综合征评分（SIRSs）。

（5）紧急创伤评分（EMTRAS）。

2. 以解剖指标为主的评分方法

（1）简明损伤评分（AIS）。

（2）损伤严重度评分（ISS）。

（3）新损伤严重度评分（NISS）。

（4）解剖特点评分（AP）。

（5）腹部穿透伤指数（PATI）。

（6）基于国际疾病诊断编码（ICD）的损伤严重度评分（ICISS）。

（7）创伤死亡率预测模型（TMPM–ICD9）。

3. 以解剖和生理两种指标为主的评分方法

（1）创伤评分 – 损伤严重度评分（TRISS）。

（2）创伤严重度特点（ASCOT）。

（3）国际疾病损伤严重度分级（ICISS）。

还有类似的评分方法没有列举，但大致原则相同。院前使用的评分指标通常偏重于生理指标。院内使用的更偏重于解剖指标。下面简单介绍创伤救治过程中几种常用的评分方法。

二、临床常用创伤评分

（一）GCS

格拉斯哥昏迷评分（Glasgow coma scale，GCS）是评估患者昏迷程度的指标，由格拉斯哥大学神经外科 1974 年所提出，为现今用得最广的脑外伤评分。

GCS 通过测量 CNS 功能来对脑外伤进行量化评估，既可作为初始的评估工具，也可作为反复评估的手段。

1. 评分指标

（1）最佳运动反应—M（motor response）。

6 分—按吩咐动作。

5 分—疼痛刺激定位反应。

4 分—身体屈曲反应。

3 分—反常屈曲反应，去皮质。

2 分—反常后伸反应，去大脑。

1 分—无反应，瘫软。

（2）最佳语言反应—V（verb response）。

5 分—正常交谈。

4 分—对话错乱。

3 分—单词不清。

2 分—发音不清。

1 分—无发音。

（3）最佳睁眼反应—E（eye opening）。

4 分—自然睁眼。

3 分—呼唤睁眼。

2 分—疼痛刺激睁眼。

1 分—无睁眼。

2. 分值计算　GCS 以 E、V、M 三者分数总和来评估。即将三类得分相加得到 GCS 评分。最高分为 15 分，最低分为 3 分。评判时应按最好的反应来计分。注意运动评分左侧和右侧可能不同，应用较高的分数进行评分。

3. 临床意义　正常人的 GCS 是满分 15 分，损伤程度越重者的 GCS 分越低。15 分表示意识清醒。13～14 分为轻度损伤，9～12 分为中度损伤，3～8 分提示重度损伤。低于 3 分者为无法评估的特殊情况，如因气管内插管或气管切开无法发声的重度昏迷者则记录为 2T（T 代表气管，即 trachea）。

GCS 评分的优点是有效、可靠地评估局部和弥漫脑损伤的预后。其缺点是没有区别局部和两侧的征象，不能评估脑代谢障碍过程和中毒过程。

（二）AIS-ISS 评分系统

AIS 即简明损伤定级（abbreviated injury scale），ISS 即损伤严重度评分（injury severity score）。AIS 是 20 世纪 60 年代末提出的创伤首个解剖评分方法，至今仍是用途最广的创伤评分方法，在其基础上衍生了几种方法。ISS 是在 AIS 基础上产生的评估多发伤的方法。在严重创伤评估中常须同时用到这两种方法，故称为 AIS-ISS 评分系统。

AIS 方法将身体划分为 9 个部位，即皮肤、头部、颌面部、颈部、胸部、腹部及盆腔内脏器、脊柱、上肢、下肢。按照规定的身体区域对每一损伤进行 6 个等级的划分，如表 11-2 所示。

表 11-2　简明损伤定级示例

分值	严重度	范例
1	轻微	单纯肋骨骨折
2	中度	睾丸撕脱
3	重度	单纯血胸（暂无生命威胁）
4	严重	膝上截肢（危及生命）
5	危重	股动脉损伤失血＞20%（不一定存活）
6	极值	躯干横断（致死）

其每一分值均是专一的，与时间无关。主要用途是评定损伤本身，而不是损伤所引起的长期后果。AIS 评分与死亡率或致命性有关，但并不是专门针对死亡率的评估方法。而且 AIS 不对多发伤伤员的总体情况进行评价。

评估多发伤应使用 ISS 损伤严重度评分，它是 3 个不同身体区域里最高 AIS 分值的平方和，可以较好地描述全身损伤情况。其分值范围为 1～75 分。其中出现任何单一部位 AIS 分值为 6 分时，规定其 ISS 分值为 75 分。注意：与 AIS 稍有不同的是，身体重新划分为 6 个部位，即头颈、颌面、胸、腹、四肢、皮肤。其中将头与颈合并，上、下肢合并，脊柱取消，分别并入颈胸腹部。

统计发现，ISS＞15 分时，死亡率约为 10%。因此，业内学者曾提出定义多发伤的概念之一为 ISS≥16 分。对单个伤员而言，3 个部位 AIS 分之和没有 15 分的结果，出现 16 分的情况只有一个部位损伤 AIS 为 4 分才符合 ISS 16 分的结果。最新的多发伤柏林定义规定至少两个 AIS 部位以上的 AIS 分≥3 分。意味着至少 18 分才算多发伤。同时该新定义还增加了生理参数的指标来更准确地定义多发伤，在此不赘述。

AIS-ISS 系统已成为临床上使用最广泛的创伤评分系统，是平时创伤不可缺少的评价工具之一。但在急诊和院前，创伤救治的初期难以计算 ISS 分值。AIS-ISS 也可用于火器伤的评估，在修订版里已逐渐增加了枪击伤和刀刺伤所致的穿透伤编码。在损伤原因编码中加入了枪伤和爆炸伤。但对战伤的全面评估工作尚待进一步完善。

由于 ISS 难以将单发伤和多发伤同样评估预后，有学者提出了新 ISS 评分。不要求划分区域，而计算 3 个最高的 AIS 分值，发现可更准确地预测并发症和死亡率。

AIS-ISS 评分主要是针对有无生命威胁和全身损伤的严重程度。各专科的一些损伤评分方法侧重于该专科创伤相关的局部损伤严重程度。下面以肢体严重创伤的一种评分方法为例，简单介绍局部损伤的定量评估方法。

（三）MESS

毁损伤肢体严重度评分主要用于评估下肢严重损伤截肢的必要性。所采用的指标有 4 个，分别划分为不同的分值，如表 11-3。

表 11-3 肢体毁损伤严重度评分标准

指标	严重程度	分值
骨和软组织损伤	低能量（刺伤、单纯骨折、民用火器伤）	1
	中等能量（开放或多发骨折压伤）	2
	高能量（近距离枪伤、挤压伤）	3
	极高能量（加上严重污染、撕脱）	4
缺血	脉搏减弱或消失，但毛细血管灌注正常	1
	无脉，感觉异常，毛细血管灌注消失	2
	冷，麻痹，感觉丧失，麻木	3
休克	收缩压＞ 90mmHg	0
	一过性低血压	1
	持续性低血压	2
年龄	＜ 30 岁	0
	30 ～ 50 岁	1
	＞ 50 岁	2

将 4 项指标的分值相加，得到 MESS 分值。MESS 7 分或大于 7 分则强烈预示截肢的可能。MESS 方法评估截肢的特异度较高，但敏感度较低。

总结

医疗救援时，所有救治措施应建立在正确评估和判断的基础上。因此医疗救援时更要强调动态评估，优先识别重伤员，采用符合救援环境条件的方法，分清伤情轻重缓急，逐渐完成创伤的定量诊断。

（沈　岳）

参考文献

诺曼·麦斯韦恩 . 2017. 院前创伤生命支持 . 黎檀实，姜保国，吕发勤译 . 北京：人民军医出版社 .

杨志焕，蒋耀光 . 2008. 实用战伤救治 . 北京：人民军医出版社 .

Medical Support Manual for United Nations Field Mission. 2015. UNITED NATIONS，Department of Peacekeeping Operations（DPKO/DFS），https://resourcehubol. blob.core.windows.net/$web/policy and Guidance/corepeacekeepingguidance/Operational Support/Med: eal/2015.12 Medical Sapport Manual for UN Field Missions. pdf.

第 12 章

检伤分类

教学内容

- 检伤分类基本概念。
- 检伤分类原则。
- 检伤分类类型划分和标识。
- 检伤分类常用方法及训练。

教学目标

- 在救治实践中运用检伤分类技术和理念。

学习要求

1. 要求展示出以下能力：
- 解释什么是检伤分类。
- 理解检伤分类训练的价值。
- 描述平时分诊与医疗救援时检伤分类的区别。
2. 要求在案例推演中改进运用检伤分类理念和技术。

一、基本概念

1. 检伤分类定义　在批量伤员救治时通过检查伤情确定救治优先顺序的过程。其核心是分清轻重缓急，确立救治优先权。即根据伤情的轻重和救治需求的缓急来判断救治顺序，以便有重点、有秩序地进行批量伤员的救治。

词源：检伤分类一词原文为 Triage，意为分类（"To Sort"）。此词源于法文"trier"，可追溯到拉丁文"tria"。最先提出检伤分类概念的是法国军医，拿破仑的军医总监多米尼克·让·拉里。

2. 核心目的　在可利用资源条件下，更好地挽救更多伤员。国际红十字会（ICRC）提出的观念是"The aim in a mass casualty situation is to do the best for the most"，即更好地挽救更多的伤员。其实，虽然用了 best 和 most 两个最高级的词，但不要误会，实际救援中没有最好，只有更好。一个"更好"，一个"更多"，何其容易？践行起来并非易事。

3. 时机　通常在批量伤员事件发生时，环境恶劣、危险，不能同时为每个伤员按平时标准实施救治，必须放弃一些常规的处置流程，而采用一些特殊的策略。此时，首先应该启动的措施就是检伤分类。

检伤分类是一个连续的过程，需要反复进行。一是因为伤员状态在不断变化，二是伤员数量和可利用资源也在变化。根据这些变化，有些伤员需要提升优先等级，有些可能需要降低优先等级。否则优先救治权应属于那些烧伤面积较小更可能存活的伤员。

检伤分类常需要在多个救治阶梯实施。从现场开始，在到达救治机构时，以及在术前均需再次评估。

4. 意义　检伤分类是为了保证伤员在适当的时间、适当的地点得到有效治疗而主动采取的策略，不是无法同时处理大量伤员情况下的无奈之举。合理安排救治时间和地点，也可以达到不耽搁有效救治的目的。如果分类得当，其价值不亚于专科手术，能挽救大批伤员的生命。分期清创、损害控制的分期处置等都是最好的例证。

二、检伤分类决策及依据

（一）决策依据

伤员分类决策依据包括损伤的严重程度、治疗的需求、生存的可能性、伤员的数量、可利用的人员和设备，后送路线和运输时间。其中，主要的决策依据是对生命构成最大威胁的损伤及其病理时程特点。各种伤情的病理改变时程又决定了救治的时效要求。时效救治要求在检伤分类决策中表现为救治时序（先后顺序）和救治时限（适宜的时间范围）。

例如气道丧失、呼吸能力丧失、血容量丢失、扩张性颅内占位性损害、环境恶劣（冷冻）等创伤致死病理过程，有其固有的可重复的时间框架，据此，可科学地排出其基本的处置先后顺序，然后再参考其他检伤分类决策因素，做出具体实施的决策。

最终做出伤员分类处置决策时要结合环境因素一并考虑。

（二）分类决策过程

总体上其过程分为两步，先分清优先顺序，再分清处置措施。注意：分类决策应快，但不一定是一次性的最终结论，可分次完成。

1. 初次检查后，应决定以下优先权问题

（1）哪些伤员需要立即复苏？

（2）哪些伤员需要同时手术复苏？

（3）哪些伤员不需特殊处理，可立即分流到其他区域，避免干扰重症伤员处理？

（4）哪些伤员伤情危重，在当时条件下不能存活（如严重脑伤、严重多发伤和 60% 的大面积烧伤）？

（5）哪些伤员可耐受延迟一段时间后再手术？

2. 初步优先权确定后，要决定以下问题

（1）需要什么时间内实施治疗？

（2）再后送需要多长时间？

（3）有无后送的必要性，如是否需要眼科和神经外科治疗等。

（4）有无后送的可能性，包括伤情能否经受住一定时间的后送，有无合适的运输工具，以及环境及卫生情况是否允许转送等？

3. 检伤分类要反复进行　一是因为伤情是动态变化的；二是因为在救治的各个环节，只要有批量伤员等待处置，就必须分出救治顺序。

三、伤员类别的划分

按处置优先顺序，伤员划分为以下 4 种。

1. 紧急处置　伤势为重伤，须立即处置，救命。

2. 优先处置　伤势为中度伤，须数小时内处置，否则伤残。

3. 常规处置　伤势为轻伤，可常规处置。

4. 期待处置　伤势为濒危伤，宜对症处置。

类似的国际通用的伤员类别划分方法如下。

国际通用的方法：轻伤类，通常为"行走伤员"。延迟处置类，属于可能需要手术的伤员，但其全身情况较好，暂无立即危及生命和肢体安全的危险，允许推迟，而不必立即手术。立即处置类，包括需立即进行生命支持干预或手术的伤员。期待处置类，损伤严重，即使在只有单个伤员和最佳医疗条件下成功救治的可能性也极小的伤员。

4 种类型的具体伤情划分如下。

1. 轻伤类　如小范围烧伤、裂伤、挫伤和小的骨折伤员。这些伤员可承担部分简单的任务，如警戒、照顾其他伤员等。

2. 延迟处置类　不必立即手术。其他非手术治疗不中断，如补液、给抗生素、镇痛、制动等。典型的伤员如无休克征象的大块软组织伤、明显骨折、胸腹腔损伤、烧伤体表面积 < 20% 等伤员。

3. 立即处置类　例如血流动力学不稳定的伤员，伴有气道阻塞、胸腹损伤、大量外出血，或休克伤员。

4. 期待处置类　如没有反应的头部穿透伤且明显伴有大量脑组织损毁的伤员。这类伤员不应忽略，有可能的话，应接受安慰处置，同时在适当时机再次检伤分类。

四、伤员类别的标识

分类标识的作用：显示分类结果，传递分类信息。

国际上通常全程使用分类标牌（triage tag），用红、黄、绿、黑 4 种颜色划分不同的分类标识。其中红色为第一优先顺序（priority 1），为紧急处置（immediate）；黄色为第二优先顺序（priority 2），为延迟处置（delayed）；绿色代表常规处置（routine）；黑色代表期待处置（expectant）。

未来信息化的发展趋势可能更多地使用电子分类标识。

五、极端条件下检伤分类要求

平时院前急救和急诊室有规范的检伤分类规则，如中国台湾地区的急诊检伤分类和灾害救援检伤分类指南，美国的 *Guidelines for field triage of injured patients* MMWR，2011。

大型灾害检伤分类在危险性、资源有限性和分类条件等 3 个方面不同于平时的检伤分类。

1. 救治环境更危险。

2. 可利用的医疗资源更少。

3. 有可能反转先重后轻的优先顺序。

除去这些救援环境因素，平时和救援时检伤分类没有根本不同，因此，可认为两种情况下的检伤分类均属于同一个通用的检伤分类系统。该系统输入不同的伤情，经过处理后可输出相应的分类结果。影响结果的各种系数有医疗资源、病理改变、环境和后送条件等。

注意虽然输入的伤情一样，但影响因素不一样，输出的分类结果可能也不一样。例如：急诊室 50% 烧伤分类、手指离断伤分类，在平时不可能分类为期待处置。

六、检伤分类形式

在实践中，根据不同的时间地点和不同的任务，检伤分类形式多种多样。为了便于应急救援的训练，常将检伤分类形式分为收容分类、救治分类和后送分类 3 种。

1. 收容分类　将伤员分别安排到相应的区域或科室。

2. 救治分类　根据优先权和救治条件统筹安排治疗顺序。

3. 后送分类　根据优先权和后送条件区分伤员后送的顺序、工具、地点及体位等医疗要求。

三种分类形式也代表了检伤分类的三个主要任务：①将需要立刻抢救的伤员识别出来，同时将危害环境和他人的伤员与其他人分开；②分别将轻、中、重伤员分开，以便确定救治优先权；③判定伤员耐受能力和后送的紧急性。

注意：①三种分类形式并不能截然分开；②并非只有三种形式，还有其他各种场景中的形式；③分类的过程并非只是检查和诊断，边检查边抢救对挽救伤员生命特别重要。

七、检伤分类方法

（一）人员/器材/设备

人员包括记录员、护士、医师等。其核心是分类医师，由经过专业训练的或有经验的人员担任。该岗位至关重要，不仅要识别伤情的轻、重程度，而且还能判断损伤的种类和伤员生存的机会。通常由富有创伤急救经验的医师担任，可起到控制和调节伤员流的关键作用。

应为分类人员准备好所需的设施，包括记录卡、化验单和止血、包扎、通气、注射等抢救器材及药品；应有足够的担架和搬运人员。

（二）检伤分类场所

检伤分类虽可在任何场所进行，但有条件时，应开设专用的分类场所，以提高救治效率，增加伤员的通过量。一旦决定设置分类场所时，应尽量按规范进行。

分类室（帐篷）或分类场设置要求如下。

1. 设在救治机构入口附近。

2. 具备通信、后送、水电供应及物资供应条件。

3. 场所布局合理。

4. 一般分为下车区、分类区和车辆调整区，伤员应单向流动。防止轻伤员擅自进入抢救区。

5. 在环境恶劣时，不应苛求客观条件，有时甚至需要直接在后送运输工具上进行分类。

6. 分区应有利于伤员流、物资流和信息流。

（三）检查伤员的方法

1. 检查内容　包括伤员的意识状态、呼吸、循环、出血、损伤部位、损伤类型等。

2. 检伤手段　包括利用随身携带的简易工具或徒手实施望、触、叩、听等简单检查，以及在条件具备时使用简易的仪器进行检查。一些简单的辅助检查有时应作为补充手段。

3. 记录　使用统一的分类标识、分类卡或分类牌、收容和转运登记本、院前急救病历或野战病历等手段记录检伤分类过程和结果。

总结

1. 组织有序的时效救治，力争更好地救更多的伤员是医疗救援的基本原则。

2. 分清伤情轻重，明确救治缓急是时效救治的基本要求。

3. 检伤分类是各救治阶梯的核心内涵和时效救治关键技术。

？ 思考题

1. 简述优先处置类的伤员的总体伤情。

2. 检伤分类成功的关键是什么？

3. 请列出两条在批量伤员场景中对医务人员最重要的事情。

4. 按检伤分类要求，伤员能听从指令，脉搏正常，无呼吸困难，他属于哪一类别？

（沈　岳　王国威　封　蕾）

参考文献

亚力克·比克利，马修·马丁. 2020. 前线外科学. 张连阳，董海龙，王志农译. 北京：科学出版社.

Falzone E, Pasquier D, Hoffmann C, et al., 2017. Triage in military setting. Anaesth. Crit Care Pain Med, 36（1）：43-51.

第 13 章

批量伤员救治

教学内容

- 批量伤员救治概况。
- 批量伤员定义和概念。
- 批量伤员救治分级要求。
- 批量伤员救治时效要求。
- 批量伤员适宜救治技术。

教学目标

- 学习和培养在现场组织和实施批量伤员救治的能力。

学习要求

- 能够解释为何批量伤员救治是医疗队作业和训练的重点。
- 能够描述批量伤员的定义，在训练中运用批量伤员概念。
- 理解保证批量伤员连续和有序救治的原则。
- 叙述批量伤员分期分批处置的措施。
- 解释伤员流各救治环节的划分要求。

在救援医疗队实践和训练的过程中，各种医疗人员聚集在一起，会涉及很多不同学科专业、不同管理层次的问题。其中批量伤员救治是最重要的问题，是组织管理和救治技术的交叉领域，也是救援队伍核心胜任力建设的重点。

有经验的专家认为，如何组织批量伤员的救治，是勤务和技术面临的共同考验，须采用特殊的策略和技术来解决，完全不同于平时标准条件下的创伤救治。如果与其他疾病治疗一样，按部就班，先来后到地处置，其结果是不但耽搁治疗，而且危害全局！

近年来应急救援基地化训练也是一种新的有效尝试。基地提供专业化平台，有助于凝聚共识，提高效率。新的训练模式需要探讨、改进，更需要去适应。其中救治环境、典型损伤和伤员流是三个关键要素，应基于此，抓住机会促进救援机构转型提高，使队伍建设焕然一新。

一、基本概念

重大灾害事件经验表明，即使在医疗条件最好、院前急救体系最完善的地方，突发大批量伤员，也会出现大量处置不力的问题，遭到质疑，引起广泛讨论。笔者的有关医疗队实践经验表明，应对特殊的或各部位创伤的能力必须具备，但有序处置大量伤员的能力更为重要。现代医学已经很先进，但我们准备好应对大批伤员了吗？医院需要从技术上重视批量伤的问题，包括对其基本概念的正确理解。

批量伤员（MASCAL）是指一段时间内同时到达的，超过了该救治机构常规收治能力的伤员群体。

注意批量伤员和多个伤员的区别，后者数量相对较少。另外，多个伤员事故是指发生了多个伤员的事故。而批量伤员事件是指一次影响范围更大的灾难事件。从医疗救治角度看，多个伤员创伤的影响限于收治机构正确处理所有潮涌般出现的伤员的能力。这与批量伤员处置形成对比，后者需求的资源超出了单个收治机构的能力，有时甚至超出了整个创伤救治系统的能力。于是，当地的和当时的医疗资源，而非遇难者的绝对数量是区别多个伤员创伤和批量伤员创伤的关键。及时和有效协调当地级别的所有可利用的资源是处置这种情况的关键。

短时间内突然出现大批严重伤员，救治机构和救治人员均可能遇到平时单个伤员救治中意料不到的困难，产生始料未及的巨大冲击，造成救治效率低下，出现各种矛盾和混乱，对单位和个人都是一次"灾难性"的打击，被称为二次灾难，这也是批量伤员的基本特点之一。

进一步分析，构成批量伤员的关键要素有以下几个。

1. 单位时间内到达的伤员人数（C_s）。
2. 单位时间内最大救治伤员能力（C_{max}）——按常规程序可救治的最多伤员数。

如果：$C_s / C_{max} > 1$

则：$MASCAL = C_s$

如果将 C_{max} 称为饱和伤员数，则常需要引入"过饱和"概念，这在建设和评价救治机构和队

伍时十分有用，提示我们在医疗队训练时，应按批量伤员模式考验队伍，要评估其对抗过饱和伤员数量冲击的能力，而不仅仅考验常规收治范围以内的能力。

3. 伤员流——批量伤员运动的宏观现象，包括流向、流量、流速、流态、流序、流波、流时、流障、流距和流型等观察指标，是卫勤和管理研究批量伤员的重点！虽不是医疗人员关注的重点，但不同伤员流对救治技术和预后的影响同样巨大，值得深入思考。例如在实践和训练中我们会发现伤员的批次与伤员的数量同样重要。

4. 持续救治能力涉及后勤供应、医疗后送体系等问题，也是提高医疗队整体救治能力的重要因素。只有当短期内出现大批伤员不会造成长时间的混乱无序，不会导致"二次灾难"，而成为医疗队得心应手的工作"常态"时，医疗队的能力建设才算基本到位。

在救治或应急响应行动中如何界定批量伤员时还会遇到一些具体问题，如是否规定固定的伤员数目？是否灵活地按多于医院床位定义？或按灾难事件或事故分门别类地定义？其发生时间按伤员已经全部产生时算，还是按刚开始发生时算？这都需要我们在理解批量伤员核心内涵的基础上，根据具体救援环境、目标和策略做出具体的约定。

从应急救援系统的能力建设角度看，最重要的基本要素是可利用资源和常规流程，在这两方面基础上构建的系统救治能力和工作流程是衡量应急系统的关键。例如系统救治能力主要受到下列可利用资源因素的影响：救护车数；被其他工作占用的救护车数；可用的合格人员；适合的床位数；通信信息系统能力等。

不同的医疗工作流程决定了由速度、资源配置和预后等指标所反映的救治效率。平时单个伤员的处置流程在速度和资源安排上相对效率低下。在批量伤员时这种低效率是不能接受的，会导致大量伤员滞留和处置延误。因此，需要采取不同的流程或策略，如 START 检伤分类、减少医患比例、增加救护车装载人数等。这些均涉及指挥、后勤和医疗等方面的问题。

要点提示：

1. 批量伤员是指一段时间内同时到达的、超

过了该救治机构常规收治能力的伤员群体。

2. 按常规医疗工作流程救治批量伤员效率低下，会导致伤情延误和伤员滞留。

3. 在医疗队训练过程中重视"饱和"或"过饱和"伤员流是提高能力的重要方法。

二、批量伤员分级救治要求

为了应对大规模伤亡事件，各国医疗系统逐渐形成了分级救治的医疗救援体系，其中救治级别的划分原则大同小异，最具有代表性的是联合国的医疗保障救治阶梯划分，如表 13-1 所示。

表 13-1 联合国医疗后送体系

联合国医疗保障救治链					
地点 & 能力	任务区内				任务区外
	受伤现场	联合国诊所（Ⅰ级医院）	部署的医院（Ⅱ级医院）	派遣国医院或当地医院	区域医院（国际）
转运	救护车和直升机	直升机		直升机和固定翼飞机	
技术需求	自救互救	稳定伤情	高级生命支持损害控制手术	初期或专科手术	康复和功能重建
级别	基础级	Ⅰ级	Ⅱ级	Ⅲ级	Ⅳ级
时效	（10 分钟）	1 小时	2 小时	4～8 小时	天 / 周

联合国按照救治地点和救治能力不同划分了 5 个级别，并区分了救治时限要求。

其中划分的主要依据是救治技术需求和救治时间要求。这两点均直接反映了伤员的需求。注意，需特别强调：①伤员的需求并不是指伤员主观要求的迫切性，而是对救治技术迫切性的客观需求，否则有可能轻伤、精神亢奋的伤员要求最强烈，而意识障碍的重症伤员要求最不迫切；②伤员的需求不仅是单个伤员的需求，而是在院前或野外条件下批量伤员的需求。满足这两种需求是提高救治效率或总体救治水平的关键。

上述救治阶梯的划分在很大程度上决定了各个救治级别所应采用的救治技术的范围，未达到或超过此范围可能造成伤情延误或效率低下。在批量伤员情况下，救治人员均按统一的救治规范行事，力争采用符合各救治阶梯的适宜技术措施，才能保证有序的治疗。如果各行其是，随意采取超出救治技术范围的措施，结果轻则影响总体救治效率，重则会造成医疗秩序混乱，延误或漏掉重要伤情处理，浪费稀缺的医疗资源，拖累救援行动，更难以达到"伤不当死，不死；伤不当残，不残"的要求。

三、批量伤员救治策略

批量伤员的时效救治不但要求救治单位改变常规的救治流程，也要改变常规使用的技术措施和救治策略。创伤的急救技术大多具有较强的时空属性，尤其是时间属性。换种说法，就是急救技术有其自身的时效性和阶梯属性，有其适用的时间和空间。有些平时的救治技术可直接用于批量伤员救治，或稍加改进后应用。有些在批量伤员救治特殊环境中产生的有效技术可直接用于平时，或被借用于平时。下面举例说明。

（一）检伤分类策略

最典型的适宜批量伤员救治的技术是检伤分类技术。平时检伤分类典型的应用地点是急诊室，已有较成熟的规范和流程。但批量伤员救援情况常较为复杂，检伤分类常不能将伤情轻重作为唯一的决策依据。医疗工作者常在处理批量伤员救治时陷入医疗伦理道德的困境。通常情况是：不但把自己置于危险之中，而且要快速决定他人的生死。

第一个伦理问题是现场第一救助者到达现场在力图救治的同时把他们自己置于生命危险之

中。敌对的和危险的环境包括自然灾害后的城区（如地震和飓风），建筑物可能垮塌，或在遭遇恐怖分子炸弹袭击的区域有再次爆炸的危险。在救灾时将自己置于危险之中的方法常与其职责相矛盾。

第二个伦理问题是如何决定谁优先接受救治。在多个伤员情况下并非每个伤员均接受立即救治，这需要医疗工作者良好的判断，而且这种决策往往并非简单容易。在现场各种因素影响下常难以决定有限的人力物力应给哪个伤员优先使用。通常，医疗资源分配的决策依据以下 3 个关键原则。

1. 功利主义　为最多数人做得最好。

2. 机会平等原则　先来先到。

3. 平均主义　均分医疗资源。

在恶意大规模伤亡事件和批量伤员救援时，功利主义原则通常优先于其他原则，因为尽可能用最好的方法救治最多的伤员，才能达到提高效率的基本目标。应急医疗队常须根据伤员的可挽救性，及时做出有关医疗资源分配给谁的困难决策。负责检伤分类的人员应理解功利主义原则，监控批量伤员救治，防止对系统的有效资源分配方案的各种干扰。

在平时，医院内应对的主要是多个创伤伤员，通常采用急诊室检伤分类来决定谁应先接受救治。与平时假定每个伤员都有充分资源可利用的情况截然不同，院前或灾难发生时，在大量伤员负荷时面对的是批量伤员，必须在有限医疗条件及可利用资源范围内，甚至在危险环境中按不同的策略分配救治优先顺序。

在典型大规模伤亡事件救援条件下，估计 10% ～ 15% 的伤员遭受严重创伤，其余的为轻伤或中度损伤。检伤分类的基本任务是识别出那些严重且可救活的伤员，及时转运到创伤中心。识别出这组伤员具有很大挑战性。由于同时出现大量伤员，负责检伤分类人员的注意力应优先集中于整个受伤人群。在决定分配资源时，须同时考虑损伤严重程度和可挽救的机会大小，目的是救治更多的伤员。其他应考虑的因素包括伤员总数、损伤性质、地理位置、可利用的救治机构、后送路线、途中转运时间等。

检伤分类过程不是一次单一事件，相反，它是一个连续的反复评估的过程。尤其在批量伤员救治时，必须要在多个救治机构，由多组医疗团队逐步实施，因此反复不断地评估更为重要，且依靠最佳多团队合作和沟通才能做出正确的分类决策，并正确地贯彻执行。

通常在批量伤员救治时，检伤分类过程可分为以下几个阶段。

（1）初始检伤分类在事件现场实施，常由急救员和第一救助者承担。

（2）二次检伤分类由伤员转运接收机构实施，通常在急诊室入口处，由最有经验的专业人员承担，常为外科医师或急诊医师。任务是基于需求救治的水平，损伤严重程度和可利用资源，将伤员转移到预设区域进行进一步的救治。

（3）再次检伤分类由外科医师、急诊医师、麻醉师或 ICU 医师实施，来决定院内伤员转送的科室。ICU、手术室、放射科或预设的轻伤区等是最常见的去向。基于可利用的人力资源和损伤严重程度，完成下列操作：生命体征检测，建立静脉通路，启动复苏，使用抗生素和破伤风疫苗，抽血标本，准备转运。

超声（FAST 或 eFAST）是有效的工具，有助于再次检伤分类。在批量伤员时使用超声扫描在 1988 年美国地震后由 Sharkisian 所报道。最近，以色列一项在批量伤情景中使用 FAST 的研究表明，阳性预测率为 88.2%，阴性预测率为 94.1%，准确度为 93.1%。

（二）创伤复苏优先顺序

创伤复苏是一个有较广泛含义的概念。在严重创伤后的复苏过程中，所用到的技术包括心肺复苏、休克复苏、容量复苏等。其中各种复苏措施和操作的时序，或优先顺序尤为重要。

如心肺复苏时，通常包括 A、B、C 三个内容，即开放气道（airway）、人工呼吸（breath）、胸外心脏按压（compression）。2005 年前 CPR 操作是按 A-B-C 依次实施。2010 年开始 CPR 顺序变为 C-A-B［美国心脏学会（AHA）国际心肺复苏（CPR）& 心血管急救（ECC）指南］，即先开始胸外按压，再开放气道，再口对口人工呼吸。

以往按 ABC 顺序的复苏首要措施是开放气

道，看似符合前述常见致死病理过程的"ABCDE"顺序。但病理过程与复苏措施的操作过程不是同样的概念，过去未清晰地理解。最关键的是要理解哪种措施能迅速有效地恢复心脏和大脑的氧供。在实践中发现，无反应的患者和呼吸异常的患者都应当立即行胸外心脏按压。几分钟内氧气就会进入肺和血流，因此最先开始胸外心脏按压会促进氧气更快地分布到大脑和心脏。以往首先进行"A"（开放气道）而不是"C"（胸外心脏按压）的做法会明显耽搁约30秒。试想单纯开放气道，甚至向气管内吹气，对没有循环的大脑和心脏有何意义？"B"和"C"措施的基本时效要求是在建立有效循环后才能发挥作用。而单纯按压胸部不但驱动血流，也可提供一定的"被动通气"。

CPR顺序的变化是一个典型的时效救治例子。批量伤员时效救治的原则要求可表述为：在适当的地点、适当的时机，对适当的伤员采取适当的救治措施。提示我们清楚地认识救治技术措施本身的时效属性对时间敏感性疾病的救治也十分重要。对呼吸、心搏骤停而言，基于其缺血缺氧的主要病理时程，了解救治时限，结合救治技术措施的时间空间属性特点，明确操作步骤和顺序，才能提高救治效果和效率。

又如严重创伤检伤分类过程也表述为依"A–B–C–D–E"顺序进行，在这里不再赘述。批量伤员救援或院前急救时十分强调处置措施的先后顺序，三项最重要的措施是开放气道、通气和止血，同样被表述为"ABC"顺序（airway/breath/circulation）。什么措施优先？假设伤员为完全性气道梗阻，3～5分钟即致命，airway优先处置，毫无疑问。

要点提示：明确救治措施的步骤和顺序是批量伤员时效救治的重点内容。

（三）严重多发伤批量伤员相关策略

严重多发伤救治是人类创伤医学遇到的极大挑战。当出现多个甚至批量严重多发伤伤员时，其救治困难程度无以复加，相关救治技术或策略可归纳为多发伤检伤分类和多发伤治疗措施两个方面。

一是在批量伤员检伤分类时注重及时识别出这类伤员，合理集中医疗资源，给予适时的救治

（参见第12章检伤分类）。在院前或救援现场救治机构前检伤分类时，首先遵循创伤通用检伤分类原则（START等）判断伤情轻重。在此基础上，如识别出多发伤伤员，即发现伤员有2个以上部位的损伤（按头、颈、胸、腹、脊柱、骨盆、四肢7个部位区分），则按下述原则协助进一步确定救治优先权。即先将伤员分为以下三种类型，然后再参照单发伤救治优先顺序实施有序处置：第一种类型的伤员每个部位的损伤均为轻伤，其救治优先顺序等同于轻伤；第二种类型的伤员有一处损伤为严重伤，则其救治顺序等同于或优先于相应的单发伤；第三种类型的伤员有两个部位的损伤为严重伤，其救治顺序优先于第二种多发伤（摘录自国家高技术研究发展计划863重点项目"地震多发伤救治技术规范"，2011）。

二是在每位严重多发伤伤员救治时，注重改进平时的治疗策略或救治措施，合理分配和使用医疗资源及时间空间，先处理最致命的生理紊乱，有序稳定伤情，争取时间和空间来进行最终的确定性治疗。早期人们依赖医疗技术，采取的策略是尽量争取以最好的医疗资源和救治技术，尽早实施一次性或确定性治疗（early total care，ETC），以最大程度挽救生命。但严重多发伤的死亡率仍然高居不下，尤其在批量伤员救治时，其中危重伤员占用了大量有限的医疗资源，造成救治效率低下。近30年来，人们开始认识到这类伤员进行性加重的病理过程中生理崩溃的表现（即致命生理紊乱三联征，或称为"致命三角"）是致死的关键。于是尝试放弃一些不符合此病理时程基础的技术措施，主要是放弃那些是费时的，并不直接针对"致命三角"的修复重建手术，采取简短快捷的新策略，实施分批分期分级的手术和复苏措施，即损害控制（damage control，DC）措施，其结果是大大提高了这类伤员的救治成功率和效率。有关损害控制的分期分批处置的核心理念和策略不但是批量伤员处置的关键内容，也是严重创伤和多发伤伤员救治的核心技术，更是近年来创伤临床医学最显著的进步，值得更多深入的探讨。

要点提示：符合当时条件下时效和阶梯要求的救治策略就是批量伤员救治最佳策略。

总结

1. 突然发生自然和人为灾难时批量伤员对当地创伤救治系统和救治机构带来极大的压力。

2. 所有可利用资源，包括院前、院内的及时有效的合作是应对伤员流负荷的关键。

3. 有效和客观的检伤分类是批量伤员处置的核心。

4. 救治机构应熟悉自己的应对冲击负荷的能力。

5. 充分的准备才能有效、协调地应急响应突发的批量伤员事件。

？ 思考题

1. 为何批量伤员救治训练是应急医疗队训练的重点？

2. 结合您所在医疗队及其使命任务情况，您认为训练多少伤员为宜？原因是什么？

3. 您所在医疗队的分级救治任务是什么？救治时间有何要求？需要哪些代表性技术？

4. 一伤员股动脉损伤大出血导致休克，休克救治和肢体挽救的时间有何要求？如何兼顾？

（沈　岳　唐　颖）

参考文献

Ahmad S. 2018. Mass Casualty Incident Management. Missouri Medicine, 115(5): 451-455.

NATO standardization Office. NATO Standard AMedp-1.10 Medical aspects in the management of major incident/ Mass casualty situation. NATO. 2021. available at http:// www. coemed.org/files/stanags/03 AMEDP/AMedP-1.10 EDB V1 E 2879.pdf.

第 14 章

灾害医学

教学内容

- 灾害医学相关的基本概念。
- 灾害救援的主要内容。
- 灾害救援的任务与范畴。
- 灾害的分类及危害。

教学目标

- 认识常见灾害的类型及其主要危害，理解灾害与灾害医学的基本概念，知晓国家灾害救援体系和救援机构，理解灾害救援的组织实施原则。

学习要求

- 了解灾害与灾害医学的基本概念，熟知国家救援体系，掌握灾害救援的分级救治和时效救治原则。

当今世界上自然灾难、事故灾难不断发生，灾害的挑战越发严重。提高部队和地方医疗人员的灾害医学知识和急救水平具有重要意义。

第一节　灾害医学概述

一、灾害概述

（一）灾害的定义

世界卫生组织对灾害的定义为：任何能引起设施破坏、经济严重受损、人员伤亡、健康状况及卫生服务恶化的事件，如其规模超出事件发生社区的承受能力而不得不向社区外部寻求专业援助时，就可称之为灾害事件。联合国"国际减灾十年"专家组定义为：灾害是一种超出受影响社区现有资源承受能力的人类生态环境的破坏。由此可以看出，灾害是危害人类生命财产和生存条件的各类事件，这种自然的或人为的破坏性事件，超出了受灾社区的自救力或承受力时，就构成了灾害。

（二）灾害的分类

1. 自然灾害

（1）气象灾害：如水灾、旱灾、台风、雷电、沙尘暴等。

（2）天文灾害：如陨石坠落、磁暴灾害、极光灾害等。

（3）地质地貌灾害：如地震、火山爆发、滑坡、泥石流等。

（4）水文灾害：如海啸、厄尔尼诺现象等。

（5）生物灾害：如农作物瘟病、虫害等。

（6）环境污染：如水污染、大气污染、海洋污染等。

2. 人为灾害

（1）火灾：如住宅火灾、森林火灾等。

（2）爆炸：如火药爆炸、石油化工制品爆炸、工业粉尘爆炸等。

（3）交通事故：如公路、铁路、航空、航海事故等。

（4）建筑物事故：如房屋、桥梁垮塌，公路断裂、隧道坍塌等。

（5）工伤事故：如触电、烧伤、砸伤、坠落伤等。

（6）卫生灾害：如职业病、地方病、传染病等。

（7）科技事故：如航空航天事故、核事故等。

（8）战争及恐怖袭击。

（三）灾害的特点

1. 突发性　灾害的发生通常没有可直接感受到的前兆或规律可循，不易被监测到或被及时察觉。

2. 周期性　相同的灾害性事件间隔一定的时间后又可再度发生。

3. 复杂性　等级高、强度大的灾害常诱发一连串的其他灾害发生，形成灾害链。灾害链中最早发生的称为原生灾害，而由其诱导发生的灾害则称为次生灾害。

4. 多因性　一种原因可能引起多处灾害，同一事件可能由多种原因引起。

5. 群发性　一些相同或不同类型的灾害常接踵而至或者同时发生。

6. 潜在性　灾害发生前一般都有长短不一的孕育期，用来积累或转换能量，最终打破原有的平衡和稳定。

（四）灾害的危害

1. 人身和心理危害　如地震等，可造成大量人员伤亡及残疾，破坏了社会和家庭的结构，给社会政治、经济、文化等造成巨大损失，带来了许多不稳定因素。灾后还可产生疫情、传染病流行，继续危害人类。另外，灾害对人类造成长期的精神、心理危害，留下的心理创伤很难在短期内消除。

2. 城市危害　大规模的城市建筑群倒塌、能源设施遭到破坏、水源污染、对其他基础设施的破坏。

3. 环境危害　火灾和病虫害毁坏森林和草原，使生态环境恶化，干旱、风灾加速土地沙化、地面沉降和地形变化，使地表水和地下水疏泄不畅而致水质污染。

4. 工、矿业危害　工业区和矿区一旦发生灾害，可以使整个企业或其中一部分顷刻毁灭。包括水、电、燃料的供应和交通、机械设备的破坏，都给工矿企业带来巨大的经济损失。

5. 农业危害　对灾害的反应最敏感，损失最重。气象灾害、生物灾害可直接造成庄稼大面积受损，粮食严重减产。水土流失、土地盐碱化、土地沙化等也对农业生产造成严重破坏。

6. 林业危害　尤其是森林火灾可造成大面积森林及草原破坏。

7. 牧业危害　草原沙化、干旱是牧区的主要威胁。

8. 渔业危害　干旱致使许多河、湖干涸，妨碍了淡水渔业的发展。特别是水质污染，对渔业构成了灭绝性灾害。

9. 交通危害　滑坡、泥石流等对陆路交通的危害巨大。台风、巨浪是海上交通的最大威胁。恶劣的气象条件造成的航空事故并不鲜见。

二、灾害医学及救援概述

（一）灾害医学的概念及特点

灾害医学是灾害学的一个分支学科，与急救

医学、军事医学、内外科学关系密切，与其他学科组成了较完整的内容体系，是多学科交叉渗透的新兴综合性学科，其实践性多于理论性。它是以现代医学科学的发展为基础，以临床医学的诊治措施为手段，研究在各种自然灾害和人为事故中所造成的灾害性损伤条件下实施紧急医学救治和卫勤保障的一门学科。

（二）灾害医学的内容

1. 灾害的分类、特点。
2. 灾害救援的卫勤组织与保障。
3. 灾害创伤现场伤情评估。
4. 灾害伤员急救技术。
5. 灾害伤员的康复治疗。
6. 灾害创伤并发症的防治。
7. 灾害传染病的预防。

（三）我国灾害医学的救援组织体系

国家不断完善和规范了医疗组织工作并加以实施，包括突发公共事件总体应急预案、突发公共事件专项应急预案、突发公共事件部门应急预案、突发公共事件地方应急预案、企事业单位应急预案（根据有关法律法规制定）、大型活动应急预案、突发重大动物疫情应急预案、重大食品安全事故应急预案等。

国家层面设立了应急管理部，负责全国应急管理工作的统筹协调和指导，整合了多个部门的相关职责，在应对重大突发事件中发挥着关键的指挥和协调作用。

医学救援的组织体系包括医疗卫生救援领导小组（政府）、专家组、医疗卫生救援机构、现场医疗卫生救援指挥部。

国家的突发公共事件医疗卫生救援应急预案根据各类突发公共事件的性质、严重程度、可控性、影响范围及导致人员伤亡和健康危害的程度，将医疗卫生救援事件分为4级：Ⅰ级，特别重大；Ⅱ级，重大；Ⅲ级，较大；Ⅳ级，一般。4级预警标识分别用红、橙、黄、蓝表示，并据此做出相应国家级、省级、市级、县级4级响应。各级成立相应的医疗卫生救援领导小组、专家组、医疗卫生救援机构、现场医疗卫生救援指挥部。

1. 特别重大事件（Ⅰ级）　①一次事件出现特别重大人员伤亡，且危重人员多，或者核事故和突发放射事件、化学品泄漏事故导致大量人员伤亡，事件发生地省级人民政府或有关部门请求国家在医疗卫生救援工作上给予支持的突发公共事件。②跨省（区、市）的有特别严重人员伤亡的突发公共事件。③国务院及其有关部门确定的其他需要开展医疗卫生救援工作的特别重大突发公共事件。

2. 重大事件（Ⅱ级）　①一次事件出现重大人员伤亡，其中，死亡和危重病例超过5例的突发公共事件。②跨市（地）的有严重人员伤亡的突发公共事件。③省级人民政府及其有关部门确定的其他需要开展医疗卫生救援工作的重大突发公共事件。

3. 较大事件（Ⅲ级）　①一次事件出现较大人员伤亡，其中，死亡和危重病例超过3例的突发公共事件。②市（地）级人民政府及其有关部门确定的其他需要开展医疗卫生救援工作的较大突发公共事件。

4. 一般事件（Ⅳ级）　①一次事件出现一定数量的人员伤亡，其中，死亡和危重病例超过1例的突发公共事件；②县级人民政府及其有关部门确定的其他需要开展医疗卫生救援工作的一般突发公共事件。

（四）我国灾害医学救援存在的问题

1. 指挥调度系统不统一，遇到阻力，各管一方。
2. 应急预案不完善，受医疗卫生管理体制限制。国内医疗卫生机构虽有各自的灾害救援应急预案，但多流于形式，与预案配套的后勤保障系统、通信联络系统、管理监督系统，特别是针对灾害救援的培训均有待进一步完善。
3. 灾害救援知识普及不足。我国灾害救援专业能力培训处在起步阶段，大众灾害救援能力教育仍在认识阶段。灾害医学救援培训未成体系，多为临床安排的培训。
4. 区域发展不均衡。
5. 后勤、物资、通信、交通、政策保障不足。

第二节　救援任务、范畴及原则

一、灾害医学救援的机构

（一）现场抢救组

1. 群众性自救互救组织：灾害发生后，当地卫生机构常失去急救能力，救援人员又难以迅速到达现场，幸存者在火速向上级政府部门和医疗机构呼救的同时，应主动组织起来开展自救互救。若平时训练有素，对挽救伤员生命、阻止伤情恶化将起到非常重要的作用。

2. 救援队：由军队或地方医疗机构派出医务人员，与战士、消防、红十字会等共同组成抢救小组，边抢险边对伤员进行急救。

3. 救援医疗队到达现场后，一般开设紧急救治医疗机构，但若需要，亦应能分编成若干个急救小组，配合救灾部队或群众进行救护。

（二）灾区医院

重大灾害，特别是重大地震灾害，灾区常需要开设医疗机构，即灾区医院。它们由地方或军队医院派遣的医疗队、灾区原有的（残存的）医疗机构担任或组成。灾区原有的医疗机构或外地支援的医疗队可以单独设立，也可由两者合作共同展开。

（三）后方医院

后方医院一般具有综合医疗救治能力，可以是灾区附近的当地医院、前来支援的军队医院和地方医院建立的医疗机构。或者是指远离灾区，在后方接收伤员的各种医院。

二、灾害医学救治范围及任务分工

灾害医学救援的救治工作范围涉及多个学科专业的院前救治，包括了灾区常见的创伤、外科疾病、内科疾病、专科疾病、心理障碍、传染病等。在救援现场主要任务是协助救援人员尽快使伤员脱离环境、估计伤亡人数、对伤员进行评判及分类、对伤员进行初步的抢救和处理、确定现场人力物力需求、确定急需解决的卫生

问题。

现场医学救援人员的分工原则如下。

1. 根据人员数量进行分组。

2. 在灾害现场设立分类后送、医疗救治等功能区域。

3. 确定伤员处理的优先顺序。

三、灾害医学救援的原则

（一）分级救治

1. 现场急救　现场急救是在受伤现场实施的救治，由现场医疗队承担。严重创伤伤员往往伤情复杂，在现场不可能也不易获得详细病史。抢救者来到伤员身旁的最初 2 分钟内要快速检查伤情，同时还要注意伤员的紧急治疗需要，应搜寻导致死亡而且可逆的危重症，如心搏骤停、开放性气胸、出血性休克等，并优先处理。在排除或救治威胁生命的病症后，进行系统检查，必须防止漏诊或在搬运途中加重损伤。现场急救的原则是通气、止血、包扎、固定、搬运、后送。

2. 紧急救治　由现场医疗机构实施。紧急救治是挽救生命或防治伤情恶化的进一步急救，旨在保证后送安全。常见的救治措施包括输血、气管切开、结扎或钳夹止血、血气胸的闭式引流、筋膜间隔综合征切开减压术、尿潴留耻骨上膀胱穿刺等紧急措施。还包括对急救措施的补充和纠正。可留治传染病伤员、轻伤伤员或暂时不宜转送的危重伤员。将需要专科治疗或需较长时间恢复的伤员转送至灾区附近或较远的指定医院。

3. 早期救治　>50km 外医疗机构承担，实施开颅探查、开胸探查、剖腹探查、截肢术、清创术、损害控制外科技术。

4. 专科治疗　>100km 外医疗机构承担。专科治疗是指根据伤病种类，由相应的专科医师，利用专科医疗设备对伤员进行的治疗。由指定的设置在安全地带的地方和军队医院担任。其主要任务是收容灾区医疗站、医院转送来的伤

员，进行确定性治疗，直到痊愈出院。但严重创伤往往为多发伤，有些为复合伤，相关科室需要协同救治，必要时临时组织包括多学科的医疗救治组进行综合治疗，包括确定性手术及并发症防治等。

5. 康复治疗　＞100km 外医疗机构承担，实施功能锻炼、功能康复、矫形、塑形等。

（二）时效救治

时效救治包括 3 个方面的基本内容，也可以提炼成 3 个基本原则，即救治的及时性原则、技术的适宜性原则和救治的高效性原则。

1. 及时性原则　时效救治要求在伤员救治工作中，医疗救治技术措施的实施越早越好，必须在措施有效时间内完成。但在特殊环境条件下（如地震灾害现场）不能在最早时间实现的，也必须尽最大努力在最佳黄金时间段（72 小时）完成。各类卫生人员必须把医学技术放在伤员伤情变化的有限时间、空间内加以运用，一旦错过了最佳救治时机，所采取的救治措施将是无效或者是低效的，难以控制伤病情的恶化，伤员的生命难以挽回。卫勤组织领导者在救治技术力量的组织工作中，必须把医疗后送的全过程与时间要素结合起来，在救治力量的阶梯部署、医疗救治力量的调配，以及后送工具的运用方面，充分考虑到伤员得到救治的时机和救治的效果，力求从组织上保证在最佳救治时期实现合理的救治。

2. 适宜性原则　根据灾害现场特殊环境的要求，伤员救治的全过程必须分阶段组织实施，因此在不同地点和不同时间段应采取不同的救治措施。时效救治要求在不同地点和不同时间段有选择地采取不同的救治措施，这些救治技术措施是与特定地点和特定时间段相适应的技术措施。在急救现场和伤后 10 分钟内，急救目的是延续伤员生命，只能采取通气、止血、包扎、固定、搬运、基础生命支持等措施。如果不适宜地开展神经吻合、断指再植、大型手术及完善的专科治疗，由于这些治疗措施会占用大量时间而影响许多亟待手术的伤员，通常使亟待手术的伤员丧失了最佳救治时机。所以，必须正确处理救治措施选择与救治时机的关系，在特定的救治时机、特定的救治地点选择相应的救治措施。

3. 高效性原则　时效救治要求在救治时机把握和救治措施选择上实现最优化，充分利用救治的有效时机，在整体上达到救治的最佳效果。在灾害现场伤病救治工作中，救治需求与救治时间、救治地点、救治能力及救治条件之间存在着许多矛盾，如何正确处理这些矛盾，以实现整体救治的最佳效果，必须在思想指导和行为准则上加以明确。必须明确本级救治目的和目标。在伤员救治的全过程，各级救治机构的救治目的是不一样的，急救、紧急救治和早期治疗的目的是稳定伤情、延续生命，为伤员后送和进一步治疗争取时机和做好准备。专科治疗是通过彻底、完善的治疗以实现挽救生命和恢复功能的目的。在救治时机与救治措施的优化选择上，必须以整体救治效果为标准。正确处理即时措施与系列措施的关系、局部效果与整体效果的关系，在最佳的救治时机采取最适宜的救治措施，以求实现整体救治的最高效率。在技术组织和最佳救治时机的实现上，应当以追求救治效率和最佳效果为主导，合理配置救援力量，减少后送阶梯，加快后送速度，确保伤员救治技术效益与时间效益的优化。

总结

1. 任何能引起设施破坏、经济严重受损、人员伤亡、健康状况及卫生服务恶化的事件，如其规模超出事件发生社区的承受能力而不得不向社区外部寻求专门援助时，称为灾害。

2. 灾害医学是灾害学的一个分支学科，与急救医学、军事医学、内外科学关系密切，与其他学科组成了较完整的内容体系，多学科交叉渗透的新兴综合性学科，实践性多于理论性。

3. 灾害医学的任务包括应急响应、组建医疗机构、紧急救援、疾病预防、卫勤保障。

4. 现场医学救援人员的任务包括协助救援人员尽快使伤员脱离环境、估计伤亡人数、对伤员进行评判及分类、对伤员进行初步抢救和处理、确定现场人力物力需求、确定急需解决的卫生问题。

❓ 思考题

1. 为什么要学习灾害医学？意义何在？
2. 灾害医学的范畴包括哪些？任务是什么？
3. 灾害对人类社会的危害表现在哪些方面？
4. 如何在现场进行环境评估？救援人员的任务与分工是什么？

（刘　鹏　吴　强）

参考文献

来红州 .2016. 2016 年版《国家自然灾难救助应急预案》解读 . 中国减灾，（9）：46-49.

刘中民 .2014. 灾难医学 . 北京：人民卫生出版社 .

沈洪，刘中明 .2013. 急诊与灾难医学 . 北京：人民卫生出版社 .

曾红，谢苗荣 .2017. 灾难医学救援知识与技术 . 北京：人民卫生出版社 .

Swinton R，Subbarao I.2016. 灾难急救基础生命支持 . 潘曙明，唐红梅译 . 上海：上海科学技术出版社 .

第 15 章

烧伤救治

第一节 概 论

烧伤平时和战时均多见，平时多发于日常生活中的意外、工农业生产中的意外事故，较多见于煤炭、石油、冶炼等产业。近年来，电力、化学物品致伤者增多。战时烧伤多为成批发生，数量多，复合伤多，伤情复杂；救治任务重、时间紧、环节多。

烧伤的致伤原因很多，最常见的热力烧伤占90%，如沸水、火焰、热金属、沸液、蒸汽等；其次为化学烧伤，如强酸、强碱、磷、镁等，占7%；再次为电烧伤；其他还有放射性烧伤、闪光烧伤

等。其中生活上的烫伤和火焰烧伤占84%，但随着工农业生产的发展，非生活烧伤增多。应该指出，平时90%左右的烧伤是可以避免的。

烧伤的轻重，取决于烧伤面积、深度和特殊部位烧伤情况。面积越大、越深，特殊部位烧伤深则病情越重。也与伤员的年龄、体质强弱、有无合并伤、有无慢性病及救治时是否已发生休克有关；在事故救援时还要注意有无复合伤或中毒等。因此，要从各个方面去综合判断。

小面积浅度烧伤的病程较平稳，主要是创面

愈合，大多在 2 周左右痊愈。大面积烧伤不仅造成局部组织的损伤，而且引起全身反应。全身反应的轻重因烧伤面积的大小和深度的不同而有很大差异。烧伤创面的存在和变化（如体液渗出、感染和组织修复等）贯穿烧伤治疗的全过程。临床上根据烧伤创面引起全身病理生理变化的阶段性，一般将烧伤病程经过分为休克期、感染期、修复期。各期有不同的特点，各期之间紧密联系且有重叠，并非截然分开。

一、体液渗出期或休克期

伤后立即发生体液渗出，一般持续 36 ~ 48 小时，严重烧伤可延至 72 小时。此期的主要威胁是休克。伤后烧伤区及其周围的毛细血管受损，血管通透性增高，血浆样液体从血管中渗出，从创面丧失，或渗入组织间隙形成水肿；稍后因炎症细胞、炎症介质的参与，其他部位的血管通透性也增高，烧伤面积 > 30% 者，则可发生全身血管通透性增高。小面积浅度烧伤（成人 10%，小儿 5% 以下）主要出现局部水肿，对循环血管影响小。烧伤面积 20% 以上者则可导致低血容量性休克。烧伤体液渗出有一个发展过程，伤后毛细血管通透性立即增高，2 ~ 3 小时已显著，6 ~ 8 小时达高峰，持续 24 小时，其后逐渐减缓；36 ~ 48 小时后，血管通透性逐渐恢复，严重烧伤时，也可延至 72 小时以上。此时水肿液开始回吸收，一般持续 3 ~ 5 天，大面积深度烧伤特别是并发感染者，可持续 2 ~ 3 周。此期临床上称之为"回收期"。休克期可有多种并发症，多因血液灌流不足所致的缺血、缺氧性损害，如急性肾衰竭、休克肺、应激性溃疡等。但也可有其他因素参与，如广泛组织坏死所致的筋膜腔综合征、化学烧伤所致中毒等，特别要注意感染。

二、急性感染期

一般烧伤水肿开始回收，即进入急性感染期，持续至大部分创面愈合。其间伤后 2 ~ 7 天水肿回收期和伤后 2 ~ 3 周脱痂期更是发生感染的高峰期，但是大面积烧伤于休克期内即可并发感染。

创面是烧伤感染的主要来源。一般由于高热，伤后创面上的细菌并不太多，但是很快因接触和环境污染，残存毛囊、汗腺、皮脂腺和周围皮肤皱褶均驻留细菌及受呼吸道、消化道细菌的污染，烧伤创面很快染菌。由于烧伤创面遗留坏死组织，创面渗液富含蛋白质，局部血液循环障碍，都是细菌繁殖的良好条件。创面沾染的细菌迅速繁殖，向邻近组织蔓延，开始表现为急性蜂窝织炎、急性淋巴管炎等局部感染。浅度烧伤，3 ~ 5 天后可消退；深度烧伤的坏死物质除非手术切除，否则都需 2 ~ 3 周经细菌溶解，形成肉芽组织，可阻止细菌的深层侵入；但若机体免疫能力下降，坏死组织未清除，细菌繁殖太快，则细菌将侵入周围的健康组织，称为侵袭性感染，严重者周围健康组织的含菌量超过 10^5/g 组织，为烧伤创面脓毒症；细菌也可经淋巴进入血液循环，造成全身性感染。烧伤早期感染除来自创面外，严重烧伤也可来自消化道、呼吸道等内源性感染，也需注意导管污染等医源性感染。感染是这一阶段的主要威胁，但它是并发症，及时有效地防治休克、加强创面处理、清除坏死组织和病灶组织应是防治感染的根本。

三、修复期

烧伤后出现炎症，便开始修复，直至愈合。创面愈合时间：Ⅰ度，3 ~ 5 天；浅Ⅱ度，2 周左右；深Ⅱ度，3 ~ 4 周；而Ⅲ度则必须清除坏死物质，小块烧伤可由创面上皮向内生长而愈合，一般均需植皮才能愈合。烧伤修复实质上伤后即开始，直至创面愈合。临床上划分修复期的目的在于掌握不同深度烧伤创面的规律，有计划地进行处理，加快其愈合。但创面愈合并非烧伤治愈的终点，严重烧伤还有脏器和肢体功能障碍的恢复，需要数月甚至数年的康复阶段。

要点提示：

1. 烧伤致伤因素包括热力烧伤、化学烧伤、电烧伤、放射性烧伤、闪光烧伤等。

2. 大面积烧伤不仅造成局部组织的损伤，而且引起全身反应。全身反应的轻重随烧伤面积的大小和深度的不同而有很大差异。

3.临床上根据烧伤创面引起全身病理生理变化的阶段性，一般将烧伤病程经过分为休克期、感染期、修复期。各期有不同的特点，各期之间紧密联系而有重叠。

第二节　热力烧伤

一、定义

热力烧伤是由于热力，如火焰、热液（水、油、汤）、热金属（液态和固态）、蒸汽和高温气体等所致的人体组织或器官的损伤。主要是皮肤损伤，严重者可伤及皮下组织、肌肉、骨骼、关节、神经、血管，甚至内脏，也可伤及被黏膜覆盖的部位，如眼、口腔、食管、胃、呼吸道、直肠、阴道、尿道等。临床上习惯所称的"烫伤"，系指由沸液、蒸汽等引起的组织损伤，是热力烧伤的一种。应当强调的是，烧伤是伤在体表，反映在全身，是全身性反应或损伤，尤其是大面积烧伤，全身各系统均可被累及。

二、伤情判断

按烧伤面积、深度及合并伤情进行综合判断。

（一）烧伤面积估算

用九分法加手掌法（表15-1）。

表 15-1　九分法估算烧伤面积

	部位	中国九分法		Wallace 九分法	
头颈	发部	3	9×1	3	9×1
	面部	3		3	
	颈部	3		3	
双上肢	双上臂	7	9×2	8	9×2
	双前臂	6		6	
	双手	5		4	
躯干	前面	13	9×3	18	9×4+1
	后面	13		13	
	会阴	1		1	
双下肢	双臀	5	9×5+1	5	9×4
	双大腿	21		18	
	大小腿	13		12	
	双足	7		6	

中国九分法与 Wallace 九分法的主要区别点在于中国人躯干体表面积较小。小儿头大下肢小，头颈部面积＝[9+（12-年龄）]%，双下肢面积＝[46-（12-年龄）]%，其他部位与成人相仿。成人、小儿手指并拢单掌面积约占体表面积 1%。可用患者手掌估算烧伤面积占比，如医者与患者手掌大小相仿，也可用医者手掌估算烧伤面积。

（二）烧伤深度判别

沿用三度四分法，烧伤深度分为 I 度、浅 II 度、深 II 度和III 度（表15-2）。2004 年我国学者提出"四度五分法"，即将"三度四分法"的 III 度再分为III 度（伤及全皮层、皮下脂肪）、IV 度（伤及全皮层、皮下脂肪、肌肉、骨骼、脏器）以区别皮肤及皮肤深层组织损伤。

表 15-2　烧伤深度临床鉴别

深度	损伤深度	外观特点及临床体征	感觉	拔毛试验*	温度	创面愈合过程
Ⅰ度	表皮浅层，生发层健在	红斑。轻度红、肿、热、痛，无水疱	烧灼感	痛	微增	3～5天脱屑痊愈，无瘢痕，色素沉着
浅Ⅱ度	表皮，生发层，真皮乳头层	水疱。去表皮后创面湿润、鲜红、水肿	剧痛、感觉过敏	痛	增高	1～2周痊愈，无瘢痕，可有色素沉着
深Ⅱ度	真皮乳头、网状层	表皮下积薄液少。水疱较小，去表皮后创面微湿、发白，可见散布红色小点或细小血管支	疼痛、感觉迟钝	微痛	略低	3～4周后痊愈，有瘢痕
Ⅲ度（焦痂性）	全皮层、肌肉、骨骼、脏器	焦痂。苍白、焦黄、炭化、干燥、皮革样、粗大栓塞静脉支	不痛、感觉迟钝	不痛	发凉	3～4周后形成焦痂，需植皮修复，有瘢痕、畸形

注：*.将烧伤区毛发拔去1～2根以鉴别深Ⅱ度与Ⅲ度。

（三）烧伤严重程度分类

见表15-3。

表 15-3　烧伤成人严重程度分类

严重程度	烧伤总面积（或Ⅲ度）%
轻度	＜10（0）
中度	11～30（＜10）
重度*	31～50（11～20）
特重	＞50（＞20）

注：*.烧伤面积不足31%（或Ⅲ度不足11%），有下列情况之一者，仍属重度烧伤：①休克；②复合伤；③中毒；④中、重度呼吸道烧伤。

三、急救与转运

（一）急救

1.迅速脱离热源　尽快脱去着火或热液浸渍衣裤，就地翻滚或用非易燃衣服、棉被、毛毯灭火，尽量用洁净水灭火或跳入洁净水池、河沟内。切忌奔跑呼叫，以免风助火势，烧伤头面、呼吸道。迅速离开密闭和通风不良现场，防止吸入性损伤、窒息。

2.保护创面　不再污染、损伤创面，用烧伤制式敷料、急救包、三角巾或清洁被单、衣服等包扎、保护创面，勿用有色药物或油脂敷料，以免增加深度判定和治疗的困难。

3.冷疗　用自来水或清洁冷水对创面淋洗、浸泡或冷敷，可减轻疼痛、减少渗出和水肿，阻止热力继续损害，伤后越早施行越好。水温以能止痛和伤员对冷能耐受为宜，通常15～20℃。冷疗持续时间至少0.5小时，可达数小时，以冷源去除后基本不痛为准，伤员对冷难以忍受时，稍等片刻，可再施行。冷疗适用于轻、中度烧伤，通常不用于重、特重度烧伤，因冷刺激机体，不利于抗休克。

4.合并危急情况　如发生心搏呼吸停止、大出血、气道梗阻、开放气胸等，给予体外心脏按压、人工呼吸、扎止血带、敷料封闭开放气胸，气道梗阻则可行环甲膜穿刺或切开（勿伤及喉部，以免喉狭窄）。

（二）转运

1.轻、中度烧伤　如当地无治疗条件，可随时转运。

2.重、特重度烧伤

（1）如当地有治疗条件，尽量就地治疗。

（2）如当地无治疗条件，必须转运时，应尽量待休克平稳后再转运。如因环境、技术、人员等因素，必须在休克期转运时，则烧伤面积30%～49%的伤员应在8小时内送到指定医院，烧伤50%～69%的伤员应在4小时内送到，70%～100%的伤员应在1小时内送到。

3.转运工具　2小时内可到达者用汽车，2小时不能到达者争取空运。飞机起飞时伤员头应朝向机尾，降落时伤员头应转向机头，或将伤员横放，以防直立性低血压或脑缺血，直升机起飞降落时则无须变化体位。

4.转运前及途中注意事项

（1）镇痛、镇静：一般用哌替啶或吗啡，有颅脑外伤、呼吸抑制、吸入性损伤呼吸困难者忌用，改用苯巴比妥（鲁米那）。勿用冬眠合剂，以防发生直立性低血压。

（2）保护创面：用消毒敷料或清洁单包扎，保护创面，勿用塑料布包扎创面（不透气、不吸水、易浸渍感染）。

（3）处理合并伤：有骨折时应予以固定，出血者则用止血带，加压包扎、结扎血管予以止血。

（4）补液：轻、中度烧伤者以口服含盐饮料为主，必要时静脉输液。重、特重度烧伤者则以静脉补液为主，参见本章烧伤休克的治疗。

（5）应用抗生素及破伤风抗毒素（或破伤风免疫球蛋白）。

（6）保持呼吸道通畅：有发生呼吸道阻塞可能的伤员，转运前应予气管切开。

（7）静脉输液者应安置导尿管：观察尿量以调整输液速度。

（8）保暖、防暑。

（9）配置必需急救器材（如气管切开包）、药品（如口服或静脉补液）。

（三）成批烧伤早期处理

一次灾难事故同时发生大量伤员，治疗远较单个烧伤困难，应注意抢救的组织、分类、转运。

1.组织工作　一般可组成3组。

（1）领导指挥组：由管理人员及烧伤专家组成。

（2）抢救治疗组：可分为清创组、轻伤组、重伤组。轻、中度烧伤患者一般归入轻伤组，经处理后可予门诊治疗或直接收入一般病房；重、

特重度烧伤一般归入重伤组，收入急救室、重病区或监护病房。医护人员分为若干小组，每小组负责处理一定数量的患者。

（3）后勤供应组：负责药品、器材、敷料、血源等一切抢救所需物资供应，负责患者家属的接待工作。

2.分类转运　根据患者数量、伤情轻重及当地医疗机构承受能力决定是否转运。

四、烧伤休克

（一）诊断

主要临床表现：①尿量减少；②脉压变小，血压下降；③心率加快，脉搏细数无力；④周边静脉充盈不良，甲床毛细血管充盈时间延长；⑤口渴难忍；⑥烦躁不安，系脑缺氧表现；⑦血液检验可有血浓缩、低血钠、低蛋白，并发肺功能不全则有低氧血症、呼吸性酸碱失衡。此外，如有条件可监测：①血流动力学指标，心排血量（CO）、右房压（RAP）、中心静脉压（CVP）、肺动脉楔压（PAWP）、肺血管阻力（PVR）、左心室做功指数（LVWI）、外周血管阻力（SVR）。②动脉血乳酸测定，休克乏氧代谢导致高乳酸血症。③胃肠黏膜 pH，烧伤后胃肠道发生缺血早而恢复迟，这有助于发现"隐匿型代偿性休克"。④氧供（DO_2）和氧耗（VO_2）变化：氧供随氧耗相应提高，说明纠正缺氧措施有效，但仍有"氧债"；氧供不随氧耗提高，说明氧供治疗已满足代谢需要，或氧供对纠正缺氧无效，氧利用陷于衰竭。⑤血液流变学紊乱，血小板计数升高、凝血酶原时间增加，血浆纤维蛋白降低，3P 试验阳性。

（二）治疗

保持通畅的静脉通路，对于救治严重烧伤十分重要。

1.早期补液方案（表 15-4）

表 15-4　烧伤早期补液方案

（1）口服补液：主要用于轻、中度烧伤，口服液体应含盐、碳酸氢钠，少量（成人每次不超过 200ml、小儿每次不超过 150ml）多次，逐步增加
（2）静脉输液：主要用于重、特重度烧伤。①伤后第一个 24 小时，每 1% 烧伤面积每千克体重应补胶体（血浆、代血浆）和电解质溶液 1.5ml（电解质：胶体溶液比例为 2∶1，伤情严重者为 1∶1），再以 5% ～ 10% 葡萄糖液补充水分 2000ml，前 8 小时、后 16 小时各输一半。②伤后第二个 24 小时，胶体、平衡盐液为第一个 24 小时的一半，水分补充仍为 2000ml
（3）调整输液速度和成分的指标：①成人尿量不低于 30ml/h，以 50ml/h 左右为宜，小儿不低于 1ml/（kg·h）；②收缩压 90mmHg 以上，脉压 20mmHg 以上；③心率 120 次 / 分以下；④末梢循环改善，甲床毛细血管及周边静脉充盈改善；⑤无明显口渴；⑥安静，无烦躁不安；⑦改善血浓缩，水、电解质和酸碱失衡
（4）延迟复苏：在血流动力学严密监测下，入院后 1 ～ 2 小时快速补入按公式计算的所需液量

2. 其他治疗

（1）镇痛、镇静：减轻应激反应，减少能量消耗。

（2）预防控制感染：组织缺血缺氧易引发感染，感染又加重休克。

（3）维护脏器功能：保持呼吸道通畅，必要时用呼吸机辅助呼吸。已补充血容量而氧供仍不足者可考虑强心措施。已补入计划液量仍尿少者则予以利尿，酌情可予以早期肠道营养、H_2 受体拮抗剂以维持胃肠道功能。

（4）此外，为减轻缺血再灌注损伤，可使用维生素 C、维生素 E、β 胡萝卜素、谷胱甘肽等。为改善循环功能，还可用多巴胺、山莨菪碱等。

五、烧伤感染

全身侵袭性感染即创面脓毒症和败血症的防治，往往是严重烧伤抢救成功的关键，烧伤感染一直占烧伤死亡原因的首位。

（一）来源

来自创面、静脉导管、气管切开的呼吸道及消化道（口腔、肛门、肠道）和医源性途径。肠源性感染的发生与烧伤后肠黏膜屏障损害及肠道菌群微生态失衡有关。

（二）诊断

符合以下前 11 条中 6 条加第 12 条可确诊为烧伤脓毒症。

1. 兴奋多语，幻觉、定向障碍或精神抑郁。
2. 腹胀、肠鸣音减弱或消失。
3. 烧伤创面急剧恶化，表现为潮湿、晦暗、有坏死斑、创面加深等。
4. 中心体温＞ 39℃或＜ 36.5℃。
5. 心率加快，成人＞ 130 次 / 分，儿童大于其年龄段正常值的 2 个标准差。
6. 呼吸频率增加，未进行机械通气时成人＞ 28 次 / 分，儿童大于其年龄段正常值的 2 个标准差。
7. 血小板计数减少，成人＜ 50×10^9/L，儿童小于其年龄段正常值的 2 个标准差。
8. 外周血白细胞计数＞ 15×10^9/L 或＜ 5×10^9/L，其中中性粒细胞＞ 0.80 或未成熟粒细胞＞ 0.10；儿童大于或小于其年龄段正常值的 2 个标准差。
9. 血降钙素原＞ 0.5pg/L。
10. 血钠＞ 155mmol/L。
11. 血糖＞ 14mmol/L（无糖尿病病史）。
12. 血微生物培养阳性或抗生素治疗有效。

（三）防治

1. 积极处理感染性休克，减轻缺血缺氧损害。
2. 消除感染源，及早清除坏死组织、焦痂、痂皮，立即用皮片覆盖，消除主要感染源。防止静脉导管、气管切开、留置导尿管及伤员接触床垫、被服、敷料、器械等所引发的感染。
3. 选用抗生素：根据近期细菌学监测资料选用抗生素，如无近期细菌学监测资料，对严重烧伤，可先选用 1 ～ 2 种广谱抗生素，待有细菌培养药敏资料，再予以调整。使用抗生素的主要时机：①伤后休克期；②溶痂期（伤后 2 ～ 3 周）；③围手术期（术前至术后 2 ～ 3 天）。要敢用敢停，以免持续应用抗生素导致菌群失调或二重感染（如真菌感染）。

4.维持机体抵抗力：代谢营养支持，适量糖类、脂肪、蛋白质，早期喂养以维护肠黏膜屏障。

5.连续性血液净化（CBP）：CBP 通过超滤和吸附，有效清除或减少内毒素和炎症介质，减轻全身炎症反应，改善脏器功能，为烧伤脓毒症的治疗提供一条有效途径，提高了救治水平，已成为必不可少的治疗手段。

6.免疫调理：脓毒症可导致机体炎症反应紊乱和免疫抑制，免疫调理的目的是抗炎与免疫刺激治疗并举。联合应用广谱炎症抑制剂和免疫增强剂对烧伤脓毒症进行干预，可明显改善患者的免疫失衡状态，减少感染病死率。

六、烧伤创面处理

（一）早期清创

争取在伤后 6 小时内进行，已发生休克者，待休克控制后再清创。通常在镇痛、镇静药物下进行，洗净创周皮肤，以大量灭菌盐水（无灭菌盐水时也可用清洁水）冲洗创面，必要时再予以 0.5% 碘伏或 1：2000 氯己定洗涤、涂擦。清创的同时可予以冷疗（适用于轻、中度烧伤），冷疗后再酌情采用暴露或包扎。

（二）非手术处理

常用非手术处理创面的方式有包扎、暴露、半暴露（开放）、湿敷、浸浴。

1.包扎 内层敷料用单层油纱布（麻油、液状石蜡、薄凡士林），外加多层脱脂纱布、敷料，早期渗出阶段敷料厚度 3～5cm，渗出期后适量薄些。包扎范围超出创缘 5cm，各层敷料铺平，肢体包扎从远端开始，加压均匀适度，保持功能位。浅Ⅱ度烧伤无感染者，不必常换敷料，多能自愈。包扎用于四肢或躯干部的烧伤、转运的伤员及寒冷季节无条件使用暴露疗法者。

2.暴露 将烧伤创面暴露在干热（室温 30～32℃，相对湿度 40%）空气中，不盖敷料，使渗液及坏死组织干燥成痂，以暂时保护创面。大面积烧伤应定时翻身，使创面交替受压，使用悬浮床者可不定时翻身。使用热风机、红外线、悬浮床者应适当增加补液量。适用于头面部、会阴部及肢体一侧烧伤，严重大面积烧伤、污染严

重的或已感染的烧伤创面，炎热夏季尤为适用。

3.半暴露 将单层药物纱布紧贴于创面，适用于不便包扎的部位，如颈、肩、腋窝、会阴、腹股沟等处烧伤创面处理，亦常用于供皮区。

4.湿敷 脱脂敷料或数层纱布浸透等渗盐水或药液平整敷于创面后包扎固定，促使引流、清除创面脓液、脓痂、坏死组织。多用于植皮前加速清洁创面，可数小时更换 1 次，湿敷面积不能大，持续时间不宜长，面积大、时间长的湿敷可引发全身性感染。侵袭性、铜绿假单胞菌感染创面忌用湿敷，尤其是大面积无抗菌剂的等渗盐水湿敷，可引起致命后果。

5.浸浴（浸泡） 伤员全身或部分浸于湿热等渗盐水或药液中，清洁创面，减少菌量，促痂分离，减轻换药疼痛、水肿，改善功能。水温高于体温 1℃，通常为 38～39℃，开始浸浴时间不超过 30 分钟。注意浸浴器具严格消毒，避免交叉感染。

（三）深度烧伤处理

深度烧伤一般指深Ⅱ度、Ⅲ度烧伤，Ⅰ度、浅Ⅱ度则为浅度烧伤。Ⅲ度烧伤坏死组织称焦痂，Ⅱ度烧伤坏死组织称痂皮。

1.切痂植皮 切痂是将烧伤皮肤和皮下脂肪一起于伤后早期切除，通常针对深筋膜平面，但有主张保留健康脂肪者。有肌肉、肌腱坏死则一并切除。切痂后创面立即移植自体皮或自、异体（种）皮混植，以及早消灭创面。

2.削痂植皮 烧伤早期用辊轴取皮刀将深度烧伤创面（深Ⅱ度为主）坏死组织削除，用皮片（自体、异体、异种）或生物敷料覆盖封闭创面。

3.脱痂 焦痂或痂皮开始自溶与创基分离时，用刀（剪）将其与创基黏附纤维束带剪（切）断以清除焦痂、痂皮。通常用于切、削痂后残留的痂。脱痂后创基受皮条件一般不如切、削痂者，创面大时可先以异体（种）皮或其他生物敷料覆盖，待有受皮条件时再移植自体皮。

4.植皮 自体皮肤移植有游离皮片移植和皮瓣移植两类。

（1）游离皮片移植：按皮片大小可分为大张、小片 [（0.5～1.0）cm×（0.5～1.0）cm]、微粒（1mm² 以下）等皮片移植。按皮片厚度可分

为刃厚（皮片厚 0.15 ～ 0.3mm）、中厚（0.3 ～ 0.6mm）、全厚（皮肤全层）、带真皮下血管网全厚皮片移植。

（2）皮瓣移植：皮瓣是由有血供的皮肤及皮下组织组成的，主要分带蒂皮瓣及游离皮瓣，带蒂皮瓣除其基部或蒂部与本体（供皮部位）相连以保持血供外，其他三面及深面均与本体分离。游离皮瓣则无蒂部与本体相连，完全游离于供皮瓣区，其血供建立依靠皮瓣与受皮瓣区的血管吻合。皮瓣移植适用于修复软组织严重缺损、肌腱、神经、血管裸露，创基血液循环差，游离皮片移植难以存活的创面，烧伤则常用于电烧伤。

（3）大面积深度烧伤创面的修复

1）供皮区：小面积烧伤大张自体皮片常由大腿供皮。大面积深度烧伤常用头皮作供皮区，头皮厚，血液循环丰富，毛囊多，断层切取后数天即愈，可多次重复切取，有达 10 次者，如切取方法正确，对头发生长无明显影响。

2）大张异体皮开洞嵌植小片自体皮：大张中厚异体皮均匀开洞（用刀尖），洞径、洞距均为 0.5 ～ 1.0cm，张力缝合于创缘后包扎，2 天后检视创面，如异体皮生长好，则于洞中嵌植（0.3 ～ 0.5）cm ×（0.3 ～ 0.5）cm 小片自体皮。1% 体表面积自体皮可修复 7% ～ 10% 烧伤创面。

3）大张异体皮涂布微粒自体皮：大张中厚异体皮稀疏戳少量小孔供引流，于异体皮真皮面均匀涂布 1mm^2 以下微粒自体皮，微粒皮在异体皮下扩展融合而封闭创面。

4）Meek 植皮术：是 1958 年由 MEEK 公司推出并在之后进行了一系列改进的一项制作自体皮肤移植膜片的精妙技术，切取邮票式使用双褶聚酰胺薄纱扩张皮片，按照 1 ∶ 3、1 ∶ 4、1 ∶ 6 和 1 ∶ 9 的比例展开。它可以提高自体皮肤移植的速度，为患者提供了一个在创面上进行常规移植的可靠方法，不仅可以缩短手术时间、降低风险，还可以使植皮区透气、渗透、直视透明，皮片着床速度快，易成活。

5）网状植皮术：是 1964 年由 Tanner 提出的网状植皮术。方法是把取下的一块自体皮片，用网状轧皮机把皮片压轧成许多纵行、平行、横行相错的裂缝，在移植于创面上时拉开，四周缝合

固定，使移植后的皮片在创面上成网状。此法可使皮片扩大到原来的 6 倍。植皮后创面引流通畅；移植成活后比较耐磨、耐牵拉；瘢痕挛缩比小皮片移植轻。

（四）合成及生物敷料

常用外层为人工合成高分子材料，内层以生物材料作为创面覆盖物。用于敷贴浅度烧伤，可减轻疼痛，防止感染，提供创面修复的适宜环境。深度烧伤经切、削痂去除坏死组织后尚不能用皮片覆盖的创面，也可用此材料覆盖。高分子材料为硅膜、聚氨酯薄膜等，生物材料则为动物胶原等。

（五）常用创面抗菌药

1. 磺胺嘧啶银（SDAg）　制菌范围广，对革兰阳性、阴性菌均有效，对铜绿假单胞杆菌效果好，是由 Ag$^+$ 与细菌 DNA 结合，使细菌繁殖受抑制。本药对坏死组织穿透力不及磺胺米隆，通常使用 1% ～ 2% 霜剂及糊剂，糊剂是由粉剂与适量外用盐水混合搅拌成糊状后涂抹在痂上。

2. 磺胺米隆（sulfamylon，甲胺灭脓）　抗菌谱广，对铜绿假单胞菌作用也强，对某些厌氧菌（如破伤风梭菌、梭状芽孢杆菌）也有效。本药易溶于水且穿透坏死组织能力强，常用剂型为 5% ～ 10% 霜剂（涂敷创面）及等渗盐水溶液（用于湿敷）。一次应用范围不超过体表面积的 20%，以免吸收引起酸中毒。

3. 莫匹罗星软膏　局部外用抗生素，适用于革兰阳性球菌引起的创面感染。

4. 复方多黏菌素 B 软膏　局部外用抗生素，用于预防皮肤创面的革兰阳性和革兰阴性细菌感染及暂时缓解疼痛等不适症状。需注意避免在大面积烧伤面、肉芽组织或表皮脱落的巨大创面使用。

5. 创面消毒剂　0.1% ～ 0.2% 聚维酮碘（Povidone Iodine，碘伏、强力碘）、1 ∶ 2000 氯己定（洗必泰）用于冲洗浸泡以消毒创面。3% 过氧化氢溶液为强氧化剂，用于清洗创面，有去腐、除臭、消毒作用，尤其适用于厌氧菌感染创面。

七、吸入性损伤

（一）致伤因素

主要由湿热空气（蒸汽）、烟雾（含有大量

毒性物质）吸入气道所致，可引起气道损伤、肺水肿、肺萎陷或肺不张。

（二）诊断

一般吸入性损伤的诊断并不困难，有下列情况，均应考虑有吸入性损伤的可能。

1. 密闭室内发生的烧伤。

2. 面、颈部和前胸烧伤，特别是口、鼻周围深度烧伤。

3. 鼻毛烧焦、口唇肿胀，口腔、口咽部红肿，有水疱或黏膜发白者。

4. 刺激性咳嗽，痰中有炭屑者。

5. 声嘶、吞咽困难或疼痛。

6. 呼吸困难和（或）喘鸣。

纤维支气管镜检查是诊断吸入性损伤最直接和准确的方法。应用纤维支气管镜检查无绝对禁忌证，但不宜用于心、肺功能衰竭者，休克时要慎用。行纤维支气管镜检查会影响通气，术前术后应吸高浓度氧，或在高频通气下进行。此外，还可进行胸部 X 线、^{133}Xe 连续闪烁摄影肺扫描图及呼吸功能检查。

（三）临床分类

临床上常结合损伤部位将其分为轻度、中度和重度吸入性损伤。

1. 轻度吸入性损伤　病变限于口、鼻腔和咽部。多数伴有面部烧伤，临床可见含炭粒的痰液，鼻毛烧焦，口腔红肿，时有水疱，口咽部发红，舌或咽部可因炭屑沉着而发黑，呼吸略快，喉部常有轻微疼痛和干燥感觉，或喉部发痒、干咳，一般没有声嘶，无呼吸困难。胸部 X 线片阴性，可见鼻腔和咽后壁黏膜充血和肿胀，有时还可见溃烂和黏膜脱落。呼吸功能多无明显异常，血气分析正常。

2. 中度吸入性损伤　病变主要侵及咽、喉和气管，除可见轻度吸入性损伤的征象外，还常有声嘶、刺激性咳嗽、咳含炭粒的痰和上呼吸道阻塞症状，有的可咳出脱落的坏死黏膜，上呼吸道发红和水肿，肿胀是进行性的，可发展成气道部分甚至完全阻塞；呼吸音粗糙，吸气困难呈高调鸡鸣声，可闻及湍流或喘鸣声，偶可听到干啰音，无湿啰音。胸部 X 线检查多正常，纤维支气管镜检查可见咽喉声带上部及声带水肿，气管黏膜充

血、水肿、有出血点甚至溃烂、脱落。^{133}Xe 扫描为阴性，血气分析因气道阻塞的程度而异，轻者多无异常，梗阻严重时可出现低氧血症和高碳酸血症，但解除梗阻后迅速恢复，可接近正常。

3. 重度吸入性损伤　病变可达支气管、细支气管甚至深达肺泡，除有轻度和中度吸入性损伤的临床征象外，常有广泛支气管痉挛、小气道阻塞和肺水肿，迅速出现呼吸窘迫和低氧血症，常见带血丝或血性泡沫痰和脱落坏死的黏膜。患者常显烦躁不安、意识障碍甚至昏迷，伤后不久即可闻及干、湿啰音，多为双侧，严重时遍及全胸部。严重者伤后 1 小时胸部 X 线摄片即可发现肺水肿影像；纤维支气管镜检查可发现细支气管黏膜充血、水肿、出血和溃烂；^{133}Xe 肺扫描多为阳性；$PaCO_2$ 下降，$A-aDO_2$ 和 Qs/Qt 升高，早期多有低碳酸血症，$PaCO_2$ 下降；后期可有高碳酸血症，$PaCO_2$ 升高，建立人工气道后，低氧血症也难以纠正。

（四）治疗

急救时迅速将伤员撤离现场，有条件时吸 100% 氧，尽快消除 CO，纠正缺氧，有上呼吸道阻塞者及早行气管切开，清除气道分泌物，灌洗气管。如呼吸持续超过 40 次 / 分，吸氧后 PaO_2 低于 70mmHg、$PaCO_2$ 高于 50mmHg 或低于 25mmHg，潮气量低于 10 ～ 20ml/kg，吸纯氧后肺分流量超过 30%，生理无效腔增加，V_D/V_T > 0.6，即给予机械通气。并发严重肺水肿或支气管痉挛时，可短期应用大剂量肾上腺皮质激素。一般可用甲泼尼龙 30mg/kg 或地塞米松 2 ～ 4mg/kg 加入 100ml 生理盐水中静脉滴注，4 ～ 6 小时重复 1 次，有效时第二天可考虑再应用，无效则停用，应避免长期应用。重度吸入性损伤后很快即并发肺部感染，因此伤后立即应用抗生素是必要的。在未弄清病原菌前，可采用广谱抗生素或根据面颈部创面细菌选用抗生素。伤后要定期行气道分泌物细菌培养，了解肺部细菌的动态，根据细菌采用针对性强的抗生素。除全身应用抗生素外，于每次清理气道后，可将抗生素直接注入气道内，或经雾化吸入。

要点提示：

1. 烧伤伤情判断　根据烧伤面积、深度及合

并伤情进行综合判断。烧伤面积按照中国九分法估算。按"三度四分法"进行创面深度判断。按烧伤严重程度分为轻度、中度、重度、特重度。

2. 急救与转运　脱离伤源：灭火，切断电源，用大量清水持续冲去化学物质，脱离通风不良的现场。处理危急情况：心搏呼吸停止、大出血、气道阻塞、开放性气胸等。镇痛、镇静：使用哌替啶、吗啡或鲁米那。合并伤处理：骨折固定、止血、处理胸腹伤。补液：制订口服或静脉输液计划（见烧伤休克）。应用抗生素和破伤风抗毒素。创面处理：现场保护创面，休克平稳后行简单清创，酌情给予包扎、暴露及外用药物。环状缩窄焦痂应尽早切开减张，以免压迫深层组织而发生缺血坏死。冷疗：主要适用于轻、中度烧伤。转运：如当地无治疗条件，应考虑转运。

3. 烧伤休克　诊断依据为临床表现及辅助检查。治疗：按照第三军医大学补液公式进行补液。

4. 烧伤感染　来自创面、静脉导管、置管的生理腔道及医源性途径。烧伤脓毒症的诊断：按烧伤感染诊治指南的 12 条指标进行诊断。治疗：积极防治感染性休克、消除感染源、合理选用抗生素、营养支持、血液净化治疗、免疫调理。

5. 创面处理　常用非手术处理创面方式有包扎、暴露、半暴露（开放）、湿敷、浸浴。深度烧伤创面需进行切削痂植皮、皮瓣修复。常用创面抗菌药物包括磺胺嘧啶银、磺胺米隆、莫匹罗星软膏、复方多黏菌素 B 软膏、创面消毒剂等。

6. 吸入性损伤　为吸入火焰、干热空气、蒸汽，以及有毒或刺激性烟雾或气体所致呼吸道损伤。临床根据受损部位分为轻度、中度、重度吸入性损伤。治疗措施包括氧疗、清除气道分泌物、气管切开、机械通气、预防感染等。

第三节　电烧伤与化学烧伤

一、电烧伤

（一）电烧伤（electric burn）的机制

电源对人体的损伤作用，其机制归纳起来有热效应、刺激效应和化学效应 3 个方面。1949 年 Kouwenhoven 提出电流对人体致伤作用有 6 种因素，即电流的种类、电压的高低、电流强度、身体对电流的阻力、电流通过身体的途径、身体接触电流的时间。电流的功即电压 × 电流 × 时间。电流效应为热、磁和化学多种效应的总和。磁场伴电流而存在。电流对盐、碱、酸等溶液进行分解产生化学能。机体接触电时，以上综合因素引起组织损伤。低电压（380V 以下）时，大于 10mA 的电流可引起肌肉痉挛性收缩。25mA 电流通过心脏可使心肌细胞内离子紊乱而产生致命性心室颤动（简称室颤），心脏停搏危及生命。高电压时多见烧伤肌肉坏死和大肌群的痉挛性收缩导致骨折，以及由于呼吸肌强直性收缩导致呼吸暂停或呼吸中枢受损，呼吸麻痹 – 窒息或持续缺氧可发生继发性心脏停搏。总之，引起机体损伤的机制十分复杂，可造成局部和全身性的病理改变。

（二）电烧伤的分类

电流对人体造成的损伤的表现及致伤机制多种多样。

1. 电烧伤　主要是电热效应造成机体组织高温烧伤，无入口、出口组织毁损，类似热烧伤。

2. 电击伤　人体在触电的一刹那，神经系统会受到强烈的刺激，特别是电流直接通过头部，可造成伤员晕厥跌倒、神志丧失、肌肉痉挛抽搐，甚至呼吸、心搏暂停，类似于用电治疗精神病患者时的"电休克"样表现，可以没有体表组织的毁损，主要是呼吸、循环及神经系统的症状，俗称"电击"，又称为电击伤。

3. 接触电烧伤

（1）直接接触型：人体直接接触电源，电流顺利通过组织产热，由于电流在人体的入口及出口处密集而造成高温烧伤，在人体传导路径上由于电流分散可不发生明显的组织烧伤。此种情况常发生在人体先接触电路，再突然通电，或人体直接倒伏在电路上。

（2）击穿接触型：人体接近高压电源而尚未直接接触，由于高压电流强电场感应作用造成人体和电路的间隙中本来不易导电的空气电离而发生放电，"击穿"空气间隙，此时人体虽未直接接触电源，却在放电瞬间有电流通过人体，在电流的入口及出口，产生强烈的电弧放电，随电压及电流强度等情况的变化，温度可达数千甚至上万摄氏度，造成严重的组织烧伤，称接触电烧伤。

4. 真性电损伤　电流通过人体或人体在强电场中可造成机体组织细胞蛋白质电离变性，尤其是细胞膜的损伤，在细胞膜上可造成"微孔"，形成渗漏、破裂、溶解，细胞器变性、坏死，其中长形肌肉及神经细胞较圆形结缔组织细胞对这种损伤更为敏感。这可以用来解释触电后一些迟发的损伤，如肌肉的渐进性坏死、迟发的神经麻痹和脊髓损伤等。有学者把这种非电热效应产生的损伤称为"真性电损伤"。

（三）电接触伤的临床特点

电接触伤的临床表现、局部损伤程度与电流通过的时间长短、电压高低及局部组织的电阻大小有关。如果局部电阻大，则局部损伤重，全身反应轻；如果局部阻力小，电流容易通过，则局部烧伤轻，全身反应重。

1. 全身损伤特点　全身损伤主要是神经、心血管和呼吸系统损伤。接触高压电后中枢神经系统可出现暂时性功能失调，特别是电流通过头部时，可立即发生神志丧失，甚至呼吸、心搏停止而处于"假死"状态。如抢救及时多可恢复。继之可表现有意识不清，抽搐躁动，瞳孔缩小，呼吸急促而不规律，血压升高，脉搏缓慢有力或稍快。这是因为触电时神经系统受到强烈刺激，大脑皮质处于抑制状态，皮质下失去正常调控，释放超量神经递质，自主神经系统处于亢奋状态。电休克症状可持续数分钟、数小时后自然恢复。如伴有较大面积烧伤，可出现血容量不足的表现，甚至转入典型的烧伤休克。220V 以下的低压电，易导致心室颤动、心搏骤停，表现为血压急剧下降，知觉消失，皮肤苍白，听不到心音。虽有呼吸，但持续数分钟后也可停止。电压 220 ～ 1000V，心脏和呼吸中枢可同时受损伤。

2. 局部的病理改变与临床表现

（1）触电后，电流通过人体的"入口"及"出口"烧伤最重，肢体的皱褶处（如肘部、腋窝等处）也常有烧伤。

（2）人体各部位组织结构及导电性，以及触电时身体各处电场分布的差异等，造成电烧伤的"多发性""节段性""跳跃性"及肌肉的"夹馅状"坏死、口小肚子大、骨周围"套袖状"坏死等复杂多样化表现。

（3）电烧伤存在非热性损伤因素，在强大电场作用下，细胞内、外液和膜内、外层面导电性悬殊，造成经膜的高电流，使细胞膜上产生许多小孔，细胞膜通透性增大，细胞内大分子蛋白质及 DNA 等漏出，水肿严重，细胞内游离钙增多，花生四烯酸代谢产物增多。在一定程度内，这种成孔作用造成的裂孔尚可逆转而自然封闭，但超过一定程度后导致细胞膜破裂，从而形成早发的和迟发的细胞损伤。

（4）由于血液是电的良导体，电流常沿血液传导。因此，可造成血管内膜不同程度的损伤。故常导致血管破裂，发生继发性出血；或血管栓塞引起肢体与局部组织继发性坏死，造成严重残疾。

（四）急救与治疗

1. 现场急救　急救时要迅速，争分夺秒，当机立断。

（1）切断电源：如电源开关距现场太远或仓促间找不到电源开关，则应用干燥的木器、竹竿、扁担、橡胶制品、塑料制品等绝缘物品将患者与电线或电器分开，或用木制长柄的刀斧砍断带电电线。帮助者切勿用手直接推拉触电者，以保护自身安全。

（2）立即施行心肺复苏，将伤员移至通风处，松解衣服。若伤员尚有陈－施呼吸、呼吸不规则，甚至呼吸停止时，都应就地立即行口对口人工呼吸，成人每分钟 10 次，直至呼吸恢复为止。若心搏也停止，应在人工呼吸的同时行胸外心脏按压。如送达急诊室后，可迅速行气管内插管。

（3）询问病史及检查：在进行复苏的同时，可简单了解病史，如电源电流、电压、电流进口接触时间、是否曾发生电弧或电火花、着地情况、有无从高处坠落及在现场所采取的急救方法等。全身检查包括有无隐匿的内脏损伤，有无骨折、颅脑损伤等复合伤，如胸部电击伤，有无开放性气胸。腹部或躯干背侧电击伤时，应严密观察有无内脏损伤。

（4）积极组织后送：在抢救现场要做记录，注明时间及治疗措施。

2. 输液治疗

（1）输液量：高压电击伤时，深部组织的损伤很大，渗出多，不能以体表烧伤面积作为输液的依据。一般输液量比体表烧伤预计公式高 4 倍以上。在进行输液治疗时，主要依据患者对输液治疗的反应，包括每小时尿量、周围循环情况及对中心静脉压进行监测。

（2）尿量：由于肌肉的大量损伤，大量肌红蛋白释出，患者伤后的尿呈酱油色，为了及时将游离的肌红蛋白及血红蛋白排出体外以减轻对肾脏的刺激损伤，预防急性肾衰竭，开始时应输入较大量液体以保证患者尿量在 80 ~ 120ml/h；同时应使用甘露醇，开始剂量为 25g，以使尿量增加。

（3）碱化尿液：用 5% 碳酸氢钠碱化尿液，防止肌红蛋白及血红蛋白排出时沉积于肾小管，以及纠正酸中毒。对电击患者，特别是有过心搏骤停或心电图异常的患者，输入量应适当控制，边输边利尿，以防止输液过多，加重心脏负担。

3. 焦痂及深筋膜切开术　高压电损伤时，由于深部组织损伤，大量液体渗出，筋膜下水肿明显，压力增加，升高的组织间压将使循环受到障碍并造成更多的继发性肌肉坏死。对环状焦痂区，应尽早施行焦痂及深筋膜切开术以减低肌间隙压力，改善循环，或可挽救部分受压而并未坏死的肌肉。但需注意，肉眼所见肢体水肿程度并不代表肌间隙内压力高低。肌间隙压力过高表现为：①轻度或中度水肿；②触之紧张、发硬；③被动牵拉手指或足部时疼痛；④挛缩；⑤扪触不到动脉搏动；⑥远端发绀；⑦毛细血管再充盈极差。

4. 预防感染　由于深部组织的损伤、坏死，伤口需开放治疗。厌氧菌感染中，肌肉坏死是一种较常见的并发症，应用大剂量青霉素、甲硝唑等以预防厌氧菌感染，直到坏死组织完整清除。应

常规用破伤风抗毒素及破伤风类毒素预防破伤风。

5. 创面治疗　随着对电烧伤认识的不断加深和修复方法的改进，电烧伤的治疗也在不断发展，经历了 3 个阶段、3 种治疗方法，即保守方法、早期清创延期修复方法和早期清创一期修复方法。如有条件应首选后者。

（1）保守方法：电烧伤深部组织烧伤范围广泛而且界限不清，故采用保守治疗，清创后采用暴露疗法，以便随时观察创面。但常发生以下并发症：急性肾衰竭、筋膜间室综合征、继发性出血、肢体坏死、残疾率高。

（2）早期清创延期修复治疗：早期清创时区别健康的和坏死的肌肉组织很困难。在初次清创探查时没有坏死、尚存有活力的肌肉在 1 ~ 2 天后由于电流所致的微血管内膜和内皮细胞的损伤引起血管栓塞，造成肌肉组织发生"渐进性"坏死。这种"渐进性"坏死过程持续 10 ~ 12 天。因此，往往需要二次清创，甚至反复多次清创切除坏死组织。清创后的创面保持开放，应用抗生素溶液湿敷或用生物敷料覆盖，然后每隔 2 ~ 3 天打开敷料再做观察，将新发生的坏死肌肉进行第二次或第三次清创，直到坏死组织不再产生并被完全清除，或创面已有肉芽组织形成，最后采用植皮或皮瓣修复。这种治疗方法的优点是反复清创，创面接受植皮或皮瓣的条件较好；缺点是清创手术次数过多，由于清创后创口不能立即闭合，深部组织，如肌腱、血管、神经和骨关节等暴露时间长，常因继发感染而坏死。尤其是上肢手腕部屈侧电烧伤，大多合并肌腱、血管和神经损伤，手的功能部分或完全丧失，形成严重的伤残，最后多被截肢，故目前也不常采用。

（3）早期清创一期修复治疗：存在两个关键性技术难题，即早期清创时对坏死组织与活组织的界线不易区分，很难把烧损或坏死的组织，尤其是将肌肉组织彻底切除干净；烧损变性的组织不断发生渐进性坏死。无论是哪种情况存在，皮瓣下都会因有坏死组织而发生感染和液化，使手术失败。清创时尽可能保留神经、肌腱的连贯性及烧损的骨组织。采用血液循环丰富的皮瓣覆盖时，一般采用轴型皮瓣或游离皮瓣覆盖。皮瓣术后皮瓣下留置负压引流管，用无菌纱布包扎，妥

善的石膏固定，严防蒂部扭折造成皮瓣血液循环障碍。

二、化学烧伤

（一）化学烧伤的特点

1. 化学烧伤（chemical burn）的严重程度与该物质的性状、浓度、剂量、接触时间和接触面积关系密切。

2. 多数化学物质沾染皮肤后不易彻底清除，可造成组织细胞的进行性损害，创面多有加深过程。

3. 有些化学物质经创面、黏膜吸收引起全身中毒，容易造成多系统、多脏器的毒性损害。

4. 气相态或烟雾状的化学物质可能对皮肤损伤不严重，但常造成吸入性损伤，一些挥发性化学物质可由呼吸道排出，亦可导致呼吸系统损伤。

5. 液态化学品烧伤常伴有较高的眼部损伤率。

（二）化学烧伤的救治原则

1. 立即将伤员脱离现场，去除被化学品浸湿的衣物，随即用大量流动的清洁水冲洗创面，冲洗时间不得少于30分钟，条件允许时冲洗可持续2小时以上。特别是先进行眼部化学烧伤的检查及冲洗。

2. 烧伤面积＞20%者，给予补液抗休克治疗，补液量适当多于同等面积的一般烧伤，并配合使用利尿剂，以促进毒物排泄。

3. 尽快查明化学致伤因子的特性，采取相应的急救措施，例如溴、氨水等挥发性物质伤后即可发生喉头痉挛和肺水肿，应预防性行气管切开或插管。

4. 对毒性大、腐蚀性强的化学烧伤，如黄磷、氢氟酸、铬酸等，在全身情况允许时，应尽早行手术切痂植皮，以减轻毒物对脏器的损害。

5. 已经存在或可能发生的全身化学中毒，根据致伤因子性质和病理损害特点，选用相应的解毒剂或拮抗剂。

（三）常见化学烧伤的治疗

1. 酸烧伤　主要为硫酸、硝酸、盐酸等无机酸，以及腐蚀性强的石炭酸、氢氟酸等有机酸烧伤。

（1）强酸烧伤：多见于硫酸、硝酸和盐酸烧伤。强酸接触皮肤后引起组织细胞脱水，角质层蛋白质发生凝固性坏死，早期伴有明显的烧灼样疼痛。高浓度的硫酸和硝酸遇空气后形成三氧化硫和二氧化氮，吸入后可造成呼吸道损伤。强酸烧伤的创面特点是：创面色泽因酸的种类而异，硫酸呈棕黑色，硝酸呈黄褐色，盐酸呈黄蓝色；创面干燥，肿胀轻，边界清，浅度创面少有水疱；创面感染症状轻微，自然脱痂时间长，创面愈合缓慢；深度创面愈合后瘢痕增生较一般烧伤突出。由于创面颜色的改变影响到烧伤深度的正确判断，通常颜色深、痂皮厚硬、创面内陷者为深度；颜色浅、痂皮薄软、创面平或高于正常皮肤为浅度。

强酸烧伤的治疗不同于一般热力烧伤，重点是伤后及时用清洁流动冷水冲洗创面，这是减轻损伤的唯一有效措施。酸烧伤的创面痂皮完整，宜采用暴露疗法保持干燥，浅度创面可采用抗感染和促进愈合的药物治疗，已确定的Ⅲ度创面应尽早切痂植皮，功能部位的深Ⅱ度创面也应早期行手术植皮，以改善功能，缩短治疗周期。自残或误食强酸可引起口腔及消化道烧伤，可口服氢氧化铝凝胶、鸡蛋清和牛奶等中和剂，禁用碳酸氢钠，以免引起胃胀气和胃肠穿孔。禁用胃管洗胃或使用催吐剂，可口服泼尼松，以减少纤维组织增生，预防消化道瘢痕狭窄。

（2）氢氟酸烧伤：氢氟酸具有强烈的腐蚀性，不仅能造成皮肤损伤，还可引起特殊的生物性损害，成人口服致死量为20mg/kg，烧伤面积＞2%时也能致死。氢氟酸对皮肤的损伤程度与其浓度关系密切，浓度＜20%时，皮肤损伤轻微；浓度＞20%时，可引起皮肤红肿、疼痛，伴水疱形成，若不及时治疗，烧伤面积和深度将继续发展，当浓度＞50%时，可即刻造成组织坏死。氢氟酸烧伤的创面具有以下特点：迟发性和顽固性深部组织剧痛；烧伤区皮肤凝固变性，质地变厚；进行性组织损伤，可腐蚀至骨组织；可迅速穿透甲床、基质和指（趾）骨，引起指（趾）甲下损伤。

严重的氢氟酸烧伤可引起氟离子全身性中毒，从而抑制多种酶的活性。氟离子与钙离子结合形成不溶性氟化钙，使血浆钙浓度降低，可引起致命的低钙血症。氟化物中毒的临床表现有手足搐搦、嗜睡、呕吐、流涎、出汗、心律失常、血钙降低和低氧血症，应立即进行急救治疗。

氢氟酸烧伤的治疗包括以下几个方面：立即脱去污染的衣服或手套，并用大量清水冲洗创面，将腐皮或水疱彻底清除，指（趾）甲下有浸润时，及时拔除指（趾）甲。创面涂抹钙剂：可用氯化钙 60g、硫酸镁 35g、5% 碳酸氢钠 250ml、等渗盐水 250ml、庆大霉素 8 万 U、1% 利多卡因 10ml、地塞米松 5mg 混合后行创面湿敷，每日 1～2 次，连续 3 天。也可将 10 片 10g 碳酸钙片研成细末，加入 20ml 水溶液混合制成凝胶外用，4～8 小时更换 1 次。钙剂局部或动脉注射；沿创面周边向内下方注射 10% 葡萄糖酸钙，或选择直接供应烧伤部位的动脉血管注射钙剂。手术治疗：凡深度烧伤者，均应早期手术清除创面。

2. 碱烧伤　常见的碱烧伤包括腐蚀性极强的氢氧化钠、氢氧化钾、氧化钠、氧化钾，以及腐蚀性较弱的生石灰、氨水、水泥等。

（1）强碱烧伤：强碱又称苛性碱，对组织损害较重，强碱可使组织细胞脱水并皂化脂肪，碱离子与组织蛋白结合成可溶性碱性蛋白，具有很强的渗透性和破坏作用，能导致创面进行性加深。碱烧伤后的创面早期呈潮红色，可见大小不等的水疱，创面较湿，渗出多，易感染，痂皮较酸烧伤薄而软，脱落后创面凹陷，边缘潜行，经久不愈。

强碱烧伤的处理重点是早期长时间的清水冲洗，直至创面无滑腻感，或 pH 在 8 以下。创面采取暴露疗法，以便观察深度变化，深度烧伤或有明显进行性加深者宜行切痂植皮，注意在植皮前要反复多次清洗创基。

（2）石灰烧伤：生石灰（CaO）遇水后生成 $Ca(OH)_2$，并释放大量热量，碱与热共同作用可造成深度烧伤。石灰烧伤的创面较干燥呈褐色，常残留有生石灰，清创时应先将创面上的生石灰用纱布擦拭干净，再用清水冲洗，以免石灰遇水后释放热，后续治疗与一般烧伤相同。

（3）氨水烧伤：氨是一种刺激性气体，极易挥发，吸入高浓度氨蒸气不仅引起上呼吸道损伤，发生急性喉头水肿、喉痉挛，还可伤及下呼吸道，引起肺水肿。氨属弱碱性，与皮肤、黏膜较长时间接触可造成浅度烧伤。临床上以吸入性损伤多见，而皮肤损伤轻微。氨水烧伤者重点要注意气道情况，发生呼吸困难、口鼻腔分泌物增多时，应立即行气管切开，严重者给予机械通气。氨水吸入性损伤后的 5～7 天，气管内常有坏死组织脱落，应加强气管内的冲洗和吸引，并配合变换体位、叩背等，以利于脱落的气管假膜排出。

3. 磷烧伤　磷烧伤仅次于酸、碱烧伤，居于第三位，战时则为主要的致伤因素。磷有黄磷与赤磷，二者为同素异构体，烧伤均由黄磷引起。黄磷为蜡样固体，不溶于水而溶于脂肪，熔点低，34℃ 时即可自燃，并形成五氧化二磷和三氧化二磷，对皮肤和黏膜具有脱水、夺氧作用，吸入后可导致气道黏膜损伤，遇水后形成磷酸和次磷酸，可引起皮肤化学烧伤。磷主要以元素形式或磷酸形式自创面吸收，即使烧伤面积不大，也能造成全身中毒，影响细胞的氧化代谢过程，破坏细胞内多种酶的功能，导致心、肝、肾等重要脏器的毒性损害，严重者可发展为肾衰竭、急性黄色肝萎缩、心律失常或传导阻滞。

清洗时应将创面浸入水中，隔绝空气，忌暴露，以免磷继续燃烧。用 1% 硫酸铜清洗创面，形成黑色磷化铜，以便于识别移除磷；控制硫酸铜浓度及用量，以免吸收后导致铜中毒。创面必须包扎，不用暴露，忌用油质敷料以免促使磷吸收，用碳酸氢钠湿敷包扎。深度烧伤及早切痂植皮，以免磷吸收而致全身中毒。

要点提示：

1. 电烧伤的特点　①损伤程度与电流强度（电压高低）、接触部位与接触时间等有关。②创面较深，损伤严重。一般有"入口"和"出口"。入口处有皮肤焦黄或炭化，有的形成了裂口或洞穴，烧伤可能深达肌、肌腱、骨骼。出口处情况基本相同，但程度稍轻；个别出口处的病变不明显。③常伴有不同程度的内脏特别是心脏损伤，并出现过心搏骤停、昏迷等。④由于深部组织特别是肌肉组织受损严重，产生的肌红蛋白等极易使肾脏等受损。⑤电烧伤后截肢率及残疾率均较高。

2. 电烧伤的急救与治疗　断电或脱离电源；复苏与急救；休克期补液量多大于按体表烧伤面积所计算的量；休克期补液注意碱化尿液；局部用暴露疗法为宜，四肢环状电烧伤应尽早行筋膜切开减张；坏死组织尽早切除，切除范围可稍大些，包括坏死的肌肉甚至骨骼，肢体坏死者予以截肢。有时需要进行皮瓣移植（带蒂或游离），有利于未切除组织的存活。

3. 化学烧伤的特点　化学烧伤的严重程度与该物质的性状、浓度、剂量、接触时间和接触面积关系密切；能造成组织细胞的进行性损害，创面多有加深过程。化学物质经创面、黏膜吸收引起全身中毒，容易造成多系统、多脏器的毒性损害。

4. 酸烧伤　①高浓度强酸，如硫酸、硝酸、盐酸可从伤处组织细胞中吸收水分，并与蛋白质结合成酸性蛋白盐，后者沉淀凝固，创面迅速成痂；②一般来说，烧伤越深，韧度越硬，颜色越深（棕黄色，黄褐色），但由于痂色的掩盖，深度常不易判断；③急救时用大量清水冲洗伤处，保持创面清洁干燥，待其痂下愈合或切痂植皮。

5. 碱烧伤　①高浓度强碱有氢氧化钠、氢氧化钾等，可使组织细胞脱水，与组织蛋白结合成可溶性碱性蛋白盐，并可使脂肪皂化，后两项作用导致强碱烧伤向深部和周缘组织侵蚀，所以碱烧伤后创面较深。②急救时用大量清水冲洗或浸浴较长时间，去除腐皮，尽量洗出侵入组织的碱，使创面干燥，争取及早手术去痂。

6. 磷烧伤　属于热力和化学的复合烧伤，不仅直接损伤皮肤和黏膜，还可因吸收而造成全身中毒及内脏损伤。伤后用 1% 硫酸铜及清水清洗创面，创面清洗干净后，一般用包扎疗法，以免暴露时残余磷与空气接触发生燃烧。深度创面及早切痂植皮。

❓ 思考题

1. 中国九分法和三度四分法的具体内容是什么？
2. 烧伤后的现场急救及后送原则是什么？
3. 抗休克的液体复苏方案及监测措施是什么？
4. 烧伤脓毒症的诊断标准是什么？
5 烧伤创面的处理措施有哪些？
6. 电烧伤的临床表现及治疗原则是什么？
7. 酸碱烧伤的特点及治疗原则是什么？

（宋华培）

参考文献

黎鳌，杨宗城 . 2001. 黎鳌烧伤学 . 上海：上海科学技术出版社 .

盛志勇，郭振荣 . 2000. 危重烧伤治疗与康复学 . 北京：科学出版社 .

杨宗城 . 2008. 实用烧伤外科手册 . 北京：人民军医出版社 .

第 16 章

颅脑伤的早期处置

教学内容

- 颅脑伤损伤机制及病理生理改变。
- 颅脑伤伤情特点、临床表现及诊断。
- 颅脑伤分级救治原则。
- 颅脑开放伤清创术。

教学目标

- 培养在医疗救援区实地处置颅脑损伤的能力。

学习要求

- 了解：医疗救援时颅脑伤的概况、骨窗开颅术。
- 掌握：医疗救援时颅脑伤的现场急救、紧急救治、早期治疗。

颅脑伤是一种常见损伤，发生率高，死残率居全身创伤首位。颅脑损伤包括闭合性颅脑损伤和开放性颅脑损伤。

一、致伤机制及病理改变

（一）闭合性颅脑损伤

造成闭合性脑损伤的直接暴力包括接触力和惯性力：物体与头部直接碰撞，由于冲击、凹陷性骨折或颅骨的急速内凹和弹回，导致接触部位的脑损伤。受伤时头部若为固定不动状态，则仅受接触力影响；由于头部瞬间的减速或加速运动，使脑组织在颅内急速移位，相撞于颅壁、与颅底摩擦或受大脑镰、小脑幕牵扯，运动中的头部突然受阻于固定物体，除有接触力作用外，尚有因减速引起的惯性力作用，常导致多处或弥漫性的脑损伤。间接暴力是指外界暴力作用于身体其他部位再传递至颅脑，从而造成颅脑损伤。通常情况下，颅脑无损伤痕迹发现，是一类特殊而又严重的颅脑损伤。现代战争和人为事故中爆炸伤增加。爆炸引发的创伤性脑损伤可分为四大类：①冲击波经由颅脑传播的初级爆炸伤；②由破片或弹片引起的次级爆炸伤；③人体被抛出与环境中物体碰撞等相互作用引起的三级爆炸伤；④对面部、头皮、呼吸道等部位引起的热学、化学及其他类型的四级爆炸伤。

（二）开放性颅脑损伤

开放性颅脑损伤包括非火器性开放性颅脑损伤及火器性开放性颅脑损伤。

火器性开放性颅脑损伤是由于高速致伤物（除高速枪弹外，还包括各种爆炸武器产生的碎片与破片）穿过脑组织瞬间产生直接撕裂性作用、水动力和加速粒子作用、瞬时空腔效应及冲击波的作用，从而造成全脑的弥漫性损害。对其进行准确分类有助于伤情判断和指导治疗。现依据致伤投射物穿透组织的形式对颅脑火器伤进行如下分类。①头皮软组织伤：有头皮损伤，颅骨尚完整，少数患者局部脑组织可能有挫伤。②非穿透伤：有头皮损伤和颅骨骨折，硬脑膜尚完整，脑组织与外界不相通，多有脑组织挫裂伤，甚至形成颅内血肿。③穿透伤：有头皮伤和颅骨骨折，硬脑膜破裂，脑组织与外界相通，损伤较严重，常合并脑内血肿。此类损伤根据损伤发生形式又分为以下3种。①盲管伤：致伤物由颅骨或颜面部射入，停留于颅腔内。一般在入口或伤道近端有许多碎骨片，致伤物位于伤道最远端。有时致伤物穿过颅腔，冲击对侧的颅骨内板后弹回，折转一段距离，停留在脑内，称反跳伤，脑组织损伤较严重。②贯通伤：致伤物贯通颅腔，有入口和出口，入口脑组织内有许多碎骨片，出口骨缺损较大。由于伤道长，脑的重要结构和脑室常被累及，损伤严重。③切线伤：致伤物与颅骨和脑组织呈切线性擦过，脑内无致伤物。颅骨和脑组织呈沟槽状损伤，常有许多碎骨片散落在脑组织中。

损伤病理区域按损伤的程度和性质分为3层。①原发伤道区：即伤道中心部分，火器直接破坏脑区域，脑损伤严重，表现为碎裂、液化和坏死的脑组织碎块与血块交结在一起，脑组织可由伤口溢出。②脑挫伤区：破坏区的周围，由"空腔效应"造成的脑组织点状出血和水肿，神经细胞肿胀、崩解或有缺血性改变，少突胶质细胞和星状细胞肿胀，轴突和髓鞘肿胀、变细或碎裂。③脑震荡区：挫伤区的周围，光镜下无明显形态学变化，神经元及神经纤维可因震荡而发生暂时性功能抑制，不伴有其他继发性损害，日后常能恢复。震荡区的大小不一，其范围与传递给组织的能量有关。

二、临床特点

由于颅脑具有特殊的解剖结构，颅腔密闭，脑组织缓冲空间很小，伤后易并发颅内血肿、脑水肿，引起颅内压升高、脑疝形成等危及伤员的生命。

1. **意识障碍**　伤后意识水平是判断火器性颅脑损伤轻重的最重要指标，是手术指征和预后评估的主要依据。颅脑穿透伤可造成局部较重的脑损伤，但也可不出现昏迷。重点是连续观察伤员的意识变化过程，如伤员在受伤当时无昏迷随后转入昏迷，或意识障碍呈进行性加重，均反映伤员可能存在急性脑组织受压的征象。

2. **生命体征的变化**　伤及脑干部位等重要生命中枢者，早期可发生呼吸窘迫，缓慢或间歇性呼吸，脉搏转为徐缓或细弱，脉律不齐与血压下降等中枢性衰竭征象。呼吸深慢，脉搏慢而有力，血压升高的进行性变化是颅内压升高、脑受压和脑疝的危象，常提示颅内血肿。开放伤引起的大出血及大量脑脊液流失，可引起循环衰竭。

3. **脑损伤症状**　伤员可因脑挫裂伤、颅内血肿形成、脑膨出等出现相应的症状和体征。例如蛛网膜下腔出血可引起脑膜刺激征，下丘脑损伤可引起中枢性高热等。

4. **颅内压升高**　颅脑火器伤急性期并发颅内血肿的机会较多，但弥漫性脑水肿导致的颅内压升高更让人担忧，主要表现为头痛、恶心、呕吐及脑膨出。慢性期常由于颅内感染、脑水肿，表现为脑蕈（脑组织从颅骨缺损口向外膨出犹如蕈状）、意识下降和视盘水肿，如不及时处理，病情进一步恶化，可引起生命体征变化，并最终出现脑疝危及生命。

5. **癫痫发作**　包括局限性或全身性发作，在穿透伤中发生率较闭合性损伤高，早期主要因颅内出血或脑挫裂伤所致，晚期与脑瘢痕组织形成或脑穿通畸形等有关。

6. **颅内感染**　穿透伤的初期处理不彻底或过迟，易引起颅内感染。主要表现为意识水平差、高热、颈强直、脑膜刺激征等。

三、临床检查

（一）体格检查

救援时情况紧急，环境复杂，为了明确伤情及确定下一步治疗方案，需迅速准确地进行体格检查，查明患者遭受的外力种类、外力作用的部位及方向、受伤者在受到外力打击时所处的状态。这些对分析伤情轻重和所能涉及的范围等有很大帮助。对于开放性颅脑损伤伴有大出血的患者，应首先检查伤口并控制出血，明确有无异物存留，或异物存留的种类、位置等。对于闭合性颅脑创伤的患者，重点关注患者的意识状态，如有意识障碍，则需及时详细地检查患者的瞳孔及生命体征变化，进行伤情分析，以便及时准确地施救。

（二）辅助检查

1. X 线检查　能够简单、快速地诊断出颅骨骨折、颅内异物，亦能对颅脑的损伤情况做出初步判断。颅骨 X 线平片一般常规采用标准正、侧位投照，以了解颅骨有无骨折；对颅骨的凹陷性骨折应拍摄切线位照片，以便测定凹陷的深度；若枕部着力的外伤还应拍摄汤氏位，有助于发现枕骨骨折；怀疑有颅底骨折时，还应做颏顶位投照，以了解颅底情况。因颅底骨结构凹凸不平，骨折较难显示，必要时还需摄取乳突区、岩骨和视神经孔等特殊投照位置。颅骨骨折的 X 线平片常见表现为：①线性骨折最常见，骨折线呈清晰的低密度裂缝，常自着力点向远端延伸，应注意是否通过硬膜窦或血管压迹，同时需要与颅骨缝相区别。②凹陷性骨折亦较多见，有单纯性和粉碎性

两种，后者常有辐射状线形骨折向周围延伸，且有碎骨片插入颅内，其深度和数量均能在平片上显示，有助于手术时参考。③颅内有无金属异物存留及其位置、数量，此类数据对火器性盲管伤的诊断有决定性意义。④如果发现颅内积气，则多为伴有隐性开放的颅底骨折，但骨折线往往难以查见，偶尔可以从昏暗的鼻旁窦或出现液平面等间接影像来判断颅底骨折。

2. 头颅 CT 扫描　是目前针对颅脑损伤最常用的检查手段，多采用横断面扫描，可以观察颅内各结构的病变密度。常见颅脑损伤的 CT 表现为：①目前多排螺旋 CT 扫描可显示脑干的原发性损伤，损伤较重时可见局限性低密度影或伴有小点状、片状高密度影混杂，偶尔可见脑干内小血肿形成。②急性硬膜外血肿表现为颅骨内板与硬脑膜之间有一梭状均匀一致的高密度影，边界十分清晰，血肿部位往往与颅骨骨折吻合，血肿侧的脑室、脑池常被受压变窄或被推移。③急性硬膜下血肿 CT 扫描所见为一界于颅骨内板与脑表面的新月形高密度影（常伴有局部脑挫裂伤或脑内血肿），同侧的脑室和脑池多有变窄或受压移位。④脑内血肿的 CT 扫描，急性期多为卵圆形或不规则高密度影，周围有低密度水肿环绕，偶尔与脑室相通，或有脑挫裂伤相伴。头颅 CT 不仅能准确诊断出颅内出血，而且能协助医师对颅内出血量进行计算，指导下一步治疗。⑤头颅 CT 的颅骨三维重建功能，对明确颅底及颅骨骨折具有不可替代的作用（图 16-1）。

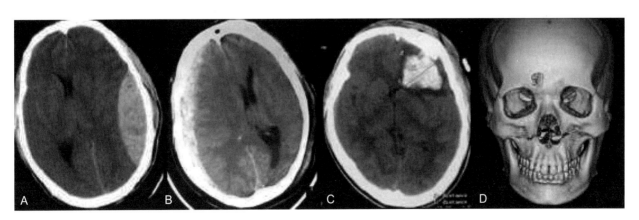

图 16-1　头颅 CT
A. 硬膜外血肿；B. 硬膜下血肿；C. 脑内血肿；D. 颅骨三维重建

3. 头颅磁共振　对微小出血、非出血性病变和脑干损伤的敏感性明显优于 CT，磁共振波谱成像（MRS）、磁共振灌注成像（PWI）、磁化传递成像（MTI）等对颅脑创伤患者预后判断有一定帮助，但头颅 MRI 扫描检查时需要伤者较长时间内保持稳定体位，在颅脑创伤急性期应用受限。

4. 脑血管造影　脑血管造影术对怀疑有外伤性动脉瘤、外伤性动静脉瘘等血管性疾病有诊断价值，对于颅内异物和重要血管的位置关系判断具有一定的价值。

5. 腰椎穿刺术　颅脑伤腰椎穿刺的目的在于：①测定颅内压，了解脑脊液生化改变及细胞数变化，明确有无颅内感染征象；②脑脊液动力学检查；③引流脑脊液或经椎管给药。但当患者颅内压明显增高时，腰椎穿刺应当十分谨慎，因为腰椎穿刺后颅内和椎管内的压力差增大，可能导致脑疝形成。

四、诊断

一旦面临众多伤员同时或相继到达，详细准确快速地完成病史采集和相关检查显得尤为重要，重点关注受伤时间、致伤因素和伤后意识状态及急救处理措施等，着重注意头部伤口、意识、瞳孔、生命体征、运动、反射和合并伤的检查。头颅 X 线平片或 CT 扫描对了解伤道、确定颅内异物性质、数目、位置和指导清创手术具有重要价值。

五、治疗

颅脑伤员病情复杂，易出现呼吸、循环障碍，对救治的时效性要求高。救治重点是在现场急救阶段和早期救治阶段采用一切可能的措施挽救生命，防治继发性脑损伤，需要采用多种损伤控制及复苏技术，主要包括控制出血和防治失血性休克，保持脑血流灌注，防治低氧血症、高体温、高碳酸血症、癫痫发作等。由于专科人员和设备条件有限，不能做彻底的脑清创术，但及时和正确的急救措施可去除许多直接危及伤员生命的因素，为伤员的后送和在二线专科医院进一步处理做好必要的准备。

（一）早期一般治疗

1. 伤情评估　颅脑创伤的严重程度与患者意识障碍程度和持续时间呈正相关，国内外学者采用格拉斯哥昏迷评分（Glasgow coma scale，GCS，表 16-1）对伤者的意识状态进行量化，按照伤者的睁眼、语言、运动 3 项反应进行评估，总分 15 分，最低 3 分，总分越低，反映伤情越重，8 分以下表明患者目前处于昏迷状态。同时根据计分高低，将伤者的颅脑损伤病情分为轻、中、重、特重型 4 种。轻型（GCS 评分 13～15 分）：伤后昏迷在 30 分钟以内；中型（GCS 评分 9～12 分）：伤后昏迷时间为 30 分钟至 6 小时；重型（GCS 评分 6～8 分）：伤后昏迷在 6 小时以上，或在伤后 24 小时内意识恶化再次昏迷 6 小时以上者；特重型（GCS 评分 3～5 分）：伤后持续昏迷。依据伤情评估决定救治方案和处理顺序：①呼吸、循环严重障碍者立即复苏；②有明显活动性出血者，须紧急处置；③若有颅内压严重增高或脑疝形成者须优先处理，必要时行颅脑减压术；④一般火器伤，可先行清创处理，一旦病情稳定，尽快进行头颅 X 线摄片，最好行 CT 扫描，以明确骨折和脑损伤范围、伤道部位与走向、有无出血、异物性质及数目等。

表 16-1　格拉斯哥昏迷评分（Glasgow coma scale，GCS）

睁眼反应	计分	语言反应	计分	运动反应	计分
自动睁眼	4	回答正确	5	遵嘱动作	6
呼唤睁眼	3	回答错误	4	刺痛定位	5
刺痛睁眼	2	语无伦次	3	刺痛躲避	4
无反应	1	只能发音	2	刺痛肢体屈曲	3
		无反应	1	刺痛肢体过伸	2
				无反应	1

2. 气道管理　对于昏迷伤员，要保证呼吸道通畅，进行合理、有效的气道管理。颅脑开放伤呼吸道阻塞多由口鼻出血的血块或异物堵塞，昏迷伤员咳嗽或吞咽反射消失而造成呕吐物的反流和误吸，以及昏迷伤员的舌后坠等引起。呼吸道阻塞可导致不同程度的缺氧，造成继发性脑损伤，严重者可因窒息而导致呼吸、心搏停止。因此，颅脑开放伤早期救治时的气道管理十分重要。在明确有呼吸道阻塞后应立即清除口、鼻、咽部的血块、异物和分泌物。伤员取侧卧位或俯卧位，头部偏向一侧，以利于口、鼻分泌物排出。有舌后坠者置入通气导管。采用上述措施后仍不能保持呼吸道通畅，并有明显呼吸困难和缺氧者，应立即行气管内插管或环甲膜切开，将堵塞物抽吸干净，并给予氧气吸入。颅脑伤在合并颌面部、咽部或其他颈部损伤时亦能发生气道阻塞，因此，在呼吸道通畅后仍有明显缺氧时，应检查有无其他部位合并伤和中枢性呼吸衰竭，并给予相应的急救处理。

3. 抗休克的急救处理　颅脑开放伤发生出血性休克者远较闭合伤多，占 8% ～ 18%，且在伤后早期即可出现。若合并胸腹伤、四肢骨折和血管伤，则发生率更高。寒冷和疲劳可促使休克形成或加重。休克出现时伤员主要表现为神志淡漠，面色苍白，手足发凉出汗，脉搏细弱，收缩压在 90mmHg 以下。休克的急救主要包括止血和补充血容量。休克的诊断一旦成立，应立即从静脉补充血浆或平衡液，估计伤员休克时间较长时，应给予 5% 碳酸氢钠以纠正酸中毒，并应用糖皮质激素。脑损伤严重和颅内高压的伤员，应注意不可短时间内输入大量晶体液，以免加重脑水肿。

4. 伤口止血和包扎　院前临时救治机构内急救对伤口不做创口内探查，仅做创口外部处理。剃光头发，去除创口外黏附异物。

非穿透伤伤口的出血来源于头皮及颅骨板障出血。一般进行局部加压包扎即可，明显的头皮动脉出血在现场可用血管钳钳夹出血点或血管做临时性止血，但多不能获得满意的止血效果。在加压包扎后仍不能奏效时可在无清创条件下暂时缝合头皮止血，待到达有清创条件的医疗单位后再行清创止血。

穿透伤的伤口十分复杂，出血可来自头皮、颅骨、静脉窦和脑内血管，尤以静脉窦和颅内动脉出血最严重。现场急救只能采用加压包扎的方法，需要十分警惕由此引起的颅内血肿。包扎伤口时必须对出血来源有一个基本的判断。在没有紧急后送的情况下，应避免将有较严重出血的伤员包扎后长途转送，以免转运途中发生急性颅内血肿而危及生命。

5. 颅脑清创　因救援环境特殊和情况多变，早期颅脑清创不能都在 24 小时内完成，在应用抗生素条件下，首次清创术亦可延迟到 72 小时内进行。以下重点介绍几种常见伤的清创处理。①盲管伤：伤口清创后，颅骨孔直径扩大 3 ～ 4cm。轻轻牵开脑伤道，在用生理盐水冲洗的同时轻柔地吸除血块及破碎脑组织，用镊子和磁性探针取出碎骨片和金属异物，深处小的碎骨片和弹片不应刻意取出，以免加重脑损伤。大于 1cm 的弹片感染概率大，应择期清除。伤道深部活动性出血，在直视下用双极电凝或银夹夹闭。已清创伤道用棉片保护，取出的骨片和弹片与 X 线片对照。止血满意、伤道塌陷、脑搏动好，取出可触及的异物，即达到彻底清创标准，然后严密缝合硬膜和头皮。CT 用于火器伤诊断后，不少研究发现，GCS 评分 > 12 分的患者病情稳定，仅予以头皮清创，在应用抗生素的条件下，颅内残留骨片或弹片并不会增加颅内感染的机会，主张仅行微清创术。②贯通伤：几乎均为高速枪弹或手枪弹所致。后者近距离致颅脑损伤程度不亚于高速子弹。贯通伤是最严重的脑穿透伤。贯通伤通常出口大于入口，出口损伤严重、出血多、骨折面大。先行出口清创、清除伤道内失活脑组织及血块、妥善止血；再按盲管伤清创方法处理入口。如清创后脑水肿仍显严重，则需适当扩大出口侧骨孔，硬脑膜修补后行外减压。伤口无法缝合时可做转移皮瓣。③切线伤：致伤投射物呈切线方向撞击头颅，致头皮颅骨损伤，并累及颅内，清创方法同颅脑开放伤。④脑室伤：以侧脑室伤最常见，可有脑室积血、积气或异物。沿伤道清创达侧脑室，清除血块，保证室间孔通畅；脉络丛出血予以电凝止血，取出脑室内异物。确认无出血及棉片遗留后，严密缝合硬脑膜，脑室置硅胶管引流，3 天左右拔除。

6. 治疗与预防性用药　①脱水降颅内压：当前最普遍应用的药物为 20% 甘露醇，它的降压作用不仅是单纯的利尿，而且主要在于造成血液渗透压升高，使脑组织的水分进入血液，从而减轻脑水肿、降低颅内压。一般在静脉注射后 20 分钟内起作用，2～3 小时降压作用达到高峰，降颅内压效果可维持 4～6 小时。针对意识障碍患者，提示病灶范围较大，中线结构已受到影响，可给予 20% 甘露醇 125ml，密切观察病情和意识障碍的动态改变，注意用药后症状是否缓解，以便调整用量和用药间隔时间。若患者出现昏迷程度加重，腱反射和肌张力逐渐降低，可能为病灶扩大或中线移位加重，除应给予 20% 甘露醇 250ml 进行积极脱水治疗外，还应与呋塞米联合使用。使用甘露醇的过程中既要注意是否已经达到了脱水的目的，又要预防过度脱水造成的不良反应，如血容量不足、低血压、电解质紊乱及肾功能损害等。②早期应用抗生素：颅脑火器伤均为污染创口，同时因脑脊液漏、颅内异物或碎骨片存留等又增加了感染的机会，感染率很高，可达 12%～15%。穿透伤的感染率可高达 20%～45.7%。因此，伤员到达临时救治机构后，除采取上述急救措施外，应尽早使用广谱抗生素预防感染。临床资料表明，抗生素的早期应用不但可以明显降低脑清创术后感染的发生率，而且还使部分超过 72 小时的伤口获得甲级愈合。③预防癫痫药物的应用：由于火器伤造成的脑实质损伤范围较大，其癫痫的发生率也较高。尽管对预防性抗癫痫药物的疗效仍存在争议，但对伤后早期出现癫痫和伤道位于运动区或运动区附近的伤员，宜早期应用预防癫痫的药物。

（二）手术治疗

开放性颅脑创伤、闭合性颅脑创伤中部分脑挫裂伤、继发性颅脑损伤中大部分颅内血肿及部分严重脑水肿需要行颅脑减压术。颅脑减压术是针对颅脑创伤所致的高颅内压，通过内减压术（即清除颅内血肿、挫伤脑组织）及外减压术（即去骨瓣），以降低颅内压为目的而采用的外科救治手段。以下重点介绍几种常用的减压术。

1. 颅骨凹陷性骨折减压术　手术指征包括闭合性、凹陷性颅骨骨折压迫静脉窦导致血液回流障碍，或大面积凹陷性颅骨骨折导致高颅内压。手术方法：①通常在全身麻醉下，根据创伤部位确定体位及设计皮瓣。②常规消毒、铺巾，切开头皮，小心取下凹陷骨片，对照颅骨 X 线片或 CT 在直视下取出嵌入颅内的碎骨片。这里要注意，若是取下压迫静脉窦的骨折片，必须做好突发大出血的应急止血准备。③悬吊硬脑膜，合并颅内出血和脑挫裂伤按相应外科手术规范处置。④妥善止血，严密缝合硬脑膜，整复颅骨或人工颅骨复位；如颅内压升高，严密减张缝合硬脑膜（筋膜或人工硬脑膜），去骨瓣。⑤硬膜外或皮下置放外引流管，头皮分层缝合。

2. 急性硬膜外血肿颅脑减压术　手术指征包括 3 个指标：幕上血肿超过 30ml，颞部血肿超过 20ml，幕下血肿超过 10ml。如幕上血肿少于 30ml，颞部血肿少于 20ml，幕下血肿少于 10ml，GCS 评分 > 8 分，没有脑局灶损害症状和体征，可密切观察，行头部 CT 动态观察血肿变化。注意：一旦出现临床意识改变、颅内高压症状，甚至瞳孔变化或 CT 示血肿增大，应急诊行颅脑减压术。手术方法：①通常在全身麻醉下，根据血肿部位确定体位及设计皮瓣。②常规消毒、铺巾，切开头皮，取下骨片，清除血肿和彻底止血。③骨窗边缘悬吊硬脑膜，清除血肿后，如果硬膜张力仍然较高，要注意两种情况：一是硬膜下方发蓝，应切开硬膜并清除硬膜下血肿；二是如果未见硬膜下血肿，则提示骨瓣邻近或远隔部位血肿，应予以复查 CT 或钻孔探查，以免遗漏血肿。术野彻底止血。④骨瓣原位复位固定。但是要注意，对于巨大硬膜外血肿、中线移位明显、瞳孔散大的患者，要采取硬脑膜减张严密缝合（筋膜或人工硬脑膜），去骨瓣。⑤硬膜外或皮下置放外引流管，头皮分层缝合。

3. 急性硬膜下血肿颅脑减压术　手术指征包括幕上血肿超过 30ml，颞部血肿超过 20ml，血肿厚度大于 10mm，或中线移位大于 5mm，幕下血肿超过 10ml。如幕上血肿少于 30ml、颞部血肿少于 20ml、血肿最大厚度小于 10mm、中线移位小于 5mm、幕下血肿小于 10ml，GCS 评分 > 8 分，那么，可以先行非手术治疗。注意：如果出现伤后进行性意识障碍，甚至瞳孔变化或 CT 示血肿增大，GCS 评分下降超过 2 分，应急诊行颅脑减压术。手术方法：①通常在全身麻醉下，根据血肿部位确定体位及设计皮瓣。这里特别说明：对于临床最常见的额颞顶部急性硬膜下血肿，特别是合并脑挫裂伤高颅内压的患者，提倡采用标准大骨瓣开颅血肿清除，双侧额颞顶急性硬膜下血肿应该行双侧标准外伤大骨瓣或前冠状开颅血肿清除。②常规消毒、铺巾，切开头皮，颅骨上钻孔并锯开，取下骨片。③骨窗边缘悬吊硬脑膜，放射状或 T 字形切开硬膜，以吸引器、活检钳或无菌盐水冲洗清除血肿，寻找皮质静脉或动脉可能的出血点，清除失活脑挫裂伤组织和脑内血肿。注意：关闭硬膜前，应再次冲洗该部位，以确保无活动性出血。彻底止血。④骨瓣是否去除分为两种情况：一是术前 GCS 评分＞9 分，无脑疝及术中颅内压降低明显，采用硬膜原位严密缝合，骨瓣复位；二是术前 GCS 评分＜8 分、有脑疝及术中颅内压降低不明显甚至脑肿胀，就要采取硬脑膜减张严密缝合（筋膜或人工硬脑膜），去骨瓣。⑤硬膜外或皮下置放外引流管，头皮分层缝合。这里特别要强调：术后除常规处理外，重型颅脑外伤患者应该放在重症监护室，通过额外的有创神经监护（颅内压、脑室外引流、脑氧监测或联合使用）来指导治疗。

4. 脑内血肿、脑挫裂伤颅脑减压术　手术指征：①急性脑实质损伤的患者，如果出现进行性意识障碍和神经功能损害，药物无法控制的高颅内压，CT 可见明显占位效应。②额颞顶叶挫裂伤体积超过 20ml，中线移位超过 5mm，伴基底池受压。③脱水等药物治疗后颅内压仍不低于 25mmHg，脑灌注压不高于 65mmHg。通常在全身麻醉下，根据脑内血肿、脑挫裂伤部位确定体位及设计皮瓣。其余操作同急性硬膜下血肿颅脑减压术。

5. 去骨瓣减压术　手术指征包括 3 个方面：①重型颅脑创伤瞳孔散大的脑疝患者，CT 显示脑挫裂伤、出血、脑水肿、脑肿胀和脑梗死等占位效应明显（中线移位、基底池受压）。②颅内压进行性升高大于 30mmHg 持续 30 分钟的重型颅脑创伤。③进行性意识障碍的急性颅脑创伤患者，CT 显示脑挫裂伤出血、脑水肿、脑肿胀和脑梗死等占位效应明显（中线移位、基底池受压），经渗透脱水利尿药物等一线治疗方案颅内高压无法控制。手术方法：①通常在全身麻醉下，患者取仰卧位，如果是单侧大脑半球损伤患者，采用一侧标准外伤大骨瓣减压术；如果是双侧大脑半球损伤患者，行双侧标准外伤大骨瓣减压术或冠状前半颅减压术。②常规消毒、铺巾，切口开始于颧弓上耳屏前 1cm（注意尽量保留颞浅动脉主干），于耳廓上方向后上方延伸至顶骨正中线，然后沿正中线向前至前额部发际下，部分额叶损伤严重患者可延伸至眉间。切开头皮，颅骨第一孔钻在额骨颧突后方（关键孔），第二孔为额结节下并尽量靠近中线，第三孔在耳前尽量靠颞底，其余 3～4 孔均沿着切口钻即可，骨窗下缘尽量平前颅底及中颅底，顶部骨瓣旁开正中线矢状窦 2～3cm，游离骨瓣或带颞肌骨瓣，然后清除硬脑膜外血肿。③骨窗边缘悬吊硬脑膜。颞前部开始切开硬脑膜，再 T 字形切开硬脑膜，硬脑膜切开后可以暴露额叶、颞叶、顶叶、颅前窝和颅中窝。其余操作同急性硬膜下血肿颅脑减压术。

各种颅脑减压术术后均应密切观察患者的意识、瞳孔及生命体征变化，定期随访影像学检查，关注有无迟发性出血及脑脊液漏等。术后加强抗脑水肿、预防感染、抗休克的治疗。对于躁动伤员应查明原因，在排除尿潴留、呼吸不畅或缺氧等原因后，应考虑是否有颅内血肿，必须严密观察，紧急处理。对于术后多种并发症的出现做到积极对症处理。

总结

对颅脑伤进行早期救治后需迅速安全地组织伤员后送，有利于伤员及时得到妥善救治，以降低死亡率、减少残疾率、提高治愈率，也有利于医疗救护机构的效率提高。

？思考题

1. 颅脑伤现场急救措施有哪些？
2. 开放性颅脑伤与气胸，哪个需要优先急救？

3. 在紧急救治时颅内压增高的处置措施有哪些？

4. GCS 评分在救援现场医疗保障中有何价值？

（陈立朝）

参考文献

常辰 . 2019. 康复医学在战伤救治中应用的思考 . 人民军医，62（3）：34-36.

高亮 . 2017. 美国第四版《重型颅脑损伤救治指南》解读 . 中华神经创伤外科电子杂志，3（6）：6-9.

江基尧，陈建 . 2013. 颅脑创伤去骨瓣减压术中国专家共识 . 中华神经外科杂志，29（9）：967-969.

王宪荣 . 2004. 颅脑开放伤的治疗 . 中国现代神经疾病杂志，（3）：139-140.

吴同亮，张小军，2009 . 现代战争环境下颅脑火器伤的研究概况 . 中国临床神经外科杂志，14（11）：699-702.

章翔，费舟 . 1999. 颅脑火器伤的急救措施 . 中华创伤杂志，15（4）：247.

宗兆文，杨磊 . 2018. 美军在"自由伊拉克行动"和"持久自由行动"中颅脑战伤救治的经验及对我军颅脑战伤救治的启发 . 第三军医大学学报，40（2）：91-96.

第 17 章

口腔颌面部损伤的处理

教学内容

- 复习创伤救治特点和救治原则。
- 口腔颌面部的解剖生理特点。
- 口腔颌面部损伤的特点。
- 口腔颌面部损伤的急救处理原则。
- 口腔颌面部软组织损伤的类型和处理方法。

教学目标

- 介绍口腔颌面部的解剖生理特点，使学员能理解口腔颌面部的损伤特点和初期救治原则。

学习要求

- 复述口腔颌面部的解剖生理特点。
- 理解口腔颌面部的损伤特点和救治原则。
- 掌握早期救治中口腔颌面部损伤急救的处理原则。
- 掌握口腔颌面部软组织损伤的类型和处理方法。
- 了解口腔颌面部损伤介入的时机和手术适应证。

第一节　口腔颌面部的解剖生理特点

一、口腔颌面部的解剖范围

口腔颌面部即口腔和颌面部的统称，位于颜面部的下 2/3。颜面部上始于发际，下至下颌骨下缘，两侧至下颌支后缘或颞骨乳突之间的区域。以经过眉间点和鼻下点的两条水平线为界将颜面部分为三等份，颜面部下 2/3 即为颌面部，以颌骨为主要骨性支撑所在的区域，上 1/3 为颅面部，以额骨为主要骨性支撑所在的区域。但是现代口腔医学已经发展到上至颅底、下至颈部的区域，即所谓的口腔颌面头颈部，但不涉及眼、耳、鼻、咽喉等组织器官。临床上，常将颌面部以眉间和口裂水平划两条水平线，把颌面部分为三部分：

发际与眉间之间的部分为面上部，眉间与口裂之间区域为面中部，口裂与舌骨之间的区域为面下部。

口腔位于颌面部区域内，由牙、颌骨及唇、颊、舌、口底、唾液腺等组织器官组成的功能性器官，分为口腔前庭、牙及牙槽骨部、舌部、腭部及口底等部位。

二、口腔颌面部解剖生理特点

（一）位置显露

这个特点决定了口腔颌面部容易受伤，同时一旦受伤或发生病变，也容易早发现、早治疗。

（二）皮肤具有自然皮纹

皮纹方向具有规律特点，但随着年龄变化而有所变化。颌面部手术切口设计应充分利用皮纹的方向，并选择隐蔽区域做切口，以实现美观的效果。

（三）血供丰富

不管是动脉系统还是静脉系统，在颌面部同侧、对侧、颅内和颅外各个血管之间存在多个吻合支和交通支。反之，同一部位或器官存在多源性供血或回流，这就是颌面部血管丰富的解剖学基础。这个特点决定了颌面部外伤抗感染能力强、愈合快、组织存活易，但一旦受伤则出血多、局部炎症反应快且严重。

（四）解剖结构复杂

口腔颌面部上邻颅脑，下接颈部，内含眼、耳、鼻和牙等重要器官，具有丰富的血管、神经和导管，包括多个唾液腺，一旦损伤，既涉及功能的修复和外形重建，又涉及多组织、器官、系统。

（五）颌面部疾病影响形态和功能

口腔颌面部位置显露，具有美观的功能，同时含有多个重要器官，一旦损伤，常导致外形和功能的双重损害，甚至会影响患者心理，致残率高。

第二节　口腔颌面部损伤的特点

1. 口腔颌面部是人体暴露的部分，易受损伤　口腔颌面部是人体暴露部位，且难于防护，不论平时或战时，都易于损伤，损伤率可高达35%。平时以交通伤为主，战时则以火器伤为主。

2. 口腔颌面部是消化道和呼吸道上端的所在部位，损伤时常可影响其功能，甚至发生窒息　口腔是消化道的入口，损伤后会影响进食，因此伤后需选择正确的进食方法和食物种类以维持患者营养，同时给予正确的口腔护理，预防口腔感染。口腔也是呼吸道的起始端，损伤后会影响呼吸，以阻塞性窒息最为常见，在伤员急救时要注意评估呼吸道通畅和潜在风险，预防窒息和误吸。

3. 颌面部损伤可并发颅脑损伤和颈部损伤，出现脑脊液鼻漏或耳漏　口腔颌面部上邻颅脑、下接颈部，严重颌面部损伤常合并颅脑和颈部的损伤，如脑挫伤、颅内血肿、颅底骨折、颈椎骨折，出现脑脊液漏等症状，在抢救时注意鉴别，防止

二次损伤。在无法排除颈椎损伤时，在搬运患者或气管切开时注意颈椎保护。

4. 口腔内有牙齿，易造成"二次弹片"伤　口腔内有牙组成的上、下牙列，完成咀嚼等功能。颌骨骨折发生骨折段移位时可导致咬合关系紊乱，反之受伤后发现咬合关系紊乱则提示颌骨骨折的存在，在治疗骨折时以把咬合关系的恢复或重建作为首要治疗目标。另一方面，在高能量或高速撞击伤中，脱位的牙或牙碎片可能成为"二次弹片"，加重损伤，增加感染的机会。

5. 口腔颌面部窦腔多，容易感染　口腔颌面部含口腔、上颌窦等腔窦。一方面，这些腔窦与外界相通，具有适合细菌生长的温度和湿度，一旦损伤，血液就成了良好的培养基，在机体抵抗力下降的情况下极易发生感染，因此在清创时首先应尽可能关闭与腔窦相通的窗口。另一方面，在外力作用下这些腔窦具有"吸能"作用，避免了脑组织等重要器官的进一步损伤，但也易于发

生骨折。

6. 口腔颌面部血供丰富，组织再生与抗感染力强 口腔颌面部血供丰富，同一部位往往是多源性供血，一旦发生严重损伤，伤后出血多，易出现休克，形成的血肿或水肿如发生在舌根、口底、咽旁等部位时易于阻塞呼吸道引起窒息。但另一方面，因为血供丰富，组织再生修复和抗感染能力较强，清创缝合时间可以延长至 48 小时甚至更长时间，在清创时较身体其他部位保守，即使完全离体组织，经及时正确处理后存活的概率仍比较大。

7. 口腔颌面部有涎腺和面神经分布，如腮腺受损，可并发涎瘘；如面神经受损，则发生面瘫 颌面部有丰富的神经分布，位置表浅，易于损伤，可出现面瘫、感觉麻木等症状，在处理外伤时注意探查，有条件时尽量及时修复。因为腮腺及其导管的存在，且位置表浅，损伤后易出现涎瘘，应将导管损伤及时修复重建。

要点提示：在学习口腔颌面部解剖生理特点的基础上理解口腔颌面部损伤的不同特点，学习过程中除了复习损伤的一般共性外，重点要掌握口腔颌面部损伤的特殊性，损伤的不同特点会带来临床治疗上的差异。

第三节　口腔颌面部损伤的急救处理

一、创伤急救基本原则和评估

创伤救治初次评估时要求快速评估，确认并优先救治致命性损伤。为了紧急情况下医护人员能按照正确的顺序和方法做出诊断和处置，可按照高级创伤生命支持原则 ABCDE 的顺序进行快速评估。在患者基本脱离生命危险后再通过详细询问病史和查体进行二级评估，避免漏诊和误诊，按照"救治生命第一，保存器官、肢体第二，维护功能第三"的原则行专科治疗。整个创伤救治过程遵循首次评估—复苏和急救—二级评估—专科治疗的顺序进行救治。

二、急救

（一）窒息的诊断和处理

窒息是指呼吸过程异常或受阻导致的全身组织细胞缺氧、二氧化碳潴留，从而引起细胞代谢障碍、功能紊乱、形态结构损伤的病理状态。口腔颌面部是呼吸道的起始端，一旦损伤，易引起窒息。一般根据引起窒息的原因可分为阻塞性窒息和吸入性窒息两类。阻塞性窒息常见原因有异物阻塞（如血凝块、呕吐物、游离组织、骨折碎片或牙碎片及其他异物）、组织移位

（上颌骨和舌根部向后下方向移位）和肿胀或血肿（口底、咽旁、舌根等部位）形成引起的上呼吸道阻塞。吸入性窒息主要见于昏迷患者，直接将血液、唾液、呕吐物吸入下呼吸道引起的阻塞。窒息的主要临床表现有烦躁不安、口唇发绀、鼻翼扇动和呼吸困难，严重时可出现三凹征。防治窒息的关键是及早发现和及时处理。处理原则是查明病因，进行针对性处理，如无法判断或无法处置时需行环甲膜穿刺术、气管内插管术或气管切开术。

（二）休克的处理

口腔颌面部损伤伤员发生休克的概率不大，出现休克者常伴身体其他部位的严重损伤，主要有创伤性休克和失血性休克两种，口腔颌面外科以失血性休克最为常见。休克诊断的主要指征包括血压、脉搏、皮肤色泽和温度。抗休克的目标是恢复组织灌注量。失血性休克以补充血容量、彻底消除出血原因为根本措施，创伤性休克以镇静、镇痛、止血和补液为主。在处理休克时，特别是对有意识障碍的患者，要警惕有无颅脑损伤，应密切观察生命体征和瞳孔的变化，病情恶化时要及时处理。

（三）止血的原则和方法

口腔颌面部血供丰富，一旦损伤，易于出血。出血部位既可能是表浅部位的出血，也可能是窦腔

或骨缝的出血，还可能是深部静脉丛的出血。常见止血方法包括压迫止血（指压、包扎和填塞止血法）、结扎止血和药物止血（止血粉、止血纱布、止血海绵）。在出血急救时，应根据出血的部位，出血性质、程度及现场条件采取相应的措施。在包扎或填塞止血时要注意保持呼吸道通畅。

三、感染的预防和处理

（一）预防原则

口腔颌面部含多个窦腔，这些窦腔与外界相通，腔内常驻细菌种类多，加之外界污染，易导致感染，增加了创伤的复杂性和严重性，特别是创伤的感染率更高。防治感染是初期救治的重要内容，主要手段包括彻底清创、及时关闭伤口、全身使用抗生素。

（二）口腔颌面部清创缝合术的方法步骤

口腔颌面部清创缝合术包括清洗伤口、清理伤口和缝合伤口。清洗伤口时，要注意在保护创面的情况下用大量生理盐水或清水冲洗伤口，慎用过氧化氢溶液。清理伤口时相对身体其他部位更为保守，要尽可能保留组织，只清理掉确定已坏死的组织，对于位于大血管旁的异物，要确认血管未损伤或有充分准备的情况下才能去除。缝合伤口可不受时间的限制，只要没有明确感染一般都可行一期缝合。缝合时要先关闭与窦腔相通的伤口，对于咬伤或感染风险较高的伤口可疏松缝合并放置引流条，对于离体组织，如没有感染或坏死，经过正确处理后可原位缝合，对于组织缺损，可根据缺损的大小、现场条件和医师的经验水平做一期或二期修复。

四、伤口包扎和伤员后送

口腔颌面部损伤后在包扎和后送时要注意保持呼吸道通畅和对颈椎的保护，特别是昏迷的患者更要注意，在运送伤员时可根据具体情况选用合适的体位。

要点提示：口腔颌面部解剖生理特点决定了口腔颌面部损伤的救治既涉及生命的急救（如气道阻塞所致的窒息、大出血、休克），又涉及功能和外形的重建，还可能涉及其他器官系统损伤的救治，如脑损伤、眼损伤、耳鼻等部位的损伤，这对我们早期如何及时、高效、顺序救治，以及降低致死率和致残率提出了挑战。

第四节　口腔颌面部软组织损伤的处理原则

一、软组织损伤分类及治疗原则

口腔颌面部软组织损伤按伤型可分为闭合性损伤和开放性损伤。闭合性损伤包括擦伤和挫伤，开放性损伤包括挫裂伤、刺割伤、撕脱伤、咬伤和火器伤等。

（一）擦伤

擦伤多发生于较突出的部位，损伤特点为表皮破损，有少量渗血、渗液和擦痕，创面上可伴有泥沙或其他异物。治疗原则是防治感染，一般可自行愈合。主要措施是清洗创面，清除异物。如发生感染，可行持续湿敷，待其自行结痂。

（二）挫伤

挫伤是皮下和深部组织遭受暴力挤压损伤，无开放性创口。暴力较大时可使深部的血管或淋巴管破裂，形成瘀斑或血肿，继发感染可形成脓肿。治疗原则是止血、镇痛、促进血肿吸收和预防感染。受伤后48小时内可冷敷，3～5天后可热敷。形成血肿可穿刺引流，局部加压包扎。如脓肿形成应行切开引流术。

（三）挫裂伤

挫裂伤是较大机械力量所致的钝器伤。伤口特点是创缘不整齐，裂开较大，可伴有创缘坏死组织。治疗原则是彻底清创，修整创缘，分层对位缝合。

（四）刺割伤

刺割伤是刺伤和割伤的统称。刺伤的伤道可能很深，并可带入异物或刺入物断裂残留。割伤的创缘整齐，常引起血管、神经和导管的断裂。在清创缝合时注意探查有无异物的残留和重要神经导管的损伤，以及时修复或重建。

（五）撕脱伤

撕脱伤为较大的机械力作用于组织，超过组织耐受力时，将组织撕裂甚至撕脱。撕脱伤的损伤特点是伤情重、出血多、疼痛剧烈，可出现休克；创缘常不整齐，皮下及肌肉均有挫伤，常伴骨面裸露。治疗要点是彻底清创后将组织缝回原位或回植。撕裂组织如果与正常组织相连，彻底清创后可缝回原位；与正常组织少量相连或基本脱落的组织，仍不能放弃游离移植的可能；如完全撕脱组织有可吻合的血管时可行血管吻合，如无血管可供，伤后 6 小时内的皮肤可切削成全厚皮片或中厚皮片移植，如超过 6 小时，组织已不能利用时，则在清创后切取皮片游离移植消灭创面或皮瓣修复。

（六）咬伤

咬伤分为人咬伤和动物咬伤。伤口特点是创缘不整齐，常有撕裂甚至撕脱，伴有不同程度的组织缺损。治疗原则是彻底清创、防治感染、注射疫苗。对于离体组织，处理原则与撕脱伤类似。

（七）火器伤

火器伤是指在火药燃烧、炸药爆炸等化学能转为机械能的过程中，将弹片、弹丸等物体向外高速抛射，击中机体所造成的损伤。火器伤的致伤机制有投射物的直接损伤作用、瞬时空腔效应等。直接损伤作用是指投射物在侵彻机体过程中，克服组织阻力而直接挤压、撕裂和穿透弹道周围组织的机械破坏作用。瞬时空腔效应是指高速投射物在穿入组织时，能量传递给伤道周围组织，以很大的压力向弹道周围组织压缩，使其变形移位而形成比原发伤道或投射物直径大几倍至几十倍的瞬时空腔，空腔在压力作用下重复收缩膨胀、牵拉、撕裂和震荡伤道周围组织而造成的广泛性损伤。火器伤所致的伤道一般分为原发伤道区、挫伤区和震荡区，原发伤道区是投射物直接击穿组织所残留的伤腔，该区持续存在，内有坏死组织、血凝块和异物，是清创的重点区域；挫伤区紧靠原发伤道区，是瞬时空腔效应形成过程中直接挤压和牵拉的部分，宽度多为 0.5～1.0cm，此区域大部分组织发生变性坏死，但在伤后立即观察时很难判断，形态与正常组织近似，一般在伤后 1～2 天后才开始与正常组织分离，临床可按照所谓的"4C"标准进行清创［color（暗紫色）；consistency，（呈软泥样）；capillary bleeding（切之不出血）；contractility（夹之不收缩）］；震荡区是挫伤区以外的区域，是投射侧冲力作用的结果，主要病变是肌肉变性和血液循环障碍所致的损伤，是火器伤初期外科处理时重点观察和保护的区域。火器伤的治疗原则是早期彻底清创、建立通畅引流、积极预防感染。

二、口腔颌面部特殊软组织损伤的处理要点

（一）舌损伤

舌损伤的处理要点如下：有组织缺损时，缝合创口应尽量保持舌的长度，防止舌体缩短影响发音；如舌的侧面与邻近牙龈或舌腹与口底黏膜都有创面时，应分别缝合；在缝合舌体组织时应大针、粗线、针距大（＞5mm），必要时加褥式缝合，防止伤口裂开或松脱。

（二）颊部贯通伤

颊部贯通伤的治疗原则是清理并关闭创口、消灭创面。处理要点如下：无组织缺损者，分层缝合；缺损较少时尽量关闭口内创面，以隔绝与口腔相通；缺损较大无法关闭创口时，将创缘黏膜与皮肤缝合，关闭创面，行一期或二期修复。

（三）腭损伤

腭损伤的处理要点如下：组织不缺损，分层对位缝合，口、鼻腔隔离；硬腭软组织缺损，可自行愈合，防止感染；组织缺损导致口腔和鼻腔相通，需转皮瓣封闭口鼻瘘。

（四）唇损伤

唇损伤的处理要点如下：缝合时首先对位唇红缘；唇部贯通伤应首先缝合口腔黏膜面以隔绝口腔；如缺损较大时应行组织瓣修复。

（五）腮腺及导管损伤

腮腺损伤的处理要点如下：清创时注意探查有无面神经损伤，如有损伤应尽量修复；单纯腺体损伤可缝扎，再分层缝合；术后加压包扎2～3周，嘱患者清淡饮食，可辅以抗唾液分泌药物，如阿托品。腮腺导管损伤的处理要点：用5-0～7-0缝合线直接端端吻合；如不能吻合或张力较大可行导管口改道或移植。

要点提示：口腔颌面部软组织损伤的处理有很强的专科性，一般而言，口腔颌面部软组织损伤很少危及生命，但对外形和功能影响较大，在患者生命危险解除后应尽早实施手术，以获得功能和外形的一期修复，如面神经损伤的修复、导管的修复和唇的重建，一旦错过了最佳治疗时机，修复效果可能事倍功半。

总结

1. 了解口腔颌面部解剖范围和解剖生理特点　此处含有丰富的血管、神经和淋巴，含牙、眼、耳、鼻等器官，具有进食、咀嚼、味觉、吞咽、辅助呼吸、发音、表情和外形等功能。

2. 理解口腔颌面部损伤特点　位置暴露，易于损伤；呼吸道、消化道起始端，损伤时常可影响其功能，甚至发生窒息；颌面部损伤可同时并发颅脑损伤和颈部损伤，可出现脑脊液鼻漏或耳漏；口腔内有牙齿，易造成"二次弹片"伤；另一方面，有利于骨折的诊断与复位；口腔颌面部窦腔多，容易感染；口腔颌面部血供丰富，组织再生与抗感染力强；口腔颌面部有涎腺和面神经分布，如腮腺受损，可并发涎瘘；如面神经受损，则发生面瘫。

3. 掌握口腔颌面部损伤急救原则　首先及时评估和解除气道阻塞；抗休克治疗原则与处理原则和一般创伤外科基本相同，伴有颅脑损伤的伤员应严密观察生命体征及瞳孔的变化，如病情恶化，应及时做进一步处理；根据出血的部位、出血的性质和现场条件采取相应的止血措施，切忌因处理止血而延误抢救时机或漏诊；早期按专科要求及时处理各类软组织损伤，修复外形和功能。

? 思考题

1. 口腔颌面部损伤的临床特点。
2. 阻塞性窒息的病因及处理方法。
3. 舌裂伤的清创缝合步骤。
4. 口腔颌面部损伤的缝合原则。
5. 口腔颌面部早期处理原则。

（何海涛）

参考文献

勃莱特，Andrew B. Peitzman, Philip S Barie, 等 . 2015. 急诊外科学 . 张连阳，白祥军，赵晓东译 . 北京：人民军医出版社 .

李祖兵 . 2011. 口腔颌面创伤外科学 . 北京：人民卫生出版社 .

谭颖徽，何黎升，周中华 . 2015. 中华战创伤学 . 第 3 卷：口腔颌面创伤外科学 . 郑州：郑州大学出版社 .

张志愿 . 2014. 口腔颌面外科学 . 7 版 . 北京：人民卫生出版社 .

第 18 章

眼部伤的早期处置

教学内容

- 眼部解剖及眼部伤情分类。
- 常见眼部伤临床表现及早期救治。

教学目标

- 通过教学使学员了解眼部伤在创伤救治中的地位，掌握眼部伤的伤情分类和视功能障碍程度的判断，掌握常见眼部伤的急救和处理。

学习要求

- 结合已有知识和经验理解讲授的理论内容。
- 记录和回答每个教学环节提出的引导问题。
- 参与各个环节的教学讨论。

第一节　概　述

一、眼部解剖学特点

（一）眼球

1. 眼球壁

（1）纤维膜：前 1/6 为透明角膜，后 5/6 为白色巩膜。角膜是最主要的屈光介质，总屈光力为 43D。角膜的神经分布十分丰富，受到轻微损伤即有明显的疼痛感觉和刺激症状。巩膜具有保护眼内容物、避光等作用。

（2）葡萄膜：由前到后分别为虹膜、睫状

体和脉络膜，虹膜中央圆孔为瞳孔，直径 2.5 ～ 4.0mm。睫状体分泌房水，维持眼压。脉络膜介于视网膜和巩膜之间，有丰富的血管和色素。

（3）视网膜：眼睛的感光层，内受玻璃体支撑，外与脉络膜紧密相连。黄斑及视盘是视网膜中最重要的两个结构，黄斑是视力最敏锐的部位，视盘是视神经及视网膜血管进出眼球的位置。

2. 眼内容物　房水由睫状体上皮细胞分泌，从后房进入前房，由小梁网到房水静脉流出眼球，主要起维持眼压的作用。

晶状体形如双凸透镜，位于虹膜后，通过晶

状体悬韧带固定于睫状体上，起屈光作用。

玻璃体位于玻璃体腔内，占眼内容积的 4/5，玻璃体变性或液化会出现飞蚊症。

（二）眼附属器

1. 眼睑　分为上睑和下睑，眼睑前缘有睫毛2～3行，上、下睑缘内眦部各有一小孔，分别称为上泪小点和下泪小点，泪液由此进入泪道。眼睑的组织学结构，由前向后分为5层，即皮肤层、皮下结缔组织层、轮匝肌层、睑板、睑结膜层，缝合眼睑时各层需分层缝合。

2. 结膜　为一层薄而透明的黏膜，覆盖在眼睑上的结膜称为睑结膜，覆盖在眼球上的结膜称为球结膜，睑结膜与球结膜之间为穹窿结膜。

3. 泪器　包括泪腺和泪道。泪腺位于眼眶的外上角，额骨的泪腺窝内。泪道从上至下依次为泪小点、泪小管、泪囊和鼻泪管，鼻泪管开口于下鼻道。

4. 眼外肌　眼球的运动由6条眼外肌支配，分别为上直肌、下直肌、内直肌、外直肌、下斜肌、上斜肌，其中滑车神经支配上斜肌，展神经支配外直肌，动眼神经支配其余眼外肌。当肌肉运动受限后会出现双眼复视。

5. 眼眶　眼眶由额骨、蝶骨、筛骨、腭骨、泪骨、上颌骨及颧骨组成，颅内相应的血管神经通过眶上裂、眶下裂及视神经孔进入眼眶。眶内壁及眶下壁骨壁较薄，易受外力作用而发生骨折。眼眶内的血供主要由眼动脉供应。

（三）视路

视路是视觉信息从视网膜光感受器到枕叶视中枢的传导路径，主要路径如下：视网膜→视神经→视交叉→视束→外侧膝状体→视放射→视中枢。视路损伤可引起视力减退或视野缺损（偏盲）。

二、眼外伤的分类

（一）根据致伤原因

1. 机械性眼外伤

（1）钝挫伤：突发性外力造成眼球内部结构损伤，而眼球壁结构完整。常见于拳头击伤、木棍击伤等。

（2）穿通伤：锐器造成的眼球壁全层损伤。

以刀、针或高速飞进的细小金属碎片等致伤为常见。

（3）异物伤：异物存留于眼表称为表浅异物。异物导致眼球壁全层裂开并进入眼球内称为眼内异物，其损伤机制包括机械性破坏、化学及毒性反应、继发感染等。不活泼的不带菌异物，如小的沙石、玻璃等，眼组织尚能耐受，但金属异物（如铁、铜、铝、锌）可对眼组织造成毒性损害。

2. 非机械性眼外伤

（1）热烧伤：火焰喷射、高温液体或气体可导致眼部热烧伤。烧伤后受损组织缺血、水肿、坏死，血管内广泛血栓形成。可导致皮肤、角膜等瘢痕形成，睑球粘连甚至眼球萎缩。

（2）化学伤：酸碱烧伤最为常见。常见的酸性物质为硫酸和盐酸；常见的碱性物质是石灰和氢氧化钠。酸对组织的作用主要是蛋白质凝固作用，因此，酸烧伤边界较轻，深度较浅；而碱对组织的作用是皂化作用，碱可以溶解脂肪和蛋白质，与组织接触后能很快渗透进眼内，造成严重损伤，因此碱烧伤明显重于酸烧伤。

（二）根据眼球壁完整性

1. 开放性眼球损伤　眼球壁的全层裂开。依致伤原因不同分为两类：钝器所致的眼球壁裂开称为眼球破裂；锐器所致的眼球壁裂开称为眼球裂伤，裂伤包括穿通伤、贯通伤、眼内异物。

2. 闭合性眼球损伤　无眼球壁的全层裂开。可分为钝挫伤、板层裂伤或表浅异物。

三、眼外伤的伤情评估

（一）询问病史

1. 受伤的经过

（1）受伤时间：记录明确的受伤时间。

（2）外伤地点和周围环境：创伤发生在野外，伤口常混入泥土或植物，感染可能较重；发生在室内，伤口常比较洁净，感染多较轻。

（3）致伤物体：对致伤物的性质、大小、形状、数目、作用方向、距离及力量的大小进行详细的询问和记录。

致伤物如果是固体，应区分是金属还是非金属，金属物体应区分是否有磁性；非金属物体包括植物、塑料或玻璃等。致伤物如果是液体，记录其名称和酸碱度。致伤物如果是气体，记录其是否有毒性。

（4）伤后处理情况或急救措施：记录伤后是否进行过处理，如进行过处理要问清楚处理的人员、方式、方法及用药情况；伤员是否经过就地抢救或急救处理，接受过哪些局部及全身治疗，服用过哪种药物，是否注射破伤风类毒素或免疫血清，是否使用过抗生素或激素等。

2. 症状　伤后视力变化的情况，是否有复视，是否有眼痛、头痛或其他症状。

3. 过去史　受伤前伤员视力情况、眼部及全身的健康状况、既往眼部手术史、受伤史，对过敏史、家族史及遗传病史也需进行相应的问询。

（二）眼科检查

对于多发伤患者应对生命体征细致评估，包括心率、血压、呼吸速率、体温等，再做眼部检查。

1. 外眼检查

（1）眼睑：有无撕裂、缺失、皮下淤血、皮肤瘀斑、红肿、异物残留、眶周气肿，有无眼睑下垂、内外翻、内眦或外眦畸形，有无眶下感觉减退，是否有泪小管断裂等情况，观察双眼情况。

（2）眼球外观：对比好眼，观察伤眼是否突出、内陷，眼球运动是否正常，是否伴有眼球移位或眼球明显塌陷。

2. 视力　在现场实施视力测量力求简单、快速、准确，不依赖视力表，检查双眼视力。视力测量简单分为1～4级（从最好到最差）。1级：能辨别印刷体文字。2级：能计数手指个数。3级：能看到手晃动。4级：能看到光线。

3. 瞳孔对光反射　瞳孔检查：两侧瞳孔等大（自然光线下直径为 2.5 ～ 4mm）、呈圆形且位置居中。瞳孔大小是判断有无脑神经受累的重要指标。瞳孔形状为诊断虹膜损伤、玻璃体脱出或是否存在眼内异物提供依据。瞳孔直接对光反射：在暗光照明环境中用手电光直接照射瞳孔，该瞳孔迅速缩小。间接对光反射：在暗光照明环境中，用手遮挡一只眼，使该眼不受手电照射，再用手电照射另一只眼，未照射眼瞳孔缩小。相对传入性瞳孔障碍（RAPD）：用相同光线交替照射双眼，一只眼相对另一只眼的瞳孔对光收缩幅度下降、

速度减慢或继之再散大，外伤后出现 RAPD 阳性常表明视神经受损。

4. 视野　视野异常表明视神经或视网膜受损。具体方法是：检查者和被检者对坐，嘱被检者遮挡一只眼，检查者遮挡同侧的一只眼，被检者和检查者各自注视对方眼部，用眼的余光注意有无检查者手指从四个象限自周边向内移动，根据被检者和检查者所看到的手指移动的范围来初步确定被检者视野范围。注意需进行双眼视野的对比。

5. 眼压　所有眼外伤患者在没有明确眼球破裂伤或穿透伤时，都应进行眼压检查。如果患者行走不便或不配合，也可指测眼压。指测眼压法是令患者双眼自然向下看，检查者以两示指指尖由睑板上缘之上方轻触眼球，其余各指置于患者的前额部做支持，两示指指尖交替轻压，根据传达到指尖的波动感，估计眼球压力的高低。眼压正常记为 T_n，眼压高记为 T+1、T+2 或 T+3，眼压低记为 T−1、T−2 或 T−3。注意测量时需进行双眼眼压的对比。

（三）辅助检查

1. 眼部超声　眼球钝挫伤时可用于判断玻璃体和视网膜情况。

2. 眼眶 CT　判断眼球及眼附属器结构损伤情况，判断眼球内或眼眶内是否存在异物，是确诊眶壁骨折的首选检查。

四、眼部伤伤员分类

（一）重伤

对伤员造成失明和严重功能障碍的眼部损伤。

（二）中度伤

对伤员视功能和眼部功能造成一定损害的眼部损伤。

（三）轻伤

对视功能无损害或轻度功能障碍及对面容无严重影响的损伤。

严重眼外伤判断方法如下。

1. 根据致伤原因　爆炸伤、枪弹伤、化学伤等。

2. 根据视力情况　视力障碍是判断眼球损伤程度最重要的标准。

3.根据眼球结构破坏的情况和损伤位置 眼球塌陷、眼内充满血液和黑色葡萄膜组织脱出提示眼球破裂。眼球突出、瞳孔对光反射消失，提示球后出血或视神经损伤。

第二节　常见眼部伤的早期救治

一、常见闭合性眼外伤的救治

（一）角膜异物

1.临床表现　因角膜表面富含感觉神经末梢，对异物极为敏感，因此，角膜异物表现为疼痛、畏光、流泪、眼睑痉挛等刺激症状。

2.治疗　角膜异物应在裂隙灯显微镜下摘取，避免遗漏细小异物。表浅异物可以通过结膜囊冲洗去除，也可在表面麻醉下用无菌湿棉签将异物轻轻拭去，并局部滴抗生素眼液预防感染。嵌于角膜基质深层的异物，涂抗生素眼膏后，转送上级医院手术取出。

（二）角膜光损伤（雪盲）

1.临床表现　电焊、高原及雪地反光均可造成角膜紫外线损伤，影响视力。表现为眼部烧灼感或剧痛、眼睑痉挛、畏光流泪等，伴不同程度的视力下降。

2.治疗　佩戴防护镜是最有效的防护措施，伤后予以营养神经、局部麻醉、抗炎等局部及全身治疗。

（三）前房出血

1.临床表现　单纯的前房出血多见于眼球钝挫伤，如拳击、石块或棍棒击伤。出血可因虹膜和睫状体撕裂引起。用手电筒就可观察到前房积血的程度。

2.治疗　前房出血少量时可遮盖单眼，半卧位休息，并局部滴甾体类药物，观察眼压变化，避免剧烈运动。前房大量出血需送上级医院治疗。

（四）眼眶骨折

1.临床表现　眼眶骨折由暴力引起，造成眼球内陷、眼球运动障碍、复视等。

2.治疗　眼眶骨折如没有明显的并发症，一般不需要手术治疗，可对症应用止血药物和激素等治疗。如出现眼球运动障碍、复视或眼球内陷时，需送上级医院手术治疗。

（五）外伤性视神经病变

1.临床表现　额部或眉弓处的外伤可导致同侧视神经管内的视神经损伤，出现视力下降或丧失，发生率约占头颅外伤的5%。表现为瞳孔散大，直接对光反射消失，间接对光反射存在，相对传入性瞳孔障碍（RAPD）阳性，以及视野检查异常。

2.治疗　大剂量激素冲击治疗，扩张血管，改善微循环，送上级医院行视神经管减压术。

二、开放性眼外伤的早期救治

（一）病因

爆炸伤、枪弹伤、摔伤、交通伤、拳击伤等。

（二）临床表现

1.角膜穿通伤　大的伤口常伴有虹膜脱出、嵌顿，前房变浅。致伤物刺入较深可引起晶体囊膜穿孔或破裂，导致晶状体混浊甚至破裂，晶体物质可嵌顿于伤口或脱出。

2.角巩膜穿通伤　伤口累及角膜、巩膜，可引起虹膜睫状体、晶状体和玻璃体的损伤、脱出，眼内出血。伴有明显的眼痛和刺激征。

3.巩膜穿通伤　较小的巩膜伤口容易忽略，穿孔处可能仅见结膜下出血。大的伤口常伴有脉络膜、玻璃体和视网膜损伤及玻璃体积血。损伤黄斑部会造成永久性视力丧失。

（三）急救与处理

1.注意生命体征，多学科协作治疗。

2.受伤现场采用硬质眼罩包扎伤眼。

3.常规注射破伤风抗毒素，全身使用抗生素预防眼内感染，使用激素预防交感性眼炎及减轻眼内炎症。

4.眼局部涂抗生素及皮质类固醇眼液后转专科治疗。

（四）严重并发症

1. 眼内炎　眼球破裂后细菌或真菌等微生物进入眼内造成眼内炎。表现为视力急剧下降，前房或玻璃体腔积脓。需尽早缝合眼球伤口。细菌性眼内炎予以局部及全身应用抗生素及激素；真菌性眼内炎予以抗真菌治疗，但禁用激素。

2. 交感性眼炎　指一眼发生开放性眼外伤后，双眼相继出现的慢性肉芽肿性葡萄膜炎，是一种迟发的自身免疫病。表现为伤眼（诱发眼）的慢性葡萄膜炎症状持续不退，并逐渐加重，经过 2 周至 2 个月的潜伏期，另一眼（交感眼）突然出现类似的葡萄膜炎，视力急剧下降，眼底可出现黄白色点状渗出。交感性眼炎病程长，反复发作，可出现继发性青光眼、视网膜脱离等。治疗原则是尽早关闭伤口，处理嵌顿的葡萄膜组织，预防感染。

三、眼化学伤

（一）定义

化学物品进入或接触眼部引起的眼部损伤，称为眼化学伤，其中最多见的有酸烧伤和碱烧伤。

（二）临床表现

1. 酸烧伤　非进行性（凝固性坏死）、渗入较慢、界线清楚，损伤浅、并发症少，较碱烧伤轻。

2. 碱烧伤　进行性（皂化反应）、渗入速度快、界限不清，损伤深，并发症多见。

3. 眼化学烧伤严重程度

（1）轻度：表浅损伤，可痊愈，不留瘢痕。

（2）中度：结膜及角膜缘缺血＜ 1/4 周，角膜混浊，可遗留斑翳。

（3）重度：结膜广泛缺血坏死，角膜灰白或瓷白，并发症多，最终引起视功能丧失。

（三）急救与处理

处理酸、碱烧伤最重要的是争分夺秒地在现场彻底冲洗眼部。必须立刻就地取材，用大量清水或其他水源反复、彻底、长时间冲洗（＞ 30 分钟）。涂抗生素眼膏后送专科治疗。

？ 思考题

1. 医疗救援实地眼部伤伤情判断方法。

2. 常见闭合性眼外伤的诊断及早期处理措施。

3. 开放性眼外伤常见严重并发症的预防。

4. 眼化学伤急救时结膜囊冲洗的方法。

（袁洪峰）

参考文献

贺翔鸽 . 2008. 眼部伤 . 见：杨志焕，蒋耀光主编 . 实用战伤救治 . 北京：人民军医出版社 .

第 19 章

耳鼻咽喉部伤的早期处置

教学内容

- 耳鼻咽喉部伤的早期救治概论。
- 耳外伤特点与救治。
- 鼻及鼻窦伤特点与救治。
- 咽喉伤及颈段气管、食管伤特点与救治。

教学目标

- 通过训练，学员能够了解耳鼻咽喉头颈部临床解剖与伤情判定的关系，掌握耳鼻咽喉部伤的特点，掌握耳鼻咽喉部伤早期处置原则。

学习要求

- 理解耳鼻咽喉头颈部临床解剖与伤情的关系。
- 熟悉耳鼻咽喉部伤分类、分型特点。
- 明确耳鼻咽喉部伤早期处置原则。

第一节　概　论

一、耳鼻咽喉部伤的类型和特点

（一）耳鼻咽喉部伤的类型

耳鼻咽喉创伤在平时和医疗救援时均可见到，平时创伤多由撞击、跌碰、挤压、切割等原因所致，造成挫伤、裂伤、擦伤等。批量伤员救援时常见多发伤和爆炸伤。约 51.6% 耳鼻咽喉伤合并其他部位伤。爆炸冲击波主要造成听觉器官损伤。

（二）耳鼻咽喉部伤的严重程度

按损伤程度，耳鼻咽喉部伤分为轻度伤、中度伤和重度伤。

1. 轻度伤　耳、鼻和颈部软组织表面伤。
2. 中度伤　额窦、上颌窦伤，蝶窦伤，中耳伤，以及广泛颈部软组织伤。
3. 重度伤　内耳伤，额窦及蝶窦伤，伴有咽、气管、喉、食管及血管神经伤的颈部伤，呼吸功能、吞咽、听觉和语言功能损伤。

4. 直接危及生命的耳鼻咽喉损伤因素　主要是上呼吸道阻塞和难以控制的伤口出血。

二、分级救治原则

（一）急救（受伤 10 分钟内）和紧急救治（3 小时内）

耳鼻咽喉创伤时，应仅根据生命体征（出血、休克、窒息）给予创伤生命支持措施。鼻出血时应行前或后鼻腔填塞止血。在前鼻腔不能止血时应行后鼻腔填塞。当后送延迟时，填塞物在鼻中可放置 4 天，但必须用抗生素溶液浸湿。

窒息时，最好纵向 – 横向气管切开（纵向切开皮肤，筋膜和水平方向切开狭部韧带和气管壁）。

在紧急情况下，可行环甲膜切开。之后，应行典型的气管切开。

给予紧急救治的伤员应优先后送，并由医务人员护送。

其他所有伤员根据症状检查包扎，给予镇痛药、破伤风抗毒素、抗生素、呼吸和心脏兴奋剂（根据症状）、止血剂等。后送顺序为第二批次。

（二）分期及伤情特点

早期（伤后 24 小时内）：多为外伤的直接影响，如出血、呼吸困难、骨折等，应行初期外科处理。

中期（伤后 24 小时至 1 个月）：多为继发性感染或发生并发症，如继发性出血、颅脑和胸部并发症等。

晚期：多为外伤愈合后发生的瘢痕性狭窄畸形及功能障碍等。

（三）早期救治原则

1. 及时有效的院前救治　应采取各种生命支持、防止损伤加重和减少痛苦等有效措施，这些措施对耳鼻咽喉创伤的救治，尤其在合并呼吸道阻塞、大出血的情况下起关键作用。

2. 呼吸困难或窒息的抢救　迅速建立有效的呼吸通道是成功的关键。方法有环甲膜切开术、气管内插管术、紧急气管切开术、常规气管切开术等。

3. 大出血的抢救　包括止血和维持有效循环血量。识别不同类型的出血，有助于及时准确地止血。咽部、喉部及其附近危险性出血时，应行气管切开，然后严密填塞。迅速寻找破裂血管并进行血管结扎是抢救成功和减少并发症的关键。

4. 及时诊断和处理颅脑损伤　当严重鼻窦外伤和颞骨骨折常合并颅底骨折和不同程度的脑损伤时，急救处置须分清主次、缓急。

5. 重要生理功能的挽救和预防畸形　关键在于早期正确地处理创伤。

6. 预防感染　及时应用足量广谱抗生素，预防感染，防止坏死，保持组织的正常活力，以利于器官功能的恢复；同时，也可预防感染蔓延而导致的严重后果。

第二节　耳部伤特点与救治

一、耳部伤分类

耳部伤按部位分为外耳伤（耳廓外伤、外耳道外伤）、中耳伤（鼓膜破裂、听骨链断裂、颞骨骨折）、内耳伤（爆震性耳聋、迷路震荡或破裂、外淋巴瘘等）。

二、耳廓外伤

（一）耳廓外伤的特点

耳廓易遭受挫伤、切割伤、撕裂伤、火器伤、烧伤和冻伤等；如处理不当容易发生软骨骨膜炎和软骨坏死，导致耳廓挛缩畸形。

（二）急救方式

立即压迫止血、早期清创、尽量保留残余或离断的耳廓，同时抗感染治疗。

（三）专科治疗方式

采取再植或整形技术修复重建耳廓。

三、外伤性鼓膜破裂

（一）外伤性鼓膜破裂的特点

压力波、撞击伤、气压伤作用于鼓膜导致破裂；听力下降、耳鸣、耳流血或淡血水（脑脊液漏）。

（二）急救方式

止血，禁止外耳道冲洗或滴药、填塞。

（三）专科治疗方式

全面检查有无中、内耳伤，控制感染或局部症状，鼓膜修补、鼓室成型。

四、爆震性耳聋

（一）爆震性耳聋的特点

1. 机制　压力波经鼓膜、听骨链、迷路传递进内耳，导致 Corti 器、前庭感受器、毛细胞等损伤。

2. 表现　耳聋、耳鸣、眩晕、耳痛、头痛等。

（二）急救方式

尽快转移到安静环境或佩戴耳罩，避免进一步声音刺激。

（三）专科治疗方式

全面检查，确定损伤程度、范围，针对性治疗，营养神经、扩张微循环、高压氧治疗。

五、颞骨骨折

（一）颞骨骨折的特点

纵行骨折占 80%，横行骨折占 15%，其余为混合型骨折；具备明确的外伤史，临床症状与颞骨骨折类型密切相关；患者常并发颅脑损伤或胸腹联合伤等，出现昏迷、休克等全身症状；耳出血、耳鸣、耳聋、眩晕或平衡紊乱、脑脊液耳漏或耳鼻漏、面瘫等。

（二）急救方式

止血，禁止外耳道冲洗或滴药、填塞，记录有无面瘫与眼震情况，后送。

（三）专科治疗方式

全面检查，确定损伤程度、范围，控制感染或局部症状，鼓膜修补、鼓室成型。

第三节　鼻及鼻窦伤特点与救治

一、损伤特点

根据解剖特点，平时和战时鼻窦伤以上颌窦最多，额窦次之，筛窦较少，蝶窦最少。战时鼻及鼻窦伤占耳鼻咽喉战伤的 45.6%，额窦与上颌窦受伤机会多；鼻腔鼻窦毗邻在颅脑与咽喉间，损伤可相互波及；属于开放性创伤；血供丰富，初次清创时限可在 48 小时之内；并发颅脑损伤时，应以颅脑伤救治优先为原则。

二、额窦骨折

（一）额窦骨折的特点

以枪弹或弹片伤、钝器伤为主；鼻腔有鲜血或血性分泌物，甚至清水样液体溢出；骨折可并发骨髓炎、脑脊液漏、颅内血肿。

（二）急救方式

止血，防止出现因出血引起的呼吸道阻塞，必要时可行气管切开术，后送。

（三）专科治疗要点

1. 全面检查，确定损伤程度、范围。

2. 单纯性线形骨折，控制感染或局部症状，引流。

3. 凹陷性骨折，复位、控制感染或局部症状，引流。

4. 开放性伤，清创、控制感染或局部症状，引流。

5. 感染性创伤，清除病灶与死骨、控制感染或局部症状，引流。

6.长期脑脊液漏：手术封闭瘘口。

三、上颌窦骨折

（一）上颌窦骨折的特点

上颌窦骨折可波及周围重要的毗邻结构；常出现或并发眼眶、口腔症状，甚至颈深部感染/脓肿。

临床表现：颅面部肿胀疼痛、面颊部凹陷或呈开放性创面；眶底骨折有眼睑肿胀、皮下出血、皮下或眶内积气；眼球陷没；部分出现复视；部分可出现鼻出血、鼻塞；颅面部感觉减退或麻木。

（二）急救方式

止血，防止出血引起的呼吸道阻塞，必要时可行气管切开术，安排后送。

（三）专科治疗要点

1.全面检查，确定损伤程度、范围。

2.前壁单纯性线形骨折：控制感染或局部症状，引流。

3.前壁凹陷性骨折：复位，填塞、控制感染。

4.开放性伤：清创、控制感染或局部症状，引流。

5.外侧壁骨折：颧骨复位，填塞、控制感染。

6.严重出血者：手术结扎颌内动脉/颈外动脉。

四、眶底骨折

（一）眶底骨折的特点

钝性暴力作用于眼部，使眶内压力上升导致上颌窦上壁骨折；复视、眼球下移或眼球陷没。

（二）急救流程

止血，初步包扎、后送。

（三）专科治疗要点

1.全面检查，确定损伤程度、范围。

2.上壁骨折复位，眶底复位，控制感染或局部症状。

五、筛窦骨折

（一）筛窦骨折的特点

筛骨骨折多合并其他颅骨损伤，特别是颅底骨折、鼻额筛眶复合体骨折等，因此其临床表现多复杂；鼻根部扁平宽大、鼻额角变锐；视力减退、相对性传入性瞳孔障碍；脑脊液鼻漏；鼻出血。

（二）救治要点

1.首先对危及生命的颅脑外伤或颌面部创伤进行抢救。

2.在生命体征平稳后，对视神经管骨折所致的视力下降，应立即给予糖皮质激素治疗，若12小时视力无改善者，可行视神经管减压术。

3.鼻出血可给予鼻腔止血，必要时行筛前动脉结扎。

第四节　咽喉伤及颈段气管、食管伤特点与救治

一、咽喉伤及颈段气管、食管伤的特点

多为火器伤、多部位伤；常并发重要血管损伤、神经损伤、颈椎损伤；存在复杂、困难的后遗症；开放伤：出血明显、休克、呼吸困难、窒息；闭合伤：外表损伤轻、无明显/严重症状，但内部组织结构损伤严重，易导致呼吸困难/窒息。

喉部伤临床表现：闭合伤早期症状较隐匿，仅为局部疼痛、痰中带血或咯血，严重者可出现声嘶，喉部软组织肿胀或出血时，即可引发呼吸困难。检查发现局部压痛，部分有喉部凹陷或移位畸形、骨折处有摩擦感。开放伤常合并颈部创伤，最常见的是咽喉和颈段气管创伤。轻者声嘶，重者丧失发音功能，伤口处有空气和泡沫性血液喷出，可引发呼吸困难或窒息。部分出现皮下气肿或纵隔气肿。

二、现场急救要点

1. 开放伤　止血，初步包扎，禁止颈部环行包扎，保持呼吸道通畅，安排后送。

2. 闭合伤　初步检查，判定损伤程度，必要时行气管切开，安排后送。

三、专科治疗要点

1. 全面检查，确定损伤程度、范围。

2. 做好相应的抢救准备：止血、输血、血管结扎 / 移植。

3. 环甲膜切开 / 经伤口插管者：正规气管切开。

4. 处理受损血管。

5. 处理受损胸导管。

6. 抗感染治疗。

7. 开放伤：二次清创，修复→缝合、固定。

8. 闭合伤：仔细检查，确定损伤程度、部位，择期手术。

总结

1. 内耳是人体听觉与平衡功能的外周感受器，鼻窦颅底解剖结构复杂、精细。

2. 鼻出血及喉阻塞属于急症，常危及生命，需要紧急救治。

？ 思考题

1. 如何理解耳鼻咽喉部伤与解剖组成的关系？

2. 各类耳部伤的特点是什么？

3. 鼻出血及鼻窦创伤特点与救治原则是什么？

4. 喉阻塞的临床特点及救治原则是什么？

（陈继川）

参考文献

王正国 . 2010. 野战外科学 . 北京：人民卫生出版社 .

王正国 . 2008. 实用创伤救治指导手册 . 北京：人民卫生出版社 .

第 20 章

胸部伤的早期处置

教学内容 ▶

- 胸部损伤概论。
- 肋骨骨折。
- 气胸与血胸。

教学目标 ▶

- 帮助学员认识医疗救援任务中胸部外伤致伤特点及早期救治原则。了解胸部损伤的病理生理，培养对胸部损伤的诊治能力。

学习要求 ▶

- 了解胸部损伤及肋骨骨折、气胸和血胸的概念、分类等。
- 掌握肋骨骨折发生伤情伤因分析。
- 掌握肋骨骨折与连枷胸的临床表现、现场及紧急救治手段。
- 掌握气胸的临床表现、现场及紧急救治手段。
- 掌握胸腔闭式引流术、胸腔穿刺术等急救技能。

第一节　胸部伤概述

胸部创伤在医疗救援时发生概率较高，占伤员总数的 7%～12%，也是创伤死亡的重要原因之一；死亡伤员中约 25% 由胸伤引起。平时，建筑物倒塌及交通事故亦是造成胸部创伤的原因。在灾害事故救援时的复杂环境下，车祸、流弹、汽车炸弹等小型爆炸物可能也是重要损伤原因。

胸部伤根据伤口是否穿过壁胸膜进入胸腔或纵隔分为闭合伤和开放伤。闭合伤指创口局限于胸壁而未深入纵隔或胸腔，又称为钝性伤或非穿透伤。开放伤创口进入纵隔或胸腔称为穿透伤。穿透伤除引起胸腔损伤外，同时还可引起膈肌和腹腔脏器的损伤，称为穿透性胸腹联合伤。

一、胸部伤的主要临床表现

1. 胸痛　为常见症状。由于疼痛，伤员不敢深呼吸及咳嗽，容易导致肺部并发症。

2. 呼吸困难　伤员均有不同程度的呼吸困难，表现为呼吸频率增加、气促、鼻翼扇动，可能有发绀。可能原因有：①血液及分泌物潴留阻塞呼吸道；②气胸、血胸导致肺受压萎陷；③肺挫伤或爆震伤导致肺挫伤；④肋骨骨折导致反常呼吸运动。

3. 休克　伤员表现为躁动不安、面色苍白、脉搏快而弱，血压下降。可能原因有：①心脏、血管损伤所致失血性休克；②急性心脏压塞；③开放性气胸时的纵隔摆动及张力性气胸时的纵隔移位；④心脏挫伤或心脏瓣膜损伤。

4. 咯血　表明肺或气管、支气管有损伤。

5. 皮下气肿　为常见症状。严重皮下气肿伤员应高度警惕气管、食管损伤。

二、胸部伤初期的伤情评估

1. 部分伤员伤后早期由于心、肺功能代偿可暂时不出现严重临床表现。因此，胸部伤均应按重伤对待，动态观察伤情，着重观察伤员的血压、脉搏、呼吸等。

2. 对开放伤伤员应仔细检查创口，包括大小、朝向、有无出口，结合受伤姿势、致伤物，对估计可能受损伤的脏器进行评估。

3. 对血胸或气胸伤员行胸腔穿刺，对心包积血引起的心脏压塞进行心包穿刺，不仅可明确诊断，也可起到治疗作用。

4. 胸部 X 线、心电图等对伤情判断有重要帮助。以上检查对大多数胸部伤初期的伤情均可做出正确判断。

5. 送达医院后，根据伤情需要做动脉血气分析、彩超、胸部 CT 、MRI 检查及食管造影等。

三、胸部伤的救治要点

胸部伤的早期处理原则是保持呼吸道通畅和胸壁完整，稳定呼吸、循环功能，解除血气胸和心包积血的压迫，防治胸腔内感染。

1. 张力性气胸　严重呼吸困难，患侧胸部膨隆，气管向健侧移位，叩诊呈过清音，呼吸音减弱或消失。应立即排气减压，尽快行胸腔闭式引流。

2. 开放性气胸　胸部有创口与胸腔相交通，随呼吸发出"嘶嘶"声，可用敷料封闭创口，转运途中观察伤员的生命体征，防止张力性气胸的发生。

3. 中量以上血胸　可有内出血甚至失血性休克表现，患侧叩诊呈浊音，呼吸音减弱，胸腔穿刺可抽出血液，胸部 X 线检查可了解血胸的程度。中量以上血胸行胸腔闭式引流，活动性血胸应立即手术止血。

4. 肋骨骨折　疼痛剧烈，局部疼痛明显，有时可触及骨折的断端或闻及骨擦音。多根多处肋骨骨折的伤员可有呼吸困难及发绀，骨折区域可见反常呼吸。可给予镇静、镇痛药物。反常呼吸运动急救时可加压包扎，肋骨牵引固定，有低氧血症时，应气管内插管行机械通气。

5. 心脏穿透伤　位于胸前区创口或伤道指向心脏方向，伤员有休克或心脏压塞表现，应考虑心脏损伤，必要时行心包穿刺或尽快手术。

6. 膈肌破裂　可有呼吸困难表现，叩诊下胸部呈浊音或过清音，食管碘剂造影或插入胃管后胸片检查可明确诊断。确诊后应及时手术。

7. 支气管裂伤　纵隔及皮下气肿症状明显同时伴气胸，胸腔闭式引流后症状改善不明显、肺未能膨胀，必要时可行纤维支气管镜检查及手术治疗。

8. 食管破裂　可有纵隔和皮下气肿及液气胸，食管碘剂造影可明确诊断，应尽早采取相应的手术。

9. 胸腹联合伤　伤口在胸部出现明显的腹部症状或伤口在腹部出现明显的胸部症状，胸腔穿刺及腹腔穿刺有助于诊断。应争取及早手术，麻醉前应常规放置胸腔闭式引流，根据伤情决定手术顺序。

四、胸部伤分级救治

（一）胸部伤的现场急救

1. 给予镇痛镇静药物。

2. 尽可能保持呼吸道通畅，清除口腔内异物及分泌物。

3. 控制由多根多处肋骨骨折引起的反常呼吸运动，急救时可用敷料加压包扎。

4. 对开放性气胸立即用敷料紧贴于伤口，再加多层敷料覆盖，严密包扎，伤员呼吸时伤口无"嘶嘶"声，说明封闭正确，并应随时观察伤员的状态，防止转运途中敷料脱落或发生张力性气胸。

5. 对张力性气胸伤员，应立即在伤侧锁骨中线第 2 肋间用粗针穿刺排气，并安放单向活瓣排气针头，固定稳妥并后送。

（二）胸部伤的早期治疗

1. 对中量以上的血胸或张力性气胸应做胸腔闭式引流，并注意保持引流通畅。严重纵隔气肿导致呼吸困难及发绀时，可经胸骨上窝切口，行纵隔排气。

2. 多根多处肋骨骨折引起明显反常呼吸运动，应予以胸带或绷带固定，必要时予以气管内插管行机械通气。

3. 严重的肺损伤或创伤性窒息患者，可给予镇痛、吸氧、抗感染、大剂量短疗程激素、输注白蛋白、血浆或全血等措施。视输液量及尿量给予利尿药。

4. 开放性胸部创口，力争在 6～8 小时施行清创术。以全身麻醉为主，清除异物及坏死组织，创口清理后，分层缝合肌肉和筋膜，放置引流后皮肤延期缝合并后送。

5. 疑有食管损伤者应禁食，放置胃管，抗感染，及时后送治疗。

（三）紧急开胸手术

若发现下列情况，应及时后送并行开胸手术。

1. 持续大出血

（1）伤员有失血性休克表现，经治疗无效，或暂时有效又持续恶化。

（2）胸腔穿刺抽出的血液很快凝固。

（3）胸腔闭式引流每小时引流量超过 200ml，持续 2 小时以上，流出血液颜色鲜红。但应注意避免引流管堵塞。

2. 急性心脏压塞：心脏损伤可发生急性心脏压塞，应尽快减压并修补心脏裂口。

3. 小于 1cm 的气管及支气管裂口可行非手术治疗。大于 1cm 者均应手术施行气管吻合，如损伤严重不能吻合者，可行肺叶或全叶切除。

4. 严重肺裂伤，充分的闭式引流，肺仍不能膨胀时，需行手术修补。

5. 可疑食管损伤者，可行胃镜或碘水检查明确诊断，并应尽快手术，食管修补应在 6 小时内进行，一般不超过 12 小时。

6. 胸腹联合伤应尽早手术治疗，处理策略包括胸腹损伤及膈肌修补。术前应常规做胸腔闭式引流，根据伤情决定处理顺序。最好分别做胸部及腹部切口，尽可能避免胸腹联合切口。

第二节　肋骨骨折

一、伤因及发生机制

肋骨骨折很常见，占胸部伤的 40%。间接暴力或直接暴力均可导致闭合性肋骨骨折。肋骨骨折可同时伴随肋间血管、胸膜或肺损伤及血气胸等。

肋骨骨折多发生在第 4～7 肋。第 1～3 肋较短，且有锁骨、肩胛骨保护，不易发生骨折。第 8～10 肋软骨连接肋弓，弹性较大，不易骨折。

第 11、12 肋为浮肋，前端游离，活动度较大，不易骨折。第 1、2 肋一旦发生骨折，易合并锁骨或肩胛骨骨折。此时应密切注意锁骨下血管、神经等副损伤。第 8～12 肋骨折时，要留意可存在膈肌及腹腔脏器损伤，特别是肝、脾及肾脏等实质脏器的损伤。

浮动胸壁是严重闭合性胸部创伤之一，单纯致死率为 16%，若合并肺挫伤时可高达 42%。由于多根多处肋骨骨折，受伤部位胸壁失去肋骨支持而软化导致浮动胸壁。后胸壁因受脊柱及周围肌肉的保护，或者患者卧位时后胸壁制动，因此后胸壁较少发生浮动胸壁。当吸气时胸内负压增大，失去支持的浮动胸壁向内凹陷；呼气时胸内压增大，浮动胸壁向外凸出，形成与健康胸壁方向相反的"反常呼吸运动"。需要注意的是，因伤后早期骨折导致剧烈疼痛、肌肉痉挛，此时反常呼吸运动多不明显。待肌肉疲劳松弛后，反常呼吸运动才可能逐渐明显。

浮动胸壁破坏了胸廓运动的稳定性，纵隔随呼吸来回摆动，使血管回流受阻，引起循环功能紊乱，导致和加重休克。浮动胸壁亦可导致呼吸衰竭，原因有：①呼吸受限，咳嗽无力，肺活量及功能残气量减少，肺顺应性及潮气量降低；②气管内分泌物增多，伤员因疼痛不敢深呼吸和咳嗽；③连枷胸常合并肺挫伤，导致肺通气及弥散功能障碍，出现明显的低氧血症。呼吸衰竭是浮动胸壁导致死亡的重要原因之一。

二、治疗

治疗原则如图 20-1 所示。包括保持呼吸道畅通、镇痛、尽快消除反常呼吸运动、纠正呼吸与循环功能紊乱、防治感染等。复苏时应限制水分及晶体液的输入，适量应用白蛋白、血浆及全血。

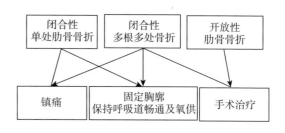

图 20-1　治疗原则

镇痛方法有口服镇痛药、肋间神经封闭及硬膜外麻醉等。如浮动胸壁范围小、反常呼吸运动较轻，局部可敷料压迫及胸带缠绕固定；如浮动胸壁范围较大且反常呼吸运动明显，应尽快后送行手术固定，以消除反常呼吸运动。

常用的浮动胸壁内固定手术有 Judet 固定架肋骨固定术、克氏针髓腔固定术及 AO 钢板肋骨固定术等。其中 Judet 固定材料为钛合金薄板，操作简便，固定牢固，效果好，值得推广。

第三节　气　胸

一、伤因及病理生理特点

开放性气胸：由枪弹、爆炸物或锐器造成胸壁缺损，胸膜腔与大气相通，空气随呼吸自由出入胸膜腔。开放性气胸可导致严重呼吸循环功能紊乱，如不及时救治可导致伤员死亡。其病理生理改变如下：①胸膜腔负压消失，伤侧肺受压萎陷。②吸气时健侧负压升高，纵隔向健侧移位；呼气时胸腔负压降低，纵隔向伤侧移位，即纵隔摆动。可刺激肺门纵隔神经，并导致循环功能障碍，加重休克。③吸气时气体进出胸膜腔的阻力远小于气道阻力，气体直接进入胸膜腔而不是进入气道。④可能合并肺挫伤和胸腔内出血。再有，开放性气胸后期常并发脓胸。

医疗救援时需高度警惕张力性气胸。由于胸壁、肺、气管等损伤的组织均可能形成单向活瓣，吸气时空气推开创口活瓣进入胸腔，呼气时活瓣关闭，造成空气只进不出，使胸膜腔压力持续升高。伤侧肺组织严重压缩，甚至将纵隔推向健侧，压迫健侧肺，从而使肺通气量及有效换气面积减少，造成缺氧。另外，纵隔移位使心脏大血管扭曲，回心血流及心排血量减少，导致循环衰竭。伤员表现为烦躁不安、极度呼吸困难、发绀、脉搏快而细弱、血压下降。无低血容量者，可因静脉回流受阻而出现静脉怒张。常伴纵隔及皮下气肿，伤侧胸部饱满，胸廓活动明显降低，叩诊呈鼓音，呼吸音消失，气管明显偏向健侧。胸腔穿刺测压，胸内压力为正压，有高压气体排出。

二、治疗

显露伤口，松开或切开覆盖在伤口上的衣物。擦净伤口周围的血迹和汗水，这样可以使密封更严密。尽可能少地破坏伤口。如有穿透伤，寻找穿透伤的出口。立即封闭新发现的所有创口，防止外界空气继续进入胸膜腔，使开放性气胸变为闭合性气胸。在伤员呼气末，迅速用 5～6 层无菌凡士林纱布封闭创口，其范围应超过创缘 5cm 以上，再用无菌棉垫覆盖，并用胶布固定及绷带加压包扎，保证严密不漏气。在现场如无上述消毒敷料，可就近取材，用多层布料覆盖及包扎，达到密闭创口的目的。伤员采取伤侧朝下的体位，或让其坐直。转运途中防止敷料松动及滑脱，时刻警惕张力性气胸的发生。伤员监测指标有：①监测呼吸，观察伤口封闭是否持续有效；②检查生命体征，尤其注意张力性气胸的发生；③检查是否有休克的征兆。

气胸救治注意事项：所有胸部伤口都有漏气及张力性气胸的可能。在紧急情况下，可就便利用任何种类的密封材料。这些材料面积应足够大，以免落入或吸入胸腔。在使用制式敷料封闭时，应保证封闭材料至少超过伤口 5cm。用胶带固定封闭敷料，且胶带应相互重叠并完全封闭。注意检查是否存在穿透伤，并用同样方法处理。

张力性气胸的病情发展迅速，如救治不及时，可迅速因呼吸、循环衰竭而死亡。勿因行 X 线检查而延误抢救时机。紧急情况下，听诊如有呼吸音降低的情况，在第 2 肋间隙用粗针头穿刺胸膜腔，并排气减压，然后将粗针头用橡皮管连接于水封瓶内，以便持续排气减压。在后送转运中可以在针头外口系一橡皮指套，其顶部剪一小口，制成单向活瓣排气针。若张力性气胸仍未能得到控制，则应在锁骨中线第 2 肋间放置胸腔闭式引流管。亦可在腋中线第 5 肋间放置闭式引流管，以便同时引流血胸。需要注意的是，于腋中线第 5 肋间放置引流管时，伤后膈肌可升至较高位置，此时盲目放置引流管可能损伤膈肌导致膈肌破裂。在此低位放置引流时，手指应探查后再插入引流管。如胸腔闭式引流后呼吸困难仍未得到改善，疑有严重肺裂伤或支气管破裂时，应及时剖胸探查。

（一）胸部穿刺减压

必要装备：大口针头（至少 8cm 长），胶带。

1. 穿刺点定位于伤员第 2 肋间与锁骨中线交界处（约与乳头线对齐）并予以局部麻醉。

2. 插入大口针头 / 导管

（1）将针尖置于穿刺点（第 2 肋间，锁骨中线）。

（2）斜行进针，使针头穿透皮肤、皮下。

（3）垂直胸壁进针，直到有落空感，有气体从胸腔逸出，表明针头插入胸腔。

注意：针头正确位置对避免损伤血管和神经非常重要。针头不应插到乳头线内侧及第 2 肋下缘，以免损伤心包和肋间血管。如果使用的是带有套管（或导管）的针头，要确保导管也插入胸腔，然后以插入的角度拔出针头，同时将导管稳定在原位。

3. 用胶带将导管固定在伤员的胸部，并观察症状是否反复发生。

注意：如果导管出现扭曲或退到皮肤下，伤员仍可能出现张力性气胸。

（二）胸腔闭式引流

必要装备：胸管、手套、单向排气阀或水封瓶、手术刀和刀柄、大止血钳、缝合材料、利多卡因、注射器。

1. 检查伤员

（1）如有必要，开放气道。

（2）保持呼吸道畅通，必要时行辅助呼吸。

（3）如有可能，保持吸氧。

（4）如有可能，监测血氧饱和度。

2. 伤员准备

（1）将伤员置于仰卧位。

（2）将伤员的手臂举高于其头顶。

（3）选择腋中线第 6～7 肋间或锁骨中线第 2 肋间为插入点。

（4）用胺碘酮消毒。

（5）戴无菌手套。

（6）铺巾。

（7）如果情况允许，给予利多卡因局部麻醉。

3. 导管置入

（1）在选定位置切开一个长 2～3cm 的横切口，并向下延伸至肋间肌。

注意：皮肤切口应在肋间隙下 1 ～ 2cm，以避开肋间血管。

（2）将大号止血钳插入皮肤切口的上方肋间肌中。

（3）用钳子尖端穿刺胸膜，再将钳子张开 1.5 ～ 2cm，继而扩大洞口。

注意：应避免穿刺到肺，同时，穿刺点选在肋上缘以避免损伤肋间血管和神经。

（4）用一根手指深入切口，清除粘连。

（5）撤出手指，用钳子夹住胸管的尖端，将胸管尖端插入切口。

（6）将胸管往里送，直到最后一个侧孔也被送入胸壁，送入深度达 2.5 ～ 5cm。

（7）将胸管的另一端连接单向排气阀或胸腔闭式引流管。

（8）缝合固定胸管。

（9）使用封闭敷料包扎切口部位。

（10）条件允许的情况下，行胸部 X 线检查以确定置管位置。

4. 重新评估伤员情况

（1）检测双侧呼吸音。

（2）每 15 分钟检查并记录生命体征 1 次。

第四节　血　胸

一、伤因及病理生理特点

在胸部创伤中，约 70% 的伤员合并不同程度的血胸。大量血胸或进行性血胸未能得到及时救治是创伤早期死亡的重要原因之一。血胸来源有：①心脏或大血管损伤。包括主动脉及其分支，上、下腔静脉及肺动脉，这类出血量多且迅猛，大多数伤员来不及救治死于现场。②胸壁血管损伤。多见于肋间动、静脉或胸廓内血管，因体循环压力高，且胸腔内为负压。此类出血易为进行性，不易自然停止，常需要手术探查止血。③肺组织损伤出血。因肺动脉压力低，且受压萎陷后肺血管的通过血量比正常时减少，因此，多可在短时间内自然停止，需手术止血者不多。

血胸按胸腔积血量可分为：①少量血胸。积血量在 500ml 以下，X 线胸片示肋膈角变钝，而液平面未超过膈顶平面。②中量血胸。积血量 500 ～ 1500ml，X 线胸片见液平面超过膈顶平面而未超过肺门平面。③大量血胸。积血量在 1500ml 以上，X 线胸片见液平面超过肺门平面。少量血胸因人体代偿而无出血的症状和体征。中量以上血胸，可因急性大量失血引起休克表现。另外，胸腔内大量积血可压迫肺，使肺萎陷、纵隔移位，产生类似气胸的呼吸和循环功能障碍症状。伤员表现为烦躁不安、面色苍白、出冷汗、脉搏细弱、血压下降及呼吸困难。查体可见伤侧呼吸运动减弱，肋间隙变平，气管移向健侧，叩诊呈实音，呼吸音减弱或消失。

开放性或闭合性胸伤，如有呼吸、循环功能障碍及失血表现，应警惕血胸。胸部 X 线检查可见伤侧有胸腔积液，B 超除可看到液平面外，还可对积血量进行估计，并予以穿刺定位。胸腔穿刺抽出不凝固血液即可明确诊断。有以下情况应考虑胸腔出血仍在继续：①脉搏细弱而快，血压不易维持，经输血、补液等抗休克措施不见好转，或暂时好转但不久后又恶化。②胸腔穿刺抽血后，很快又见积血增多。③血红蛋白及红细胞进行性下降。④胸腔闭式引流术后，每小时引流量超过 200ml，持续 2 小时以上；引流出的血液鲜红，其血红蛋白测定及红细胞计数接近周围血液；或 24 小时引流量超过 1000ml。

胸腔内积血易发生感染，特别是火器伤时的穿透伤，弹片及异物残留，如未能及时处理则感染率更高。血胸形成感染性血胸主要有以下表现：①体温及白细胞明显升高，并伴有其他全身中毒症状。②蒸馏水试验。抽出胸腔积液 1ml，放置于玻璃试管内，加蒸馏水 5ml，混合后放置 3 分钟，如果溶液为淡红色呈透明，表示无感染。如果出现浑浊或有絮状物，则多已感染。③抽出积液行常规检查，积血未感染时红、白细胞比值为 500：1。发生感染时白细胞增多，红、白细胞比值为 100 ：1。④抽出积血进行涂片、细菌培养可明确感染诊断。同时可行抗生素敏感试验。

此外，应警惕迟发性血胸的发生。这类伤员伤后早期并无血胸的临床及 X 线表现，但数日后证实有血胸存在，甚至为大量血胸，其原因可能是肋骨骨折断端活动时刺破肋间血管或已封闭的血管裂口血凝块脱落。因此，在胸部创伤后 3 周内应多次行胸部 X 线检查，以免漏诊及误诊迟发性血胸。

二、治疗

血胸的治疗原则主要是防治休克，对活动性出血进行止血，及早清除胸腔内积血，防治感染，及时处理血胸引起的并发症及合并症。常用技术要点如下。

（一）胸腔闭式引流术

要点：①对中量以上的血胸多可采用胸腔闭式引流，可使胸腔内积血及积气尽快排出，肺及时复张，并有监测漏气及出血是否停止的作用。同时，因积血所致的胸腔感染也可明显减少。②血胸已发生继发感染者，应及时行胸腔闭式引流，并注意选择引流部位及引流管放入的深度，必要时适当调整，以避免因引流不畅形成慢性脓胸。③如血凝块堵塞引流管腔时，可以在引流管周边穿刺多次注入尿激酶 10U+20ml 生理盐水，使血凝块便于软化并排出。

（二）剖胸止血手术

1. 适应证　进行性血胸。

2. 步骤　气管内插管，全身麻醉；根据切口取侧卧位。①进入胸腔后清除积血，迅速找到出血部位，予以钳夹或贯穿缝合结扎止血。有时出血位置难以寻找，需仔细辨认血凝块聚集的位置，逐步清理血凝块并止血。气胸漏气的部位应予以缝合结扎。如肺组织损伤严重，损伤血管也较大，应行肺叶切除。如为心脏、大血管损伤，应做相应处理。②妥善止血后，冲洗胸腔，低位放置闭式引流管。

总结

1. 6 种即刻致命伤可概括为一个短语——HOT FOOT，它形象地描述了遇到此伤情时需要紧急处理的情形。

H： hemothorax massive　大量血胸

O： open pneumothorax　开放性气胸

T： tension pneumothorax　张力性气胸

F： flail chest　连枷胸

O： obstruction of airway　气管阻塞

T： tamponade pericardiac　心脏压塞

2. 采用简单的流程尽力救治更多的患者。

3. 考虑进行自体输血的可能性。

4. 永远不要忘记手术并非全部治疗措施。

❓思考题

请阅读以下案例，结合您所在救援团队和岗位，按时间顺序梳理出该伤员的具体处置流程。

男性，20 岁，10 分钟前左上胸部被暴徒用棍棒击伤。既往体健，无特殊病史。查体：血压 80/50mmHg，脉搏 148 次 / 分，呼吸 40 次 / 分。神清合作，痛苦状，呼吸急促，吸氧下呼吸紧迫反而加重，伴口唇发绀，颈静脉怒张不明显。气管移向右侧。左胸廓饱满，呼吸运动较右胸弱。左胸壁有骨擦音（第 4、5、6 肋）局部压痛明显。皮下气肿。上自颈部、胸部直至上腹部均可触及皮下气肿。左胸叩诊鼓音，呼吸音消失，未闻及啰音，右肺呼吸者较粗，未闻及啰音。左心界叩诊不清，心律整，心率 148 次 / 分，心音较弱，未闻及杂音。腹部平软，无压痛肌紧张，肠鸣音正常，肝、脾未触及，下肢无水肿，四肢活动正常，未引出病理反射。

一、诊断及诊断依据

（一）诊断

①张力性气胸；②休克；③多根肋骨骨折。

（二）诊断依据

1. 外伤性休克（胸外伤史，血压 80/50mmHg）。

2. 多根肋骨骨折（左肋有骨擦音，局限性压痛明显）。

3. 张力性气胸（外伤性肋骨骨折，休克，呼吸困难，发绀，主要是广泛性皮下气肿，气管右移，左胸叩诊鼓音，呼吸音消失）。

二、鉴别诊断

1. 闭合性气胸（多半无发绀、休克等）。

2. 心脏压塞（无舒张压上升、脉压缩小等）。

3. 血胸（无胸腔积液体征，如伤侧胸部叩诊浊音等）。

4. 多根多处肋骨骨折（无浮动胸壁、无反常呼吸运动等）。

三、进一步检查

①立即胸腔穿刺，闭式引流；②胸部 X 线正侧位；③心电图、血压持续监测，血气分析等。

四、治疗原则

1. 纠正休克，输血输液，保证呼吸道通畅，吸氧。

2. 胸腔穿刺、闭式引流，必要时开胸探查。

3. 抗生素防治感染，对症治疗：镇痛、固定胸廓。

（邓　波）

参考文献

Athanassiadi K，Gerazounis M，Theakos N. 2004. Management of 150 flail chest injuries：analysisof risk factors affecting outcome. Eur J Cardiothorac Surg, 26（2）：373- 376.

Balci AE，Balci TA，Eren S，et al., 2005.Unilateral post traumatic pulmonary contusion：findings of a review. Surg Today，35（3）：205-210.

Perl M，Gebhard F，Bruckner UB，et al., 2005.Pulmonary contusion causes impairment of macrophage and lymphocyte immune functions and increases mortality associated with a subsequent septic challenge. Crit Care Med，33（6）：1351-1358.

Sharma OP，Oswanski MF，Jolly S，et al., 2008.Perils of rib fractures. Am Surg, 74（4）：310-314.

Tekinbas C，Eroglu A，Kurkcuoglu IC，et al., 2003 .Chest trauma：analysis of 592 cases. Ulus Travma Derg，9（4）：275-280.

第 21 章

腹部伤的早期处置

教学内容

- 腹部伤的分类、致伤机制及严重度评分方法。
- 腹部伤受伤史、临床表现。
- 化验检查、X 线检查、腹腔穿刺及灌洗。
- 腹部超声、CT 检查。
- 腹部伤诊疗流程。
- 腹部伤救治技术。

教学目标

- 讲解腹部伤的流行病学、致伤机制及严重度评分方法，使学员理解腹部伤的诊断和早期救治策略和技术。

学习要求

- 了解腹部伤的分类、致伤机制及严重度评分方法。
- 熟悉腹部伤的受伤史、临床表现、化验检查、X 线检查、腹腔穿刺及灌洗、腹部超声及 CT 检查要点。
- 掌握腹部伤现场救治和紧急救治原则。
- 了解腹部伤的现场救治、局部伤口探查术。
- 掌握剖腹探查术要点。
- 了解腹部伤暂时性腹腔关闭术。

腹部伤是较为常见的严重创伤，其发生率在平时占各种损伤的 0.4% ~ 1.8%；可预防的创伤死亡中主要原因是出血，而躯干出血难以控制，是急救的难点，其中大部分发生在腹腔或盆腔。根据血流动力学状态和致伤机制确定早期救治策略和技术，是腹部伤救治的关键。

腹部伤常是全身多发伤的一部分，易漏诊，死亡率和并发症发生率显著增加。

腹部伤预后影响因素包括：①损伤情况，受伤脏器的数目，受伤脏器的种类，脏器损伤程度；②救治水平，黄金时间内分级救治，损害控制策略和技术，确定性治疗策略和技术。

腹部开放伤多由火器、冷兵器等所致组织撕裂、断裂、毁损和挫伤等，属于穿透伤，绝大多数需要手术确定性处理腹腔内损伤。穿透伤有腹膜破裂，常伴内脏损伤。脏器损伤机会与所占腹部面积相关。发生率由高到低依次为肝、小肠、结肠、脾、肾和胰腺。可根据伤口及受伤时的姿势推测伤道，多需紧急剖腹探查。

腹部闭合伤系由挤压、碰撞和爆震等钝性暴力所致，由于体表无伤口，早期在救援时容易遗漏内脏损伤，贻误手术时机。

第一节　腹部伤诊断

（一）受伤史

受伤史是指受伤情况及受伤后到医疗机构时的病情发展经过。穿透伤等重伤，应立即检查桡动脉搏动的节律和强度，判断血压水平。先全身检查以发现其他威胁生命的损伤，如气道阻塞等，再对头颈部、面部、胸部、腹部、四肢及脊柱等进行全面检查。

（二）临床表现

从无明显症状体征到出现重度休克甚至濒死。

1. 症状　实质脏器损伤，腹腔内（或腹膜后）出血时出现持续性腹痛，轻中度压痛、反跳痛和肌紧张。空腔脏器损伤时出现弥漫性腹膜炎，逐渐发热、腹胀，肠鸣音常消失，肝浊音界缩小或消失。腹膜后十二指肠破裂可出现睾丸疼痛、阴囊血肿和阴茎异常勃起等。

2. 体格检查　检查重点包括：腹膜刺激征；伤口位置和外观（现场或急诊室不探查伤口）；腰部或下腹部刺伤时导尿；臀部和会阴穿透伤时肛管直肠指检。注意以下 3 种情况：①穿透伤入口或出口不在腹部仍可能伤及腹部脏器；②伤道并非连接入口和出口的直线；③伤口的部位比其大小更重要。多发伤时，凡生命体征不稳定而难以用腹部以外部位损伤来解释者，应考虑腹部伤的可能。

（三）化验检查

检查血常规，伤后未补液前查红细胞、血红蛋白与血细胞比容等多正常，不能反映失血程度；补液复苏后红细胞下降则提示失血；白细胞总数及中性粒细胞升高可见于腹部脏器损伤时。血或尿淀粉酶升高提示胰腺损伤；血尿是泌尿系损伤的重要标志；育龄期妇女应行尿妊娠试验。

（四）辅助检查

1. X 线检查　包括胸部 X 线片、腹部立卧位 X 线片等，有助于明确有无骨折、胃肠道破裂、腹腔内异物和除外胸部损伤等。穿透伤检查前用不透 X 线的标志物标记伤口。腹腔内有 50ml 以上游离气体时，X 线片上便能显示出来。腹膜后积气提示腹膜后十二指肠或结、直肠破裂。疑胃肠道破裂者禁忌行钡剂或钡灌肠等检查，以免加重腹腔污染。碘水进入腹腔后能被吸收，必要时，可行碘水胃肠道造影。刺伤或枪伤不能确定是否穿透腹膜时，可行伤道造影。

2. 腹腔穿刺及灌洗　疑腹内脏器损伤者，外伤史不明、伤后昏迷及休克难以用其他部位损伤解释者可行腹腔穿刺。检查有无气体逸出，吸出物中有无血液、胆汁或肠内容物。标本做细胞计数、细菌涂片及培养，必要时测淀粉酶。抽出的血液，应观察是否凝固，0.1ml 以上不凝血为腹腔积血。阳性结果有肯定价值，阴性结果则不能排除内脏损伤。

怀疑腹内脏器损伤，而腹腔穿刺未能明确者，尤其病情不稳定、不适宜行 CT 等检查者可行腹腔灌洗，以下结果为阳性：①灌洗液中含有肉眼可见的血液（25ml 血可染红 1000ml 灌洗液）、胆汁、胃肠内容物；②显微镜下红细胞计数超过 0.1×10^{12}/L，或白细胞计数超过 0.5×10^{9}/L；③淀粉酶 20U/L 以上；④碱性磷酸酶在 3U/L 以上；⑤灌洗液沉渣染色涂片找到细菌、胆汁、蔬菜。

3. 创伤腹部超声重点评估　血流动力学不稳定者以钝性伤为首选，类似诊断性腹腔穿刺。紧急评估时常规应用，较大程度上取决于检查者的技术和经验。用于明确腹腔内 Morison 隐窝、左上腹和盆底的游离液体。游离液体 > 250ml 称为 "FAST 阳性"，但不能确定出血的来源和实质脏器的损伤程度。"血流动力学不稳定 +FAST 阳性"是立即剖腹探查的指征。血流动力学稳定的患者应行 CT 扫描。

4. CT 检查 同一地点、同一体位完成多系统检查。采用腹部增强扫描，同时对高能量损伤者进行从头至骨盆的扫描，有助于量化评估实质脏器损伤，指导治疗。血流动力学稳定者应做腹部 CT 检查。放射科是危险之地！禁忌证：任何程度的血流动力学不稳定，或在放射科可能发生血流动力学不稳定者；已经确定需行剖腹探查的患者。

第二节　腹部伤分级救治

一、现场救治

立即将伤员解救出危险地域。脱出肠管不送回腹腔，用敷料覆盖，并用碗状物保护后包扎。腹部有伤口，或疑腹部脏器伤者，应镇痛，并给予广谱抗生素防治感染。禁止饮水和进食。休克者有条件时给予输液复苏和保温处置。怀疑或确定有内脏伤者按重伤员优先后送。

其他救治措施包括：①复苏体位；②特殊止血带使用；③张力性气胸、开放性气胸减压和包扎；④输液，包括骨内输液途径。

二、早期救治

（一）紧急评估

根据致伤机制、伤后表现、超声和 X 线片等动态评估，乳头以下的胸部或会阴部、臀部、腰背部、大腿部等处的穿透伤，应仔细检查，避免遗漏腹部脏器损伤。

和平时期腹部穿透伤和美国西部创伤协会枪伤救治流程见图 21-1 和图 21-2。

血流动力学等稳定后优先后送。

（二）剖腹探查术

1. 适应证 ①休克；②腹部穿透伤；③有腹腔内出血的钝性伤；④特殊部位损伤，如膀胱、会阴部和肛周损伤。

2. 术前准备 不等待化验，鼻胃管、导尿管可到手术室安置。备悬浮红细胞，穿透伤注射破伤风抗毒素和抗生素。胸部有穿透伤、多根多段肋骨骨折者，先做伤侧闭式引流；气管插管、静脉全身麻醉；快速消毒，铺单，完全显露前胸腹壁，

穿透伤应尽量显露各伤口；正中切口，可彻底探查腹腔内所有部位，能快速切开和缝合；穿透伤不可通过扩大伤口去探查腹腔。

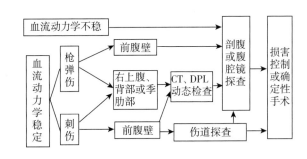

图 21-1 腹部穿透伤救治流程

3. 术中处理 腹腔内有身体最大的动静脉血管，这些血管的损伤往往直接致命。肾、脾等脏器往往有坚韧的包膜，或被网膜及周围组织所包裹，在一定程度上这些组织起到包裹和止血的作用。新鲜的器官损伤部位会形成凝血块，减少或终止进一步的出血。但这些凝血块约在 2 小时后因纤溶作用而被分解，带来二次出血风险。另外，注意绷紧的腹壁可以在一定程度上维持正常血压，剖腹探查时打开腹腔的瞬间引起血压骤降是常见现象，所以要经过上肢建立两条大口径的输液通路，准备充足的加温液体和血液制品。

手术控制出血，可采取钳夹、填塞或压迫等暂时性措施，或者结扎、处理实质脏器损伤等确定性措施，控制出血时间在 20～40 分钟。然后才是系统的全腹腔脏器探查，暂时控制肠道破裂导致的腹腔污染；注意探查两遍全肠道，避免漏诊，特别是腹膜后、胃后壁和胰腺。伤情不稳定者遵循损害控制策略，实施简明手术，手术时间不超过 90 分钟；稳定者，可行早期确定性处理。

脏器损伤处理后，加温的生理盐水 6 ～ 9L 冲洗全 腹腔，放置腹腔引流管。关闭腹膜后切口再冲洗。

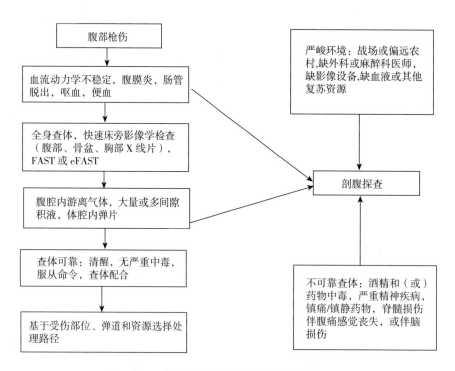

图 21-2　美国西部创伤协会腹部枪伤救治流程

4. 暂时性腹腔关闭术　完成腹腔内手术操作后，腹壁各层不采用常规的分层缝合关闭方法，而是用皮肤或人工材料实施暂时性腹腔关闭的一种有计划的外科手术。适应证包括：①腹膜炎、急性胰腺炎、坏死性筋膜炎、化脓性腹部感染等；②腹部创伤，需施行损害控制性剖腹术的患者，或腹壁毁损无法一期关闭腹腔的患者；③肠系膜缺血，各种原因导致肠管循环难以确定时；④腹腔高压征或腹腔间隙综合征，需施行腹腔扩容术或腹腔减压术。

总结

腹部伤是平时和救援时常见的严重创伤，在救援过程中容易遗漏内脏损伤。腹腔穿刺及灌洗，创伤超声重点评估有助于及时明确诊断。腹部伤救治重点是控制出血、控制腹膜炎、避免并发症，内脏伤伤员应优先处置。

❓ 思考题

1. 简述腹部钝性伤和穿透伤中常受累的腹部脏器。

2. 简述创伤腹部超声重点评估。

3. 简述腹部伤 CT 检查。

4. 阐述腹部伤现场和紧急救治原则。

5. 阐述腹部伤剖腹探查术适应证和手术主要步骤。

（张连阳）

参考文献

张连阳，白祥军，张茂 . 2019. 中国创伤救治培训 . 北京：人民卫生出版社 .

Nessen SC，Lousbury DE，Hetz SP.2008.War Surgery in Afghanistan and Iraq.a series of cases，2003-2007. Walter Reed Army Medical Center：Washington DC：134-184.

Warburg F.2016. 军事灾难医学救援手册（丹麦）. 马晓东，张连阳译 . 北京：人民军医出版社 .

第 22 章

骨科创伤的早期处置

教学内容 ▶

- 脊柱脊髓伤的急救。
- 四肢伤的急救。

教学目标 ▶

- 通过学习，学员能够理解应急医疗救援时脊柱及四肢损伤的伤情特点，明白医疗条件限制对其救治的影响，形成实用的医疗救援观念，掌握对脊柱及四肢伤员处置的基本能力和基本原则。

学习要求 ▶

- 理解现代救援条件下脊柱和四肢伤的特点。
- 熟悉脊柱脊髓损伤的表现、分类及救治要点。
- 掌握四肢伤的救治原则。
- 掌握脊柱脊髓损伤现场的固定搬运原则。
- 具备能运用多种徒手锁定固定和各种器材搬运伤员的能力。

无论救援时还是平时，骨科创伤均是最常见的损伤，脊柱和四肢的创伤往往使伤者出现严重的功能障碍，导致残疾的发生。比如脊柱脊髓损伤导致的截瘫或四肢损伤导致肢体缺损或畸形，或手外伤导致功能缺损等。假如你是一名急救人员，正在赶往一个爆炸伤的事故现场，发现 3 名伤员，其中一名伤员为男性，系驾驶员，被简易爆炸装置（IED）炸伤，面部、右前臂和右手受伤，前臂掌侧和手部背侧严重创面，背部皮肤全层缺失，手指为紫蓝色。另外一名伤员，前额部可见挫裂伤，伤员四肢感觉及肌力均明显减退，第三名伤员 IED 炸伤小腿，内、外侧各见 3cm 的伤口，胫骨开放性骨折，无神经血管损伤。在实施紧急救援之前，应思考哪些问题和注意事项？施救的原则和流程是怎样的？通过学习，在讨论和总结中找到处理这些伤员的方法。

第一节　脊柱脊髓损伤急救

一、脊柱脊髓损伤的概述

（一）脊柱脊髓损伤的流行病学

1. 脊柱脊髓损伤的发生率　脊柱脊髓损伤占所有创伤的 5%～6%，主要原因有高处坠落伤、车祸、运动损伤。

2. 脊髓损伤的后果

（1）致死：第一次世界大战期间，脊髓损伤伤员的死亡率高达 71.8%，主要致死原因为泌尿系统感染、肾衰竭等；随着导尿术和抗生素的应用，死亡率大大降低，第二次世界大战中后期下降到 16%～36%。

（2）致残：截瘫造成的致残率一直没有明显变化，造成了沉重的社会与家庭负担，也给伤员本人带来了心理和身体的双重痛苦。

（二）脊柱和脊髓的应用解剖

1. 脊柱的解剖　脊柱是由 33 块椎骨组成的骨性结构。它支撑身体保持直立姿势，使我们运用四肢并保护精密柔软的脊髓。脊柱的 33 个椎体根据其位置分为 7 块颈椎、12 块胸椎、5 块腰椎，其余的融合成为骨盆的后面部分（5 块骶椎和 4 块尾椎）。脊柱的正常位置在矢状位上呈 "S" 形曲线排列，这些不同节段脊椎交界的区域由于解剖和力学的改变，在临床上更容易出现损伤，比如：胸腰交界区胸 11～腰 2 节段，是最常出现骨折的部位。

Denis 等于 1984 年提出了脊柱三柱学说，这个概念的提出在脊柱外科具有里程碑式的意义。脊柱三柱学说中将脊柱分为前柱、中柱和后柱，前柱包括前纵韧带、椎体和椎间盘的前 2/3，承受 80% 的应力；中柱包括椎体和椎间盘的后 1/3、后纵韧带；后柱包括椎弓根、椎间关节、黄韧带、椎体附件、棘上和棘间韧带等。该理论为脊柱的稳定性评估、受伤机制分型、治疗策略选择奠定了基础。

2. 脊髓的解剖　脊髓位于椎管内，上端平枕骨大孔处与延髓相连，下端（成人）平第 1 腰椎体下缘，有两个膨大：颈膨大（颈髓第 5 节～胸髓第 2 节）和腰骶膨大（腰髓第 1 节～骶髓第 3 节）。成人脊柱的长度与脊髓的长度不一致，所以脊髓的各个节段与相应的椎骨不在同一水平。成人上颈髓节段（第 1～4 颈髓）大致与同序数椎体相一致，下颈髓节段（第 5～8 颈髓）和上胸髓节段（第 1～4 胸髓）约与同序数椎体的上一块椎体相平对，中胸髓节段（第 5～8 胸髓）约与同序数椎体的上两块椎体相平对，下胸髓节段（第 9～12 胸髓）约与同序数椎体的上三块椎体相平对，腰段脊髓平第 11～12 胸椎，脊髓圆锥约平对第 1 腰椎。了解脊髓节段与椎体的对应关系，对判断脊髓损伤的平面具有重要的临床意义。

（三）脊柱脊髓损伤的临床表现

1. 脊柱损伤　伤员往往有明显的暴力外伤史，如车祸、高处坠落、躯干挤压伤等。检查时脊柱可有角状畸形，脊柱棘突骨折可见皮下淤血。脊柱伤处局部疼痛，如颈部疼痛、胸背痛、腰痛或下肢疼痛等。棘突有明显浅压痛，脊背部肌肉痉挛，骨折处有压痛和叩击痛。颈椎骨折时，屈伸运动或颈部旋转运动受限。胸椎骨折可出现躯干活动受限，合并肋骨骨折时可出现呼吸疼痛或呼吸音减弱。腰椎骨折时腰部有明显压痛，腰背部活动受限，伸、屈下肢感觉腰痛。因腰椎骨折腹膜后血肿，患者可出现腹胀、肠鸣音减弱，腹部有压痛。脊柱骨折时每因活动或搬动引起明显的局部疼痛。颈、胸椎骨折常可并发脊髓损伤，腰椎骨折可并发脊髓圆锥和马尾神经损伤。

2. 脊髓损伤

（1）脊髓损伤的类型

1）脊髓震荡：是指脊髓神经细胞遭受强烈刺激而发生超限抑制，脊髓功能处于生理停滞状态，脊髓实质无损伤。临床表现为损伤平面以下感觉、运动及反射消失。一般经过数小时至数天，感觉和运动开始恢复，不留任何神经系统后遗症。

2）脊髓休克：脊髓与高级中枢的联系暂时中断后，断面以下的脊髓处于无反应状态，称为脊髓休克。表现为断面以下脊髓所支配的感觉和运动功能消失，外周血管扩张，血压下降，括约肌功能障碍，内脏反射减退或消失。脊髓休克是暂时现象，损伤后不久可逐渐恢复。脊髓休克恢复过程中，原始简单的反射先恢复，复杂高级的反射后恢复。

3）完全性脊髓损伤：脊髓实质的完全性损害，损伤平面以下脊髓感觉、运动功能完全丧失，包括肛门周围的感觉和肛门括约肌的运动。

4）不完全性脊髓损伤：前脊髓综合征（下肢瘫重于上肢，深感觉可保留）；后脊髓综合征（深感觉障碍，运动和浅感觉可保留）；脊髓中央管周围综合征（上肢重，下肢轻）；脊髓半切综合征（同侧运动、深感觉，对侧痛，温觉障碍）；脊髓圆锥综合征（大小便障碍）；马尾神经损伤（弛缓性瘫痪）等。

（2）脊髓损伤的表现：出现感觉、运动、括约肌及反射的改变，可根据美国脊髓损伤协会（ASIA）的评分进行分型和分级。

神经功能 ASIA 分级：

A= 完全性损害：在骶段无任何感觉运动功能保留。

B= 不完全性损害：在神经平面以下包括骶段（第 4～5 骶髓节段）存在感觉功能，但无运动功能。

C= 不完全性损害：在神经平面以下存在运动功能，并且大部分关键肌的肌力小于 3 级。

D= 不完全性损害：在神经平面以下存在运动功能，并且大部分关键肌的肌力大于或等于 3 级。

E= 正常：感觉和运动功能正常。

二、脊柱脊髓损伤的评估和现场急救技术

（一）脊柱脊髓损伤患者的评估

到达现场后首先应对危及生命的创伤和并发症进行评估，包括合并窒息、大出血、休克等的紧急处理；开放伤的处理与包扎；脊柱临时固定，如平卧硬板床（加垫）、头颈部固定等；保护好瘫痪的肢体；高位截瘫者注意呼吸道管理，并且评估有无合并颅脑、胸腹腔脏器损伤。

所有昏迷的创伤患者如果存在脊髓损伤，都应及时治疗。有意识、能够合作的患者可通过询问疼痛、麻木、感觉异常及活动能力来评估潜在

的脊髓损伤。创伤患者新出现肢体无力或麻木症状的，须假定为脊髓损伤并给予相应处理。患者检查包括以下内容。

1. 疼痛　患者能感受到脊柱周围的疼痛，以及脊柱附近钝性损伤或穿透伤部位的疼痛。

2. 麻木　急救人员应检查可疑部位，并报告和记录患者没有感觉或感觉不到急救人员触摸的任何部位。

3. 压痛　急救人员应检查脊柱区域的可疑部位，并报告和记录该区域任何触摸或活动引起的疼痛。

4. 活动疼痛　如果患者尝试活动潜在的损伤部位，疼痛会加重。对于潜在脊柱损伤的患者，急救人员不必让患者活动脊柱。

5. 畸形　较少见，但可能存在异常弯曲或骨性突起。

6. 瘫痪　患者不能活动或无法对抗重力撑起一部分身体。

如果有意识的患者能够活动手指和足趾，说明运动神经功能完好。任何异常感觉（刺痛或感觉减退）都提示有脊髓损伤。如果掐昏迷患者的手指和足趾，他可能有回缩动作。如果存在这种现象，就说明神经运动和感觉功能完好，因此脊髓功能也完好。然而，这并不意味着无须施行脊柱运动限制。所有无意识的创伤患者都应施行脊柱运动限制。丧失意识的头部外伤患者出现弛缓性瘫痪，没有反射或回缩反应，也通常意味存在着脊髓损伤。

（二）脊柱脊髓损伤的处置原则

1. 优先处理危及生命的合并伤。

2. 神经系统查体，确定损伤程度和平面。

3. 脊髓损伤的药物治疗，如甘露醇。

4. 留置导尿管者，3～4 小时开放导尿管一次；预防泌尿系统感染。

5. 开放伤伤员局部清创。

6. 防治压疮、泌尿系统感染、肺部感染等并发症。

7. 伤情稳定后迅速后送。

（三）脊柱损伤伤员的搬运

在临床上往往可以遇到类似的伤员，受伤早期没有明显的神经症状或只有轻度神经损伤表现，

经过非专业人士的救助及不恰当的搬运后出现脊髓的二次损伤。一项回顾性研究发现，26% 的脊髓损伤出现在转运过程，或使用基础医疗设备对伤员的早期评估中。脊髓功能的恶化主要是由固定不佳和对伤员不合理的早期处理造成的，充分掌握各种徒手和借助辅助装备进行正确的搬运和妥善固定极为重要。

1. 脊柱搬运的整体翻转技术　整体翻转技术是将脊柱与头部和骨盆作为一个整体来移动。这项技术可对俯卧或仰卧的伤员进行操作。做好评估及沟通、搬运工具等准备工作，用 3 个或更多救援人员，由处于伤员头部的救援人员进行指挥，将伤员（手臂放在侧面）翻向健侧，长脊板置于其身下然后将伤员面部朝上平放在长脊板上。当伤员的胸部、骨盆和头部被固定在长脊板上后，整体翻转技术即宣告完成。

对于因手臂、腿和胸部受伤疼痛需要向健侧翻身的伤员，也可改良整体翻转技术。在整体翻转过程中将伤员翻向哪一侧不重要，并且在只能将长脊板放置在伤员某一侧的时候，翻身方向也可以改变。

整体翻转技术对大多数创伤伤员是有用的，但对于不稳定性骨盆骨折的伤员，翻身使他们的体重压在骨盆上可能会加重损伤。如果骨盆骨折看上去是稳定的，整体翻转时应小心地将伤员翻向健侧（如果可以辨别出来）。骨盆骨折明显不稳定的伤员不应进行同步翻身，而是应用 4 个或更多救援人员小心地将伤员抬到脊柱板上。

2. 脊柱搬运的专业器材　包括脊柱固定板、颈托、颈椎固定器等。

3. 徒手固定技术　应先考虑所做动作的目的，如想把伤员转动时，应尽量使手臂或手肘找到支点，再抓紧伤员，反之在移动伤员时，则切勿固定其手肘，以免产生反效果。转动伤员时，须使伤员的头、颈及身体保持在正中成一条直线的位置。救援人员也须互相协调，须以号令来沟通，在动作一致的情况下转动伤员。手法包括头锁、头胸锁、头肩锁、双肩锁、胸背锁。

（1）头锁：主要用于固定头部。用双手制动：先跪在伤员头顶部的位置，将双手手肘固定在地上或膝上，把双手手指尽量张开，拇指放在伤员额顶，示指与其他手指分开而不覆盖着耳朵，捉紧头颅。用双膝制动：置双膝于伤员头部两侧；用双手按着伤员头部，身体向后，再移动双膝夹紧伤员的头部。

（2）头胸锁：用作转换其他制动锁或放置头枕时的制动手法。跪或半蹲跪在伤员一侧，近额的手肘固定在自己膝上或小腿内侧，用手指按着伤员的前额；把另一手臂枕于伤员的胸骨上，用拇指及中指分按伤员的两颧，手掌须弧曲但不可盖着伤员的口、鼻。

（3）头肩锁：利用整体翻身法来翻动伤员时的头部固定手法。救援人员先跪于伤员头顶部的位置，一只手控制伤员转动侧，并将肘部固定在自己大腿的近膝处，抓着伤员的肩部，并用前臂内侧紧贴头部（不要翻腕），另一手的手肘固定在自己另一大腿上，拇指置于伤员眉顶额角，其他手指捉紧伤员的枕部。

（4）胸背锁：用于把坐位伤员躺卧在脊椎板上或脱除头盔的头颈胸背固定法。先跪在伤员侧旁正面伤员；用双臂夹着伤员的胸部及背部；再把双手手腕向下压锁，并紧捉伤员的颧骨及后枕部，而手掌不可覆盖伤员的口、鼻。

三、脊柱脊髓损伤的治疗

（一）非手术治疗要点

1. 现场救护和紧急处理。

2. 脊柱复位、维持稳定。

颈椎稳定性损伤——颈托制动或枕颌带牵引。

颈椎不稳定性损伤——颅骨牵引。

寰枕联合处高位颈椎损伤——保持头颅中立位。

胸、腰椎骨折脱位——卧硬床休息。

3. 药物治疗：24 小时内可选用糖皮质激素冲击，早期可采用脱水利尿药物、阿片受体拮抗剂治疗，减轻脊髓水肿和一系列不良的生物化学反应。

晚期主要选用神经营养药物，如维生素 B_{12}、神经生长因子等。

4. 高压氧治疗：高压氧治疗有利于脊髓损伤部位血氧浓度的恢复，有利于脊髓损伤后水肿的吸收，有利于损伤部位血供和营养的恢复，有利于神经细胞的再生，但对完全性脊髓损伤无效。

（二）手术治疗

手术的目的是神经、脊髓减压及重建脊柱稳定性。手术指征：开放性脊柱脊髓损伤；脊柱骨折/脱位有关节突交锁者；脊柱骨折复位不满意，或仍有不稳定因素存在者；影像学显示有碎骨片凸入椎管内压迫脊髓者；截瘫平面不断上升，提示椎管内有活动性出血者。

（三）脊柱脊髓损伤并发症

脊柱脊髓损伤早期救治时应注意观察和防治以下常见并发症。

1. 呼吸障碍 - 呼吸衰竭和呼吸道感染（坠积性肺炎）。
2. 压疮。
3. 泌尿系统感染。
4. 深静脉血栓及肺动脉栓塞。
5. 体温调节障碍。
6. 排尿障碍。
7. 肠道功能障碍。

第二节　四肢伤急救

一、四肢伤伤员医疗救援特点

四肢伤往往是平时灾害事故和救援时最多见的损伤，其损伤严重度在逐年增加，尤其是四肢开放伤在医疗救援时占用了大量宝贵的院前医疗资源。严重的四肢伤往往合并其他部位的损伤，在早期处置时容易遗漏其他更能危及生命安全的损伤，因此医疗救援时特别强调救治方法和流程应符合时效救治和分级救治的原则。

院前四肢伤伤员评估时遵循国际公认的高级创伤生命支持（ATLS）原则，不要被明显的出血和畸形肢体吸引所有注意力。容易被首先注意到的显眼的肢体骨折畸形可能会导致功能障碍，但除了外周血管断裂外，很少会立即致命。一定要牢记气道、呼吸、循环的维持及休克的处理要优于骨折脱位的处理。其次是设法保留损伤的肢体功能，消除危及肢体存活的因素，稳定骨折，临时固定伤肢以便转运。必要时及时采取损害控制策略，积极配合严重多发伤的复苏。本节内容主要介绍四肢开放伤伤员的处置，是医疗救援时的重点。

二、四肢伤的救治技术及流程

1. 止血带的使用　大出血的控制，特别是止血带的使用，大大提高了创伤的救治成功率。止血带使用的目的是消除远端血管搏动，进而阻止止血带远心端的出血，对于难以控制的肢体出血，尽早使用止血带益处最大。

止血带使用的时间和速度是最关键的。使用临时止血带时注意：务必标记止血带使用时间，标识记号需要防水防擦；继续检查和治疗，确定伤口出血情况得到控制，同时治疗其他能危及生命的情况；记录治疗情况和伤员后送。

止血带扎上后远端肢体缺血耐受时间约为2小时，确定性止血措施务必在此之前得到实施。超过2小时则开始出现肢体组织尤其是肌肉组织的坏死。超过6小时则坏死组织会释放大量毒素，所以，此时不能随意放松止血带，使得远端的毒素回流，进入全身血液循环，危及生命。

肢体捆绑止血带后，通常会出现不适感和疼痛，不应因为疼痛而松开止血带。

2. 四肢长骨夹板的使用　对四肢骨折和错位的合理处置可以减少疼痛、残疾和一些严重并发症的发生。在送往医院前，需要使用合适的夹板和敷料对其进行相应的固定治疗。

使用夹板的目的：防止骨折端移动。骨折点通常邻近神经。骨折会损伤神经，引起剧痛。夹板不仅可以减少疼痛，而且通过限制骨折断端移位，减少对肌肉、神经和血管的破坏。

使用夹板的时机：不同患者使用夹板的次序并无统一规定。对于多发伤伤员，可以迅速转运的伤员，肢体的骨折靠束缚在长脊板上给予临时固定。但是，这并不是说不需要判定并保护肢体骨折，而是说在处理完其他需要优先处理的情况（如休克）之后，在转运医院途中，最好能够对肢体骨折进行固定。倘若为了用夹板固定肢体防止残疾而耽误抢救患者生命的时机，才是最得不偿失的。相反，若伤员病情稳定，在转运伤员之前就应对其肢体骨折进行夹板固定。

使用夹板的步骤：①必须能够推测受伤的部位。要除去衣服，最好用剪刀剪开并除去，以便评估伤情和恰当固定。②在使用夹板前后，应检查并记录末端循环、运动、感觉功能。检查骨折远端肢体的运动功能时，若伤员清醒，则让其活动手指和足趾；若伤员昏迷，可以对其进行疼痛刺激，观察其肢体反应。可以在有搏动的部位用笔标注脉搏。③若肢体有严重的成角畸形、脉搏消失且距离送达医院较远时，可以对肢体施加轻微的牵拉使其变直，若此时遇到较强的阻力，可将肢体以发现时的位置给予固定。在拉直患肢的时候，对于阻力的大小应有经验性的感知，因为很小的力量就能撕裂血管壁，阻断供应大神经的血流。④开放性损伤在使用夹板固定之前最好能够用湿润的无菌敷料覆盖伤口。只要有可能，夹板都应该放在开放性伤口的对侧以远离伤口。⑤使用的夹板要能够将损伤处上、下两个关节同时固定。⑥给夹板足够的内衬，尤其当皮肤有损伤或有骨性突起时。⑦不要试图将外露的骨折端回纳到皮肤内。若施加了牵引力使骨折断端进到皮肤内，就不要再增加牵引力。也不要试图把骨头的末段再拉出来。交接时，一定要告诉接诊医师是开放性骨折。⑧若伤员有生命危险，可以在转运途中进行夹板固定。若伤员病情稳定，骨折或畸形的固定可以在转运之前进行。⑨对于可疑骨折，也要进行夹板固定。

3. 清创术　火器伤口较非火器伤伤口损伤重，多合并开放性损伤，而且伤口污染严重，及时清创有望将开放性伤口变成闭合性伤口。任何开放性骨折，原则上清创越早，感染机会就越少，治疗效果就越好。细菌最初仅停留在创口表面，需要有一段繁殖和侵入组织的时间，这段时间称为潜伏期。在潜伏期内施行清创术，可以避免感染。潜伏期的长短与环境温度有关，气温高时细菌繁殖快，气温低时细菌繁殖慢，此外也与创口的性质、部位、细菌的种类、数量和毒性及伤员局部和全身抵抗力的强弱有一定关系。通常伤后 6～8 小时是清创术的黄金时间，经过彻底清创缝合术后，绝大多数创口可以一期愈合。超过 8 小时，感染的可能性增大，但在 24 小时之内，在有效使用抗生素的情况下，也可进行清创。

对于爆炸伤伤口，第一次手术后伤口应该用大量干敷料包扎。关节火器性损伤是由枪弹、弹片直接作用于关节及其附近组织引起的开放性伤。由于关节解剖结构较复杂，损伤时常伴有大血管伤，且功能恢复要求高，如处理不当，轻则形成化脓性关节炎，重则发生败血症危及生命。

清创术的步骤及要点如下。

（1）清洗患肢：在严格无菌条件下，彻底清洗患肢和创面周围健康组织上的污垢。清洗范围应限于患肢皮肤至伤口边缘。清洗人员要戴无菌手套，清洗用的刷子和肥皂水均应消毒无菌。清洗先从创口周围开始，逐步超越上、下关节，用无菌毛刷及肥皂水刷洗 2～3 次，每次刷洗后都要用大量温开水或无菌生理盐水冲洗干净，更换毛刷后，再进行下一次刷洗。刷洗时要用无菌纱布覆盖创面，防止冲洗液流入创面，以免加重污染。创面内一般不用刷洗，如果污染较重，可用无菌纱布或软毛刷轻柔地进行清洗，再用生理盐水彻底冲洗干净。接着再用 0.1% 聚吡咯酮碘冲洗创口或用其浸湿的纱布敷于创口 5 分钟，并用生理盐水冲净。用无菌纱布擦干皮肤，然后常规消毒、铺单，准备清创。

（2）创口边缘处理：一般应切除创缘皮肤 1～2mm，对失去活力的皮肤要彻底清除。

（3）创腔和创袋：如皮下有创腔和创袋，均要求彻底清创，直至能够清楚地显露最远处的残腔。

（4）皮下脂肪和筋膜：术中对坏死、污染、不出血的皮下组织、剥脱皮瓣下的脂肪组织和筋膜要彻底切除，否则会因其血供较差易发生液化、感染。

（5）肌肉：是深部组织处理的重点。对失去血供和已发生坏死的肌肉组织要彻底清除，因为坏死的肌肉是各种细菌的良好培养基。此外，清除坏死的肌肉，也可减少日后瘢痕组织的形成，有利于功能恢复。对于肌肉活力的判断，可从肌肉的颜色、循环情况、肌肉收缩力和肌肉弹性 4 个方面，即所谓的 "4C" 标准加以判断。肌肉色泽鲜红，切割时切面渗血，钳夹时有收缩力，肌肉有一定韧性，是肌肉组织活力良好的标志；反之，则表示肌肉活力差，应予切除。

（6）肌腱：对于污染严重的肌腱应予切除，但因肌腱不出血，因此只需切至出现正常组织即可。如仅沾染一些异物，可切除被污染的腱周及其表面组织，尽量保留肌腱的完整。

（7）血管：断裂但污染较轻的血管，不要随便切除，可将血管的外膜小心剥离，清除污染物质后再进行修复。

（8）神经：任何神经都要尽量保留，对污染较轻的，可用生理盐水纱布小心擦拭；对污染严重的，可将神经外膜剥离切除。

（9）关节囊与韧带：对污染或挫伤严重的关节囊与韧带，都要切除。若仅有轻度污染的，则只切除表层，保留健康组织，有利于关节功能的恢复。

（10）骨外膜与骨折端：骨外膜为骨折愈合的重要组织，对维持骨折端的血液供应极为重要，应尽量保留。若已污染，可仔细将其表面去除。一般情况下，骨皮质的污染深度不会超过 0.5～1.0cm，骨松质和髓腔可达 1cm。因此，对于已污染的骨折端表层，应尽可能清除。骨髓腔内如有污染，可用刮匙伸入髓腔 1～2cm 将污物刮除。用毛刷刷洗污染骨是不适宜的，因可将污物和细菌挤入深处。与周围组织完全失去联系的游离碎骨块要尽量去除，以防细菌滋生而发生感染。但大的累及关节的骨块尽量保留。清创后形成的骨缺损可在后期重建。

4. 外固定架的使用　在大规模伤亡事件救援时四肢创伤多为开放性及污染性伤口，且创伤程度较平时更为严重，因此外固定架的使用与平时相比更加广泛。外固定架主要是对骨折临时固定，防止骨折断端活动刺伤血管、神经等周围组织造

成继发性损伤，并减少疼痛，便于抢救运输和搬运。其优点在于对骨的血供破坏少、对软组织覆盖干扰少、不存留内植物，无须二次手术切开取出、加压与延长随时调整，是感染状态或有高感染风险时的首选，操作相对简单。

5. 预防伤口感染　预防性应用下列药物：

（1）及时注射破伤风抗毒素或破伤风免疫球蛋白。

（2）推荐对所有开放性伤口预防性口服抗生素（莫西沙星 400mg 或左氧氟沙星 500mg），应在伤后 3 小时内服用。

（3）伤员到达有静脉输液条件的医疗机构后，可以给予头孢唑林 1g，每 8 小时 1 次，持续 72 小时，或克林霉素 900mg，每 8 小时 1 次，持续 72 小时。

6. 防治骨筋膜隔室综合征　骨筋膜隔室综合征是指骨、骨间膜、肌间隔和深筋膜形成的骨筋膜隔室内的肌肉和神经急性缺血、缺氧而产生的一系列早期症状和体征。当隔室内压力达到一定程度时可使供应肌肉的小动脉关闭，形成缺血—水肿—缺血的恶性循环。

隔室内内容物体积增加或隔室容积减小是发病的原因。缺血时间是关键。

临床表现：肢体缺血的典型临床表现（疼痛、苍白、感觉异常、无脉、温度异常）在骨筋膜隔室综合征的诊断中实用价值不大，因为这些临床体征通常只在骨筋膜隔室综合征的晚期才出现。远端肢体无脉是由于骨筋膜隔室内动脉受到压迫引起，但平时的文献报道无脉是骨筋膜隔室综合征晚期才出现的症状。在清醒和配合检查的伤员中，骨筋膜隔室综合征通常表现出与其创伤不相符的疼痛，且被动拉伸缺血筋膜隔室内的肌肉会加剧疼痛。被动拉伸引起疼痛是诊断骨筋膜隔室综合征的敏感指标，但这一指标特异性较差，骨筋膜隔室张力增加是诊断的特异性指标，但并不十分敏感。感觉异常的相关体征是神经缺血的早期诊断指标。

骨筋膜隔室综合征是一个临床诊断，院前采用筋膜隔室测压装置以诊断骨筋膜隔室综合征不现实。延迟减压或部分皮肤切开造成的减压不充分是致命的错误。筋膜切开减压术不适用于长时

间延迟诊断的骨筋膜隔室综合征（肢体热缺血超过 12 小时）。

7. 创伤性肢体截肢　四肢伤后可出现严重软组织损毁、无法修复和血管及神经损伤，需要截肢以挽救生命，方式是采用开放性保留长度的截肢。

在现场肢体毁损伤往往伴有严重的污染和大量失活组织。在初次截肢过程中，应尽可能保留有活力和无污染的组织，以期获得最大的肢体长度和功能。

初次外科截肢后，应该开放伤口不予闭合，采用大量敷料包扎。如果下次手术估计在 4 天后进行，应进行皮肤牵引防止皮肤回缩。

总结

（一）脊柱脊髓损伤

1. 脊柱脊髓损伤后根据损伤的部位和程度不同，表现为不同级别的神经功能状态和各种综合征，通过神经定位可以判断损伤节段和大致的部位。

2. 脊柱损伤的现场救治核心是脊柱稳定和正确的搬运，包括颈托制动、颅骨牵引、保持头颅中立位及卧硬床等，脊柱损伤伤员的搬运是保护神经功能和预防二次损伤的关键，需要重点掌握。

（二）四肢创伤

1. 四肢伤发生率较其他部位伤高，常合并其他严重创伤。四肢开放伤是早期处置的重点和难点。

2. 四肢伤处理时需遵循 ATLS 原则，首先治疗威胁生命的颅脑、胸、腹部损伤，控制致命性大出血，治疗失血性休克；其次是设法保留损伤的肢体；然后及时有效地治疗骨盆骨折及其并发症。必要时，采用损害控制策略。

3. 在四肢伤治疗过程中，彻底清创、预防感染、正确处理骨筋膜隔室综合征可最大程度避免感染及截肢，后期通过皮瓣转移、内固定稳定骨折及功能锻炼恢复肢体功能。

❓ 思考题

1. 脊柱损伤伤员搬运的原则及步骤是什么？
2. 脊柱损伤伤员搬运的手法有哪些？
3. 脊髓损伤的并发症及预防措施是什么？
4. 医疗救援条件下四肢伤救治有哪些特点？
5. 四肢伤的救治流程有哪些？

（刘　鹏）

参考文献

（美）约翰·E. 坎贝尔（John E. Campbell），（美）罗伊·L. 艾尔森（Roy L. Alson）.2018. 国际创伤生命支持教程. 中文翻译第 8 版. 国际创伤生命支持中国分部（120）译. 北京：科学出版社.

（美）Ganale ST, Beaty JH. 2014. 坎贝尔骨科手术学. 第 12 版. 王岩，张永刚译. 北京：解放军出版社.

张戎，陈竺.2015. 战（现）场急救技术训练教程. 北京：解放军出版社.

赵玉沛，陈孝平.2015. 外科学.3 版. 北京：人民卫生出版社.

第 23 章

重伤损害控制

教学内容

- 损害控制的历史与现状。
- 损害控制理念。
- 损害控制实施要点。

教学目标

- 学习和培养在医疗救援时初步救治危重伤员的能力。

学习要求

明确：
- 损害控制的实用概念。
- 损害控制的特点。
- 损害控制的时效要求。
- 损害控制的阶梯要求。

展示：
- 损害控制的常用技术应用能力。

如何挽救严重创伤伤员的生命是创伤医学的最大挑战。一方面，随着手术技术的提高和脏器功能支持手段的进步，使现代外科手术几乎可以到达人体的任何部位和器官，高难度、长耗时、广泛切除组织器官进行重建的手术屡见不鲜，并一度成为外科手术的潮流。创伤外科领域也是如此。另一方面，20 世纪 70 年代以来随着西方国家暴力犯罪活动的增加和枪支的泛滥，严重多发伤、穿透伤、大量失血的伤员数量大量增加［表现为腹部脏器严重损伤、多脏器同时损伤和（或）合并大血管损伤的伤员数目增加］。尽管创伤救治系统和伤员复苏手段不断改进和完善，众多的创伤中心先后成立，外科手术干预的能力也在不断提高，但这类伤员的死亡率仍然居高不下，不同的临床研究报告死亡率在 70%～100%。因此，人们认识到单凭复杂的手术操作技术不足以挽救危重伤员，开始尝试采取新的救治策略即损害控制（damage control，DC），并取得了巨大的成功。

损害控制被认为是现代创伤医学最大的临床进展，体现了多学科的成就，其中创伤外科发挥了核心作用。

由于战争中大量伤员和恶劣危险的特殊救治环境，促使人们在其中不断探索、尝试和创新，在实践中付出了鲜血和生命的代价，获得了宝贵的损害控制经验。实际上，在战时、灾难救援时和平时的严重创伤救治活动中，人们均从这些宝贵经验中获益，相互促进，共同提高，以至于损害控制目前已成为国际创伤医学界共识。

第一节　定义与概念

在严重创伤救治中人们发现，患者往往死于术中或术后短时间内因严重失血导致的一系列病理生理紊乱，如何及时纠正这些紊乱成为降低死亡率的关键。这促使创伤外科医师逐步改变传统的早期确定性手术治疗决定患者预后的观念，在严重创伤大量失血患者的救治中进行了一系列有意义的探索性研究，揭示了严重创伤、大量失血患者病理生理过程中所谓低体温、酸中毒和凝血功能障碍的"致命三联征"严重威胁患者的生命。他们在注重液体复苏、尽力维持患者生命体征平稳、积极纠正"致命三联征"的同时，采用了一些一度被传统外科手术所摒弃的临时性措施以尽量缩短手术时间，然后将患者转入 ICU 继续进行复苏和纠正代谢紊乱。一旦生命体征平稳，代谢紊乱得到纠正，再对患者进行确定性的手术治疗。结果发现实施这种救治方案的患者死亡率明显降低。在一组实施这种治疗方案的 961 例严重肝损伤和多发伤伤员中，死亡率为 52%，并发症发生率为 40%，于是在 1993 年 Rotondo MF 等使用了"损害控制"剖腹手术的概念，并制订了规范化的分阶段操作程序。

所谓损害控制，是用于严重创伤失血伤员，控制全身代谢衰竭的外科复苏策略。它将救治过程分为 3 个阶段：第一阶段，简捷剖腹探查手术；第二阶段，控制"致命三联征"，纠正危险的异常生理状态；第三阶段，生理状态恢复平稳后再回手术室进行确定性手术。其中"致命三联征"是指严重创伤后生理严重紊乱形成的低体温、酸中毒和凝血障碍，它们之间又可相互加重损害，形成恶性循环，故又称为"死亡三角"。

损害控制手术是指进行损害控制的手术技术。先快速止血和防止污染，待在 ICU 复苏后再行确定性手术。

上述定义初步明确了损害控制的种属关系、定义内涵和外延、适用对象、指征和依据、方式和目的。

损害控制复苏是用于损害控制伤员的复苏策略，跨越了损害控制的 3 个阶段，包括 3 个部分，即控制性低血压，减少晶体液输入，立即按 1 : 1 : 1 的比例输入浓缩红细胞、血浆和血小板，或全血。注意其中呈现一个有趣的现象，即以"Lethal Triad"为核心，形成了以损害控制手术三阶段和损害控制复苏三部分为特点的"三联体"救治策略。这是平时标准医院条件下重伤损害控制的核心内容。其中病理生理基础复杂，临床评估和处置措施多样化，这里不再赘述。下面主要从临床的角度了解损害控制的发展演变，通过梳理重伤救治思路，最终把损害控制理念落实到医疗救援实践中。

第二节　损害控制的历史演变

自从损害控制（DC）外科技术及理念逐渐推广以来，一直争议不断。例如，某医科大学附属医院急救部 10 余万急诊量 / 年，其创伤 ICU 及病房约 800 台手术 / 年，其部分专家认为没有几台属于传统意义上的损害控制手术。因此，有必要再次审视这些年 DC 的发展和演变。因为普及 DC 知识十分必要，DC 核心理念及发展变化亟待理清。

一、DC 的产生

在文献里，Rotondo 博士被尊为现代 DC 第一人，因为他在 1993 年首先使用了"损害控制剖腹探查"一词，由此出乎意料地掀起了一场创伤医学的重大变革。其实该词和它所代表的理念并不是凭空出现的。平时传统的海军舰船损伤后修理规范中很早就使用该词。Rotondo 本人也不认为医学的 DC 理念都是他的发明创举。

HH Stone（曾经的海军军医）1983 年提出了这种手术的三部曲："……缩短剖腹探查，纠正凝血障碍，然后再回手术室行确定性手术。"

其实在 Rotondo 之前，1992 年就开始有人清楚地提到了"致命三联征"。1981 年著名的 Mattox 教授也提到了耗竭出血伤员的三种生理紊乱——凝血障碍、低体温和酸中毒。实际上这种类似的观点可以追溯到 20 世纪初（Halsted 1913；Pringle 1902）。20 世纪初开始肝填塞、包裹术，但后来随着手术技术的发展，这种看似原始的方法几乎被摒弃。直至 20 世纪 70～80 年代，很多人认识到长时间手术对复苏的负面影响，包括上述三种生理紊乱，导致了出血增加，伤情恶化。

二、DC 的发展阶段

总的来看，DC 的发展演变史可以归纳为 4 个阶段：①创始期（1983 年以前）为历史经验积累期；②发展期（1983—1993 年）采用快速保守的手术技术实施简明剖腹探查的时期；③推广期

（1994—2000 年）核心观念和技术向腹部以外扩展时期；④接受期（1990 年早期至 2000 年后期）广泛接受 DC 手术，术后腹腔间隙综合征（ACS）等严重并发症成为核心问题，出现大量的相关报道和解决方案。

笔者认为医学的 DC 发展也可分为历史和现代两个阶段。1983 年开始的是现代 DC 阶段。Rotondo 提出 DC 一词时刚完成他的博士论文，成功地推动了创伤医学的重大进步。

三、DC 的发展现状

2000 年后期至今，也可被视为进一步质疑、评估其有效性、安全性和针对性的反思期。因为在 DC 推广过程中出现越来越多的质疑和越来越快的技术发展。有学者根据循证医学 Cochrane 系统评价提出："有关损害控制手术比传统剖腹探查术更有效的证据有限"。在 Stone 提出 DC 概念后 40 年读到这样的评论，很有共鸣。质疑不是目的，是与时俱进的动力。

近年的重伤救治实践经验表明，DC 是一种严重创伤救治策略，不能代替全部创伤复苏内容。DC 的分期救治策略主要适用于重伤员中部分最严重的伤员，更多的伤员需要早期确定性救治。典型的 DC 是在标准医院条件下进行的重伤员抢救。

近年来损害控制的最大进展是从战伤救治中获得的。美国陆军外科研究所总结反恐战争中重伤员救治经验提出的损害控制复苏，大大拓展了 DC 的应用时间和空间。

Rotondo 等在 2017 年出版的书中将"三部曲"改为"五部曲"。DC0：快速转运到确定性救治；DC 1：快速控制出血和污染；DC2：复苏；DC3：回到完全的手术修复；DC4：确定性关腹。

第三节　病理生理基础

机体遭受严重创伤、大量失血后会发生一系列病理生理改变，从而影响脏器功能甚至威胁患者的生命。比较重要的有以下几个方面。

一、代谢性酸中毒

严重创伤、大出血破坏了循环系统的稳定，导致组织器官的血液供应不足，机体的能量供给从有氧代谢转变为无氧代谢，产生大量的乳酸及其他有机酸，使机体发生代谢性酸中毒。组织低灌注的时间持续越长，代谢性酸中毒的程度也越重。早在 20 世纪 70 年代就有人揭示了高乳酸血症与患者死亡之间的关系。随着创伤研究的进展，这种关系的病理生理学基础得到阐明，现在已将机体乳酸清除率与氧运输和氧消耗相结合作为判定休克复苏的终点。1993 年 Abramson 等证实乳酸的清除速率可以用来预测严重创伤患者的存活率。他们发现凡是在伤后 24 小时内血乳酸水平恢复正常的患者 100% 存活，而在 48 小时恢复正常的只有 14% 的患者存活。同时其他研究人员也证实了酸中毒的程度（以碱缺失为标志）可以作为休克液体复苏需要量、腹部损伤存在与否及患者预后的精确预测指标。

二、低体温

低体温是严重创伤及液体复苏后一个不可避免的病理生理结果。受伤现场的热量丢失、复苏措施、受伤的严重程度、伤者年龄、手术中体腔的暴露、伤后热量生成障碍等与伤后低体温密切相关。而近年来的一系列临床研究结果揭示了低体温与患者死亡率及并发症发生率之间的密切联系。1985 年，Slotman 等发现，手术后收入 ICU 的患者中，低体温（< 36.1℃）时间大于 4 小时的患者死亡率为 66%。其后 Jurkovich 等在一组 71 例严重创伤患者中研究发现，当患者体温从 34 ℃ 降低到 32 ℃时，其死亡率从 40% 上升到 100%。虽然低温导致的心律失常、心排血量降低、体循环阻力增加、氧离曲线左移等早有公论，但低温导致患者死亡率及并发症发生率增加的具体机制有待更多的研究去证实。

三、凝血功能障碍

机体正常的凝血功能有赖于血小板数量和功能的正常、足够的凝血因子及凝血系统激活途径的正常。严重创伤使凝血系统的众多环节受到影响而使患者表现为凝血功能障碍。严重创伤后大量失血及对休克进行复苏时的大量输血输液引起稀释性凝血因子和血小板数量减少（常规保存条件下的全血 24 小时后粒细胞功能丧失，48 小时后血小板丧失 60%，Ⅷ因子丧失 50%，5 天后 V 因子丧失 50%）。凝血系统的激活实际上是一系列对温度敏感的、依赖丝氨酸的酶促反应，严重创伤后机体的低温状态会导致上述反应的速度减慢，还会使血小板的功能受到抑制。上述情况综合作用的结果是机体凝血功能严重障碍，表现为组织创面的非机械性广泛渗血，使休克程度加重，复苏难度增加。应注意的是，目前临床判断凝血功能和血小板功能的所有检验方法都是在 37℃ 条件下进行的，正常的检验结果并不代表低温患者凝血系统的功能正常。国外有学者在这方面进行了一系列实验，结果发现：正常志愿者的血浆在低温下测定凝血酶原时间（PT）、部分凝血活酶时间（PTT）及出血时间（BT）等凝血指标时均明显延长；低温时血浆内环氧化酶活性降低，使血栓素减少，前列环素与血栓素间的平衡遭到破坏；GP Ⅱ b、Ⅲ a 血小板、凝血酶受体上三磷酸肌醇（IP3）信使系统活性下降，蛋白质磷酸化障碍导致细胞内钙的释放受到抑制而影响血小板的聚集、黏附及释放，临床表现为即使血小板计数正常，患者仍会发生出血的情况；纤溶系统在严重创伤后的情况目前尚无一致意见。虽然有证据表明严重创伤、休克、大量输液及低温可以使纤溶系统激活（表现为血浆中 D- 二聚体含量增加、纤维蛋白原减少），而且大量输液（指输液量大于患者的血容量）和低温对凝血功能的影响有协同作用，多数观点认为创伤后纤溶活性升高为时较短，随之而来的是血液凝固性升高，表现为内源性纤溶活性的降低和抗凝血酶Ⅲ含量的减少。

总之，代谢性酸中毒、低温、凝血功能障碍三者互为因果，形成恶性循环，严重威胁重症患者的生命。及时阻断这个恶性循环，维持重要脏器的生理功能和机体内环境稳定是挽救患者生命、降低早期死亡率、减少并发症的根本所在。

第四节　损害控制的实施

本节进一步介绍损害控制（DC）实施过程或步骤。前面提到 DC 实施主要分为 3 个阶段，各阶段各有其具体的目标和任务。第一阶段的主要任务是用最简捷的方法进行手术探查，控制实质脏器破裂出血和空腔脏器破裂造成的污染，快速关闭体腔而不进行确定性的重建手术；第二阶段的主要任务是在 ICU 内对患者继续进行休克复苏，最大限度地维持循环功能的稳定，恢复正常体温，纠正酸中毒和凝血功能障碍，进行机械通气支持，对患者进行再次评估以防遗漏次要或隐蔽部位的损伤；第三阶段的主要任务是在患者的生理紊乱得到纠正、生命体征恢复正常后进行再次手术，取出体腔内的填塞物，对损伤的脏器进行确定性修复手术。在开始实施损害控制之前，首先要确定哪些伤员需要 DC。

一、伤员的选择

伤员的选择是保证损害控制手术成功的重要环节，患者从受伤到进行损害控制手术的时间越短，预后越好，实际工作中要求在术前或手术开始后很短的时间内做出实施损害控制手术的决定，下列情况有助于决策实施损害控制手术。

1. 一般情况　严重的钝性暴力损伤，身体多部位的穿透伤，血流动力学不稳定（低血压、心动过速、呼吸增快、神志改变），存在凝血功能障碍和（或）低体温。

2. 伤情　大血管损伤合并多脏器损伤，多部位或多腔隙出血合并内脏损伤，多发伤确定脏器处理优先权有困难时。

3. 关键指标　①严重的代谢性酸中毒，pH ＜ 7.30 或 BD ＞ 12mmol/L；②低体温，体温＜ 33℃ 或体温＜ 35.5℃＋ BD ＞ 5mmol/L；③复苏及手术时间＞ 1.5 小时；④表现为非机械性出血的凝血功能障碍；⑤大量输血（＞ 10U 浓缩红细胞）。

二、第一阶段

精心计划安排和及时结束手术是保证第一阶段成功的关键。本阶段主要是紧急手术探查，控制出血和感染。例如进行紧急剖腹手术，探查腹腔的四个象限以明确损伤或出血的器官组织，清除血肿，使用填塞、结扎、钳夹、气囊压迫等手段控制实质器官和血管的损伤出血，不进行复杂的重建和血管吻合手术。必要时使用分流技术控制大血管损伤出血并维持损伤血管的功能（如腔静脉或腹主动脉损伤后使用 Fogarty 气囊导管，在保证正常或基本正常血流的同时控制破裂部位的出血）。空腔脏器的损伤用临时结扎、连续缝合、商品化金属缝合钉封闭等方法处理，防止腹腔的继续污染，所有切除和吻合手术一律延后。当腹腔的出血和污染得到控制后，可以用巾钳钳夹、只缝合皮肤等方法快速关腹结束手术。如果脏器肿胀严重，腹壁张力高，关闭腹腔困难，可以使用消毒的静脉输液袋（或 3L 袋）分别缝合于两侧的腹壁皮肤上，这样可以降低腹壁张力，减少腹腔并发症的发生。

这一阶段复苏的液体需要量很大，输入 8000 ～ 12 000ml 晶体液、20U 浓缩红细胞、10U 血小板的病例并不少见，手术时间视伤情为 1 ～ 3 小时，反映凝血功能的凝血酶原时间（PT）、凝血激活酶时间（PTT）常上升到正常值的 1.5 ～ 2 倍，pH 一般在 7.35 或更低。如果怀疑有实质器官出血而手术中未能发现时可以在患者转入 ICU 之前进行选择性血管造影及栓塞治疗，这对进一步稳定患者的生命体征及彻底纠正内环境紊乱很有帮助。

三、第二阶段

由一个复苏小组在 ICU 内对患者继续进行复苏，恢复正常的生理状态。在最初的数小时内至少需要两名护士才能满足抢救工作的需要，可以用血流导向肺动脉漂浮导管指导复苏，用机体氧运输和氧消耗脱离依赖状态及血浆乳酸水平正常作为复苏的终点；机体复温可以采用复温毯、增加室内温度、加温输液输血、机械通气的加温湿化、放置胸腔引流管行热生理盐水胸腔灌洗、建立必要的动脉-静脉或静脉-静脉体外通路复温等方法。复温应该一直持续到体温正常、没有凝血功能异常的临床表现、各项凝血指标恢复正常。积极输入新鲜冰冻血浆和血小板是纠正凝血障碍的关键。另外，患者常需要通气支持，如有必要，可以让患者短暂恢复意识以便进行神经系统检查，然后给予镇静药和肌肉松弛剂。

这一阶段结束前有两种情况需要进行计划外的再手术，一种是患者已经恢复正常的体温和凝血功能，但是生命体征仍不稳定，需要持续的液体补充。这常是由于初期剖腹探查时未能完全控制外科出血所致，这种情况的患者死亡率很高；另一种是患者发生腹腔间隙综合征。手术一般在手术室进行，但是如果患者病情危重不宜搬动则可以在 ICU 进行。术中要寻找原因，如果是继续出血所致，清除积血、彻底止血常能达到腹腔减压的目的；如果是脏器肿胀所致，就只能敞开腹腔。

这个阶段一般为 24～48 小时，复苏常需要浓缩红细胞和新鲜冰冻血浆各 8～10U，复苏的同时还需要对伤情进行三期评估（tertiary survey），进行必要的辅助检查，找出可能在初期评估和术中漏诊的隐匿性损伤并计划好下一阶段的手术方案。

四、第三阶段

如果患者的代谢性酸中毒、低温、凝血功能障碍得到纠正，生命体征平稳，表示液体复苏结束，分期治疗进入第三阶段。这一阶段的任务是对患者进行再次手术。手术时先取出填塞止血敷料、彻底冲洗腹腔并进行彻底探查以防遗漏损伤，检查初期手术时处理的损伤脏器的情况，对仍然存在的活动性出血进行彻底止血，然后对损伤的器官组织进行确定性处理，包括实质脏器的修补、切除或部分切除，空腔器官损伤修补或切除吻合，血管损伤的修复等。手术时间 2～4 小时，术中要

注意液体的继续补充，如果患者出现生命体征不稳定或内环境紊乱，则需要重复进行损害控制的分期治疗程序。一旦手术顺利结束，需要认真评估腹壁的张力情况，如果张力较高，只简单缝合皮肤或保持腹腔开放即可结束手术，遗留问题等待下一步的处理。在腹压升高、腹壁紧张的情况下强行关腹，则患者有可能出现腹内高压甚至腹腔间隙综合征，导致气道压力升高、心排血量降低、尿量减少等情况，甚至急性呼吸衰竭的发生。

五、并发症及其处理

实际上，上述 3 个阶段是理想化的救治分期，临床上重伤员救治的挑战往往更加复杂，处置措施更加多样化，救治时间可能更长。例如，任何外科手术都可能产生并发症，损害控制手术也不例外，从而使救治过程复杂化。以下仅介绍这种治疗方式较特殊或常见的并发症，一般的手术并发症不再赘述。

（一）遗漏损伤

进行损害控制手术时可能会遗漏腹腔内组织结构的损伤，这是因为手术是在紧急而匆忙的情况下进行的，腹腔内出血可能掩盖损伤的部位，损伤造成的解剖结构改变可能会妨碍寻找损伤的器官。容易遗漏的结构有：膈肌的破裂或穿孔，腹膜后结构（如十二指肠、输尿管、膀胱、直肠）的损伤，暴露困难的部位，如食管幽门接合部、胃后壁、腹膜外结肠的后壁、胰腺、肠管系膜缘的损伤。长骨骨折因患者危重、缺乏主诉、伤后早期局部体征不明显等原因也可能漏诊。防止的方法是初期手术时认真系统地探查，继续复苏时对伤情进行认真的三期评估，再次手术时对先前处理的损伤进行复查，弥补前期处理上的不足。

（二）伤口并发症

伤口处理在损害控制手术中是一个棘手的问题。初期手术时由于腹内脏器水肿严重、腹壁张力高等原因使关腹困难，常需要使用人工合成材料修补。这时应注意合成材料不能缝合于筋膜上而应该与皮肤缝合，这样如果患者恢复顺利，腹内脏器水肿很快消退，可以在 3～4 天拆除合成材料，初期关闭腹腔。反之，则应该根据腹壁张

力情况逐渐减小合成材料的宽度以防止伤口边缘回缩，增加最终关闭腹腔时的困难。如果腹壁筋膜能初期缝合，腹部皮肤的缝合不会存在太大的困难，但应注意避免在缝合皮肤或筋膜时张力过高，因为会造成缝合组织的缺血和感染，使腹部伤口处理复杂化，也有可能诱发腹腔间隙综合征。如果病情恢复后最终遗留腹壁缺损，可以通过植皮或用组织相容性好的合成材料修补的方法解决。

（三）消化道瘘

由于肠壁水肿、腹腔开放肠管暴露于空气中、术后营养不良等原因，损害控制手术后发生消化道瘘的病例并不少见。肠管长时间暴露在外容易脱水或在更换敷料时被擦伤，若与腹壁筋膜粘连则当患者移动、深呼吸或咳嗽时肠管从腹腔内膨出，相对固定的筋膜对与之粘连的肠管产生牵拉作用，造成肠壁撕裂伤。预防的方法是直接或用合成材料填补早期封闭腹腔。注意要选用非通透性材料如聚氯乙烯塑料袋、不透气敷料贴、硅胶片等，尽可能不用网眼材料；如果用，必须在肠管和材料间用网膜分隔。如肠瘘已经发生，要注意保持局部引流通畅，避免污染腹腔，早期进行全胃肠外营养，酌情使用减少消化液分泌的药物（如奥曲肽或施他宁），以控制感染。如果是低位肠瘘，可以利用近端肠管行胃肠内营养。根据治疗反应决定下一步是采取非手术治疗还是手术治疗。

本节介绍的上述分期实施的救治只是在平时标准综合医院条件下的救治。事实上，除了在战场上损害控制已经被美军尝试应用以外，近几年损害控制已经被一些国家和军队应用于人道援助和灾害救援行动。传统的 DC"三部曲"根据不同的需求变化为了不同"多部曲"。传统上在同一救治机构，由同一组人员实施的 DC，在地震救援行动中，必须由多个救治机构和不同救治人员承担。我国已尝试从灾区现场开始 DC，理由很简单：

DC 是伤员的需求，是根本的需求，不是只有在现代标准医院条件下才能有的需求，因为我们在任何条件下都不轻言放弃重伤员。

总结

1. 随着对严重创伤患者病理生理变化认识的逐渐深化，损害控制的应用也日益增多。

2. 其核心是快速恢复循环容量、维持正常的氧输送、纠正低温和大量输血输液相关的凝血功能障碍。

3. 损害控制已经涵盖了从受伤现场到确定性救治的各个层次。

4. 预防或迅速控制"死亡三角"贯穿了创伤救治早期的全过程。

❓ 思考题

1. 什么是损害控制？
2. 哪些伤员需要实施损害控制？
3. 何时实施损害控制？
4. 如何实施损害控制？

（沈　岳）

参考文献

Chen SX, Yang JZ, Zhang L, et al., 2019.Progress on combat damage control resuscitation/surgery and its application in the Chinese People's Liberation Army. Trauma and Acute Care Surgery, 87(4): 954-960.

Pape H, Peitzman AB, Rotondo MF, et al., 2017.Damage Control Management in the Polytrauma Patient(2nd)： Springer.

第 24 章

多发伤救治

教学内容

- 多发伤的现代概念。
- 多发伤的病理生理特点。
- 多发伤的早期评估。
- 多发伤的分级分期救治。
- 多发伤外科复苏及手术策略。

教学目标

- 了解多发伤流行病学特征。
- 掌握多发伤的基本概念。
- 了解多发伤的病理生理特点及临床意义。
- 掌握多发伤的诊断原则，熟悉常用评估方法。
- 理解多发伤的处置原则，熟悉多发伤分级救治策略。

学习要求

- 简要描述多发伤的发生特点。
- 简述多发伤基本定义及主要外延概念。
- 简述多发伤的病理生理分期与临床处置策略的关系。
- 简述多发伤的伤员检伤分类原则。

第一节　概　述

多发伤救治是平时和紧急创伤救治的重点和难点，也是外科研究的主要内容之一。平时临床实践中有大量案例的惨痛经验教训，反复表明现代医学发展的精细分科模式并不能很好地应对多发伤。在现行医疗体制下，地方医院的发展运行多基于各单位优势学科、各重点专科建设的发展要求，缺乏专门针对多发伤的多部位、多专业救治需求的机构、单位或多学科机制。因此，多发伤救治能力是国家创伤救治系统建设的重点内容。

多发伤是现代火器伤和交通事故伤流行病学的特征性损伤。现代战争中多发伤的发生率已上升到 40%～50%。其中损伤部位以四肢最多，胸、腹部发生率在防弹背心条件下明显减少。有统计资料表明，1530 例伤员的各损伤部位发生率以多处伤和肢体伤居多（表 24-1），其中致伤因素以爆炸相关损伤为多（表 24-2）。多发伤死亡率较高。在致死损伤主要部位分布中位于第三，排列如下：头伤（37%）、胸部（24%）、多部位伤（17%）、腹部（9%）、颈部（6%）、面部、四肢（3%）、软组织（1%）。

平时，交通事故中多发伤发生率也较高，尤其在重大交通事故中，多发伤发生率可达 50%～80%！使得创伤救治中逐渐形成了共识，即多发伤是创伤救治的重点，而程序化救治是关键。

要点提示：平时和紧急事件的严重创伤中，多发伤发生率和死亡率均明显增加。多发伤中头部损伤发生率和致死率增加，胸腹部损伤减少，四肢伤和骨科手术较多。

表 24-1　伤员损伤部位 *

解剖部位	频次	百分比（%）
多处	761	49.7
下肢	248	16.2
上肢	233	14.6
头 / 面	174	11.4
胸 / 背	48	3.1
颈	20	1.3
腹部	16	1.0
臀部	6	0.4
生殖器	1	0.1
软组织	1	0.1
其他	32	2.1
总计	1540	100

注：* 表中数字源于Ⅲ级救治阶梯的 1530 名伤员的统计资料。其中"多处"包括多于一处的损伤。

表 24-2　致伤因素的类型

伤类	例数	占比（%）
自制爆炸物	313	25.3
爆炸伤	185	15
枪伤	249	20.1
破片伤	255	20.6
其他	235	19
合计	1237	100

第二节　基本概念

医学上对伤员有多处损伤的描述用词不止一个，如多处伤、多部位伤、多器官伤、联合伤、合并伤，甚至混用多因素造成的复合伤概念。再加上损伤、创伤、外伤，或仅用"伤"一个字等情况均存在，难以形成一个固定的专用术语，直到近年更多共识形成后，业内才通用"多发伤"一词。

一、定义

多发伤最基本的含义是两个以上解剖部位的损伤。其中损伤仍然指机械性损伤，损伤数量≥2 个，损伤的解剖部位须按业内共识划分。如美国交通医学促进协会（Association for the Advancement of Automotive Medicine，AAAM）制定的损伤严重度评分（injury severity score，ISS）中规定的 6 个解剖部位分别为头颈（含颈椎）、面、胸（含胸椎）、腹（含腰椎和盆腔）、四肢和骨盆、体表。俄野战外科划分为 7 个解剖部位，包括头、颈、胸、腹、骨盆、脊柱、四肢。

多发伤经典定义是指同一致伤因素作用下机体同时或相继顺序遭受 2 个或 2 个以上解剖部位

的损伤，至少有一处损伤可危及生命。火器伤可以是由一个投射物造成伤道分布于几个部位，也可以是由几个投射物造成两个或更多部位的损伤；还可见多发闭合性损伤，或火器伤合并闭合伤的多发伤。

上述多发伤定义的基本内涵在临床实践中还需要进一步扩展外延。首先，从上述基本定义中我们知道了并非任意两处以上的损伤都算多发伤，如两个手指的损伤，是同一个解剖部位的损伤，不属于严格意义上的多发伤。其次，为了避免那些可在急救时忽略的，甚至似是而非的损伤带来伤情评估上的混淆，国际和国内专家达成了共识，要求达到一定程度的损伤才应纳入多发伤评估范畴。目前较为公认的共识是 ISS 评分值需≥16 分，也就是其严重程度可危及生命。再者，这些损伤可以是同时发生的，也可以是短时间内相继发生的，但不算那些已有一定恢复的前期损伤。

二、类型

多发伤有多种多样的表现形式。从纯数学角度看，如果按不同损伤部位的排列组合算，6 个部位的损伤可有多种组合形式，但在临床上可能没有意义。当我们按损伤程度分为轻、重两类时，多发伤仅组合为 3 种形式，但展示出重要的临床价值，在预后呈现显著的区别。3 种形式分别是轻伤加轻伤的组合，轻伤加重伤的组合，以及重伤加重伤的组合。

研究结果发现，两个部位的轻伤组合，其死亡率为 0，意味着两种死亡率为 0 的损伤相叠加，并未出现新的死亡风险；一个轻伤与一个重伤的组合，死亡率为 4%，其主要的致死因素应源于重伤，而非轻伤，意味着 4% 左右的死亡率大致是单独重伤的死亡率；但两个部位均为重伤的组合，死亡率陡然增加为惊人的 30.2%！提示多发伤死亡风险远远大于多个单发伤死亡风险之和，这是多发伤有别于其他损伤的独特之处，我们称之为多发伤相互加重效应。

进一步推论，可以认为当两个以上的损伤叠加在一起时，可产生所谓的叠加效应，出现新的特性，使多发伤成为一种"新的损伤"。

另一种有临床价值的简单分类将不同组合的多发伤按相互加重效应分为 4 组。

（1）两个以上部位软组织伤，总体损伤程度为轻伤（占 40%）。

（2）其中一个部位的损伤严重程度较重，超过另一个属于轻伤的部位。占 10%～5%，没有明显的相互加重效应。经过和预后相当于单发的严重损伤。

（3）有明显的相互加重效应，以其中一种损伤为主，决定了治疗经过和预后。这组伤员通常被称为头部多发伤、腹部多发伤等，决定相应的治疗转送的目的和任务。

（4）最为复杂，占 25%～27%，起主导作用的严重部位伤不明确，有明显的相互加重效应，给转运和救治过程带来很大困难。

三、现代定义与进展

多发伤概念的界定一直是学术界讨论的重点话题，时常发生争议。但大家公认，多发伤主要指轻伤加重伤和重伤加重伤两种组合情况，即机体在单一机械致伤因素作用下，同时和相继遭受两个以上解剖部位的创伤，至少其中一个部位是重伤，或者有相互加重效应的损伤。

有学者认为应严格根据评分来定义多发伤。这是一种理想化的思路，临床上很难实施和运用。起码目前单纯根据 AIS 解剖评分有明显局限性。例如在评分时机、病情动态变化、生理病理指标使用等方面均有局限。

2014 年德、英、美及欧洲几个创伤相关学会的专家提出了多发伤的新柏林定义。其中主要是对重伤的界定采取了客观量化指标，适用于创伤中心的救治和研究工作。

在院前急迫和情况不明的条件下，至关重要的问题是如何及时识别出有明显生命危险的严重多发伤。从外科的角度，关注的重点应是那些容易忽略的有明显生命危险的损伤，那些单独发生时威胁不大，但合并出现时死亡风险大大增加的损伤。因此，笔者认为严格的或狭义的严重多发伤是指有相互加重效应的损伤，而并非只是取决于解剖评分或实验室指标。

要点提示：多发伤，是国际创伤医学关注的重点。

多发伤的定义是两个或两个以上解剖部位同时或相继发生的机械损伤，其损伤严重度评分≥16 分，或至少其中一个部位损伤可危及生命。

两个或两个以上的严重损伤叠加发生时，可产生明显的相互加重效应，大大增加了严重程度和死亡风险。

第三节　病理生理基础

一、严重多发伤与创伤应激反应

传统上，多发伤常等同于严重创伤，其病理生理状态取决于机体的休克和创伤反应程度。而严重创伤的应激反应已概念化为 3 个阶段，即低动力学、超动力学和恢复阶段，主要反映了血管、血液循环和血容量的调节反应。但现在已知创伤应激反应包括更多的复合反应。多发伤容易出现更多的复合反应。例如更容易通过触发多个激活途径，产生和加重 SIRS、CARS 等。

创伤不但能造成出血性休克，还能引起更多的创伤反应。休克所产生的级联反应是创伤反应的基础。这些创伤反应是具有全身性影响的免疫介导现象，有关这些创伤反应的基础研究奠定了多发伤早期一次性确定性处置到分级分期处置策略发展转变的基石。

（一）初期反应

创伤局部破坏造成的出血、重要脏器功能损害、缺氧和疼痛等触发局部和全身性的创伤反应，其目的是减少出血，维持重要脏器功能。临床上，多发伤患者初期的主要生存威胁是出血性休克、肺损伤缺氧、脑损伤和体温过低。因此，院前复苏的重点和目标是控制大出血，通畅呼吸，支持循环，争取血流动力学、氧饱和度、体温、尿量及乳酸和凝血象稳定。

如休克持续，将导致稀释性凝血改变和创伤后凝血病。可能与蛋白质 C 通路激活，以及补体病所致内皮损伤等因素有关。约 1/4 严重创伤可发展为创伤凝血病，且与另外两种生理改变，即体温过低和酸中毒密切相关，三者构成了"致命三联征"，又称为"死亡三角"。及早防止致命三联征是多发伤早期救治的重要策略。

严重创伤后立即出现的神经系统反应为疼痛、恐惧、跨血脑屏障代谢产物和脑损伤，激活神经内分泌轴，激活下丘脑和交感肾上腺系统；主动脉、颈动脉受体激活肾素 - 血管紧张素系统，维持血压。同时，机体进入代谢减少状态。

（二）炎症反应

严重创伤引起强烈的免疫炎症反应。其严重程度取决于创伤轻重、疼痛刺激、炎症细胞因子的全身和局部释放、年龄、性别，以及患者遗传体质或基因型。这些炎症反应导致重要器官内皮损伤，并形成 SIRS。局部炎症介质可增加局部组织炎症反应，同时可扩散到外周血而放大全身反应。

（三）病理生理过程与适宜应对策略

创伤后炎症反应程度主要取决于创伤轻重。强烈的原发创伤打击（第一次打击）或救治过程中的干预（第二次打击）均可导致严重的 SIRS。外源性打击包括任何额外的干预（如大规模输血）或手术（如长时间手术导致的严重组织损伤）。内源性打击来自感染的抗原、缺血 / 再灌注损伤、酸中毒、呼吸或心血管应激。它们所导致的过度炎症反应可能导致远程器官损伤、ARDS、MODS 和死亡。同时，代偿性抗炎综合征 CARS 如占优势，可能导致免疫抑制，引起败血症等。如果临床过程平稳，提示免疫系统的这些极端反应之间平衡良好。

在初步评估和紧急处置后，任何进一步处置的优先顺序均应取决于患者生理状态。患者状态可分为 4 类，即稳定、边缘、不稳定和危重。

1. 稳定患者没有直接危及生命的损伤，不需要正性肌力支持来保持血流动力学稳定。

2. 边缘患者在最初阶段可暂时稳定，但该类损伤容易进一步迅速恶化。

3. 不稳定患者没有达到复苏的终点，血流动力学不稳定。

4. 危重患者通常有"致命三联征"，需要正性肌力支持。患者非常虚弱，常因伤而死亡。

患者各时间段的临床状况反映出免疫炎症反应阶段的持续演变。如果初始创伤的程度可耐受，并且患者的生理指标没有异常，则实施早期确定救治（ETC）可平稳恢复。如果最初的损伤巨大，那么应优先控制出血和利用外固定器暂时稳定肌肉骨骼损伤，以尽量减少第二次打击带来的损害，并保护机体免受过度 SIRS，避免导致 ARDS、MODS，甚至死亡。当患者的临床状况允许时，可实施二期确定治疗和重建。任何干预的依据均基于尽可能消除"第二次打击"的程度。这种分期处置的方法最大限度地减少了手术对严重创伤

后处于平衡不稳定状态患者的损害程度。

因此，患者的处置可以分为 4 个阶段。

1. 急性阶段，只实施复苏和救命流程。

2. 初次复苏后，以及在严重四肢损伤、动脉损伤和筋膜隔室综合征的初期稳定阶段实施损害控制手术（DCO）处置。在此阶段，应进行反复评估，并采取适当的措施。注意有些干预措施可能不合理，对患者的已经陷入危险的免疫系统增加额外负担（第二次打击）。

3. 随后，第 5 ～ 10 天，可在所谓的"机会之窗"进行骨折治疗等确定性处置。

4. 此后，可以执行各种复杂的重建程序（图 24-1）。

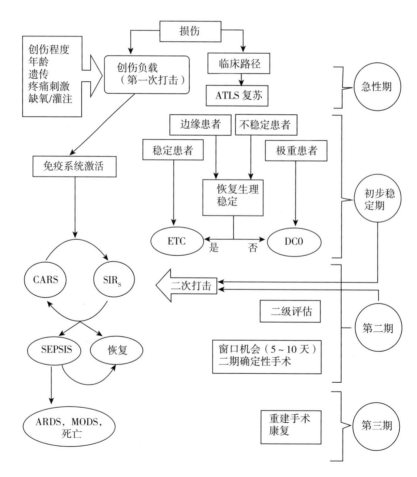

图 24-1　创伤后免疫反应，与伤员临床状态的相关性

虽然存在对住院时间延长和费用影响方面的担忧，但这种处置策略无疑改变了创伤外科医师的传统观念和常规做法。

二、病理特点

多发伤的基本病理特点除了上述多发伤与严

重创伤共有的生理改变，以及各组织器官单独损伤的病理解剖改变外，较为特殊的是其病理生理的继发性改变可能不同，可能因多种病理过程的叠加或干扰等机制而表现出特殊的病理特征。本节仅涉及多发伤相互加重效应。

（一）影响多发伤相互作用的主要因素

多发伤后所出现的损害相互加重现象是由多个解剖部位的创伤造成的，主要取决于多个解剖部位的创伤瞬间所形成特殊的致伤机制，以及各部位具体损害和紊乱的特征。例如爆炸冲击同时造成胸、腹腔脏器损伤，但损伤特点会因各脏器本身不同的组织结构而异。因含气脏器更容易受伤而形成不同程度的肺和肠道损害。因肺和肠道的不同生理特点而分别产生缺氧、腹膜炎、内出血等病理过程，然后这三个病理过程叠加，可导致远比单独一个病理改变更严重的损害。

（二）多发伤相互加重效应的主要病理特性

1. 同时出现多个有害传入刺激的几个病灶，长时间作用可造成紧急代偿机制的中枢调节紊乱，使伤情加重，难以治疗。

2. 几个损伤病灶失血，评估不足，补充失血不足和不及时，休克复苏不力，造成严重并发症。

3. 存在多个损伤灶（血肿、骨折、坏死组织）释放有害酶活性物质，造成严重的内毒素中毒，促使创伤病灶二次坏死，发生严重伤口感染。易发生内毒素中毒是多发伤损害加重综合征的最重要特征。

（三）多发伤相互加重的常见病理过程

1. 合并神经组织损伤时失神经组织器官创伤反应改变，对抗损害和防御感染能力的改变，导致出血、感染加重等。如脊髓损伤后肢体血管失去早期缩血管反应，可使血管破裂处失血量增加。

2. 胸部损伤严重必然造成通气和循环性缺氧，可导致其他部位失血造成的休克和低氧血症难以纠正，也可导致高耗氧组织损害加重。例如，胸部损伤导致的呼吸困难可大大增加脑伤后的脑水肿程度。反过来长时间失血休克和其他部位损伤组织缺血造成代谢性酸中毒时，合并肺损伤可叠加呼吸性酸中毒，形成复杂的酸碱、电解质平衡紊乱，单靠简单的输血、输液难以纠正。

3. 在腹腔脏器损伤时，由于与肠道微生物共生的生理解剖特点，发生内毒素中毒的危险性，或肠道菌群移位的危险性可能与其他部位组织破坏灶刺激产生 SIRS 危险性相互叠加，大大增加了严重炎症反应或感染的发生率。

4. 运动系统的骨关节损伤增加了软组织二次损害的危险性，以及疼痛出血等多种有害冲动传入，可加重创伤后全身炎症反应，甚至继发坏死出血；长时间制动，使缺氧和内毒素中毒加重，增加肺炎、压疮等并发症风险。

由于各种伤情组合的多种多样，其病理生理过程发展变化多端，这里无力穷举，仅学习探讨上述四种临床上常见的典型过程，期待为未来的多发伤临床和研究打下基础。

要点提示：机体对严重创伤和多发伤的应激反应包括全身多个器官系统的复合反应。多发伤容易引发更多的复合反应。

创伤反应的初期反应是创伤局部破坏造成的出血、重要脏器功能损害、缺氧和疼痛等触发局部和全身性的反应，其目的是减少出血、维持重要脏器功能。持续休克导致的凝血障碍、低体温和酸中毒三联征是多发伤患者早期致命的病理生理过程。

严重创伤引起强烈免疫炎症反应。其严重程度取决于创伤轻重、疼痛刺激、炎症细胞因子的全身和局部释放、年龄、性别，以及患者遗传体质或基因型。多发伤患者更容易通过触发多个激活途径，产生和加重 SIRS、CARS，进而导致 MODS。

根据创伤反应病理生理过程，患者的处置可以分为 4 个阶段：①急性阶段，重点是复苏和救命措施；②初期稳定阶段，重点是实施损害控制，减少第二次打击；③伤后 5～10 天，进行外科确定性治疗；④度过炎症反应期后，实施复杂的修复重建手术。

不同部位器官组织的解剖损伤、缺血、缺氧、失神经、炎症反应等病理生理过程，以及各种二次打击等因素相互叠加、干扰，容易造成多发伤特有的损害相互加重效应，产生严重并发症，危及生命。

第四节 多发伤诊断

一、评估原则与方法

总体上看，多发伤评估在整个创伤评估中更难，要求更高，更应该有序有规范地实施，一方面要符合创伤评估的总体原则，另一方面也要符合多发伤的表现特点。本节仅涉及多发伤评估中较为特殊的部分内容。总的创伤评估知识或单发部位伤评估部分内容参见第 11 章和各个专科所讲的创伤评估或诊断内容。

（一）早期多发伤识别与检伤分类

在院前或救援条件下，及时识别出多发伤伤员对成功有效救治至关重要。在检查器材设备有限，且时间有限的环境中，不能等待，也不需要完整无误的诊断结果，而需要不失时机地利用简单快捷的方法判断伤情，了解致伤原因、受伤部位，有无立即致命或致残威胁，从多处损伤的伤员中及时识别出有危险的多发伤，及时稳定伤情及后送。

在创伤初期评估和检伤分类时，多处损伤的伤员可分为 3 类。

第一类：为两个或更多部位的轻度软组织伤。虽然有合并伤的特点，但大多数情况下全身创伤严重程度不超出轻伤范围，因而属轻伤。

第二类：具有合并伤，但根据损伤程度，一个部位的损伤占优势。根据治疗特点和预后，其损伤程度按优势损伤严重度而定。

第三类：几个部位的严重损伤。在这种几个解剖部位严重合并伤的情况下，会明显增加全身严重状态，即每个单一部位损伤可能对生命不直接造成威胁，但其组合则通常不可避免地导致死亡结局。这种伤员的治疗后送特点应在分类和救治时引起注意，其救治优先权高于同等的单一损伤。

部分伤员在早期阶梯即表现为一个主要的损伤，并成为其治疗和后送的指征，但是，有10%～15% 的伤员在早期不可能一次确定主要损伤，而是在治疗过程中逐渐观察到创伤病理过程主要因素的更替。

（二）多发伤评分

多发伤评估逐步实施和完善的过程也是一个量化诊断的过程。不同部位、不同损伤各有其适宜的量化评估方法。目前最常用的多发伤专门评分方法是损伤严重度评分（injury severity score，ISS），这是基于简明损伤严重度（abbreviated injury scale，AIS）评分而开发的专门用于多发伤的评分。AIS-ISS 评分系统是由美国汽车安全委员会和美国医学会在 20 世纪 70 年代初制定的标准，现已成为国际上应用最广的创伤评分方法（第 11 章）。

由于 AIS-ISS 评分方法主要以解剖损伤指标作为评估依据，有评估准确、恒定的优点，但在早期尚未反复仔细观察和借助辅助设备仪器检查之前，很难全面准确地了解解剖损伤程度，因此，在院前、救援现场的实用性有限。由于未采用生理评估指标，因此 ISS 不能反映救治过程中的动态变化，对治疗方法调整的决策，尤其是 ICU 的救治指导作用有限。目前尚无专门针对多发伤的生理评分方法。

因此，多发伤诊断不能仅简化为一种解剖评分过程。多发伤评估既要符合多发伤的特殊性，又要符合普通创伤评估原则和方法（如高级创伤生命支持 ATLS 中要求的方法），还要分清评估重点。强调在院前和现场条件下，识别出严重多发伤类型，在查清具体伤情后逐步完善量化评估，在治疗过程中，反复动态评估生理指标（如急性生理与慢性健康评分，APACH），及时发现危重的伤情变化。

（三）难治性多发伤的早期判断

临床上非危重的或伤情单一的伤员救治方法和预后较为明确，严重多发伤可能由于病理过程较复杂或较隐匿，容易产生"突然病情加重"的情况。从检伤分类的角度看，除了早期识别出严重多发伤类型外，在救治过程中，也要注意判断区分出可能预后最差的伤员。

以下几种情况是多发伤难以救治的常见类型：①3 个部位以上的严重多发伤，4 个或 5 个部位的严重伤，死亡率几乎 100%（每个部位均为严重伤者）。②多发伤耗竭性失血，不可逆大失血。临床上，如果没有输血或 ICU 救治，当机体失血量超过总量的 60% 时，绝大部分产生致死的并发症，难以挽救。③多发伤不可逆休克，如长时间休克未纠正大量失血，同时合并脑、心、肺损伤，如骨盆多处骨折合并心脏影增宽等，伤员常很快进展为不可逆或顽固性状态，常规输血、输液难以纠正。

在救治过程中如何快速及时地判断伤员严重状态是多发伤伤情评估的重点之一。临床经验表明，多发伤伤情可能多种多样，但早期，尤其黄金救治时间内，仅有以下几种主要的可能致死病理生理状态：①急性呼吸窘迫；②创伤性休克；③创伤性昏迷；④濒死状态，指伤员直接处于生命器官功能崩溃状态。

二、评估流程与要点

上述多发伤评估原则和方法，在实际运用中应按一定的步骤或流程实施。总体上遵循高级创伤生命支持 ATLS 中的评估步骤（参见创伤评估和检伤分类章节），在分次进行动态评估的同时，注意多发伤的特殊表现。

（一）主要评估步骤

1. 现场急救初次评估时，按"ABCDE"顺序，以检查重要生命体征和了解有无致命部位伤为主，同时注意识别出两个以上解剖部位损伤的重伤员。在现场危险的地域，评估步骤简化，只要求了解损伤部位有无致命大出血和气道开放情况。各个部位仔细地检查留待脱离危险区域后再进行。

2. 在安全区域或伤员集中点二级评估，增加从头到脚的依部位全面快速检查（参见第 11 章）。为了不遗漏多部位伤情，急诊医师可以按"CRASH PLAN"要诀指导检查。其意义是：C—cardiac（心脏），R—respiration（呼吸），A—abdomen（腹部），S—spine（脊髓），H—head（头颅），P—pelvis（骨盆），L—limb（四肢），A—arteries（动脉），N—nerves（神经）。熟记上述英文缩写，紧急情况下可在几分钟之内对上述各系统进行必要的检查。

3. 在伤员后送途中需反复评估。重点观察重要生命体征的动态变化情况。伤员转运的运输工具（救护车）上已备有监护仪、血压计、血氧监测仪等检查仪器时，应积极用于严重多发伤伤员的持续监测。同时利用途中时间继续补充完善病史。

4. 伤员到达医院急诊室或临时救治机构分类场，需根据伤员收容情况进行再次检查。在平时，正常收治情况下，须针对多发伤伤员采取更积极的辅助诊断策略，快速有针对性地选择进行超声、X 线、CT、MRI 等影像学检查，立即进行血常规、血气分析、血型、凝血象和血生化等化验检查，以便快速决策紧急处置需求和收治病房。在救援时，或突发事件应急响应情况下，如有批量伤员，则实施收容分类。即简单了解受伤史和救治经过，快速重点查体，注意识别多发伤危及生命的主要威胁，包括以一种损伤为主的，或两种以上损伤相互加重效应混合的威胁，优先收入相应组室，或直接启动多发伤救治小组进一步评估。

5. 伤员收入病房、抢救室或监护室后，还需要进一步评估或救治分类。由专科医师借助辅助诊断措施对各部位伤情进行全面了解，在此基础上，综合评估，决定具体治疗措施，尤其是各个部位损伤的处置顺序。

（二）辅助检查要点

由于多发伤部分损伤隐匿，以及伤情易迅速加重，因此原则上要求选择使用辅助检查时要比普通损伤更为积极，争取更早、更多地借助辅助检查工具，及时查明病理损害程度及其进展情况，以满足多发伤救治决策的需求，尤其是各部位伤的处置时机和顺序的决策需求。

1. 诊断性穿刺　主要用于多发伤时胸腹腔损伤评估，具有简易快捷的优点，不但适用于院前、临时救治机构条件有限时，也适用于院内抢救时因多个部位严重创伤无法搬动，或生命体征不平稳，或连接呼吸机、血滤仪和各种监护管道而不便搬动的伤员。笔者所在创伤中心曾强调多发伤早期诊断要求"一看、二摸、三穿刺"，将穿刺作为与查体同等重要的常规评估方法。穿刺后放置适当的引流管还可作为持续动态观察的重要手段。

2. 创伤系列 X 线检查　由于多发伤具有部位隐匿和变化多端的特点，评估时 X 线检查十分重要，不能因外观无致命损伤或暂时平稳而放弃检查。和其他疾病常规检查不同，多发伤和严重创伤急诊 X 线检查应按专门约定的规范实施，即创伤系列 X 线检查，包括颈椎、胸部、骨盆的创伤系列。

3. 超声检查　超声检查具有操作方便、无损伤、可反复进行等优点，对体内积血、积液、积气敏感性高，可用于急诊室、抢救复苏室、手术室、ICU 及院前或临时救治机构，在创伤急救评估和重伤抢救过程中具有重要的诊断价值。

eFAST 是针对创伤的超声重点评估方法，可快速查看胸腹主要损伤部位的异常超声征象，不必费时泛泛地细查，已成为现代创伤评估的基本手段。

（三）评估注意事项

1. 多发伤的准确诊断不是一次性的全面诊断。在多发伤的黄金救治时段，精准诊断或"精准医疗"不是要等待全面的检查结果，而是及时、准确地抓住创伤病理时程中各个时段的主要改变，阻止伤情加重。例如，伤员多处伤口需要评估，但发现大量出血或致命大出血时，其他所有的检查均停下，先控制出血，然后才继续评估其他损伤，包括继续评估"出血"所产生的"失血"状态，即主要是针对伤员休克状态的评估，而且需要在重症救治过程中反复评估，发现或预判多发伤相互加重效应的征象，及时调整应对策略，才能保证严重多发伤的成功救治。

2. 多项辅助检查项目的实施应有顺序，有重点。严重多发伤患者因伤情复杂，累及的组织器官系统多，需要进行一些相应的辅助检查帮助明确诊断，但不能不加选择地开出一堆检查项目，人为制造混乱。必须先针对有威胁伤情的判断选择必要的辅助检查有重点地优先进行。

3. 评估的同时不耽误抢救。进行较复杂的检查可能费时，可能延误严重多发伤的抢救时机。因此要求进行临床查体时，不可妨碍抢救措施的实施。优先的检查项目应是当前抢救决策的依据，即应先以有助于决定紧急复苏措施或急诊手术方案的项目为主，其他留待伤情平稳后实施。如胸、腹部伤伤员有失血性休克的临床表现，在建立静脉通路、容量复苏的同时，辅助检查首选穿刺检查，如腹部抽出大量不凝血，应立即送手术室行剖胸或剖腹探查手术治疗，解决胸、腹腔出血性损伤后，再做进一步检查明确有无其他部位合并损伤。

4. 多个评估项目不但需要分期分批进行，同一项目还需要反复动态进行。有些检查项目有一定的假阴性或假阳性，需要反复证实。还有些病理生理损害需经过一定时间才能表现出来。更重要的是伤后病理生理改变是动态变化的过程，需要持续不断地监测。例如腹腔穿刺，可能刺入胀气的肠管吸出肠内容物，被误认为肠破裂；抽出血液者可能为腹膜后出血，但被认为腹腔内脏器破裂。有时，穿刺抽吸阴性并不能完全排除脏器损伤，可能是脏器损伤早期出血不多，或因为血凝块堵塞针头。为了减少误差，除了注意正规操作、反复穿刺以外，进行诊断性腹腔灌洗，放置导管持续监测，观察腹内出血、脏器破裂等也是很好的解决方案。其他措施还有胸腔闭式引流。此外，血常规、血生化、电解质和血气分析等更需要定期反复检查。

5. 整个多发伤评估过程是一个评估方法和评估重点不断变化的量化评估过程。一开始主要依赖简单的生命体征，以后逐渐加入更多的解剖指标。ISS 评分完成后，还需要不断地进行生理指标评估。较为恒定的或静态的解剖诊断完成后，动态的生理评估尚需持续进行，并纳入并发症评估指标，最终还要落实到康复相关功能指标上，以明确预后。

6. 早期多发伤评估方法需要满足检伤分类的要求。检伤分类是查明伤情轻重、决策救治缓急的过程，是批量伤员处置的关键技术环节，也是多发伤伤员多部位多专业处置先后顺序决策的基本依据。早期多发伤评估并非漫无目的，或大包围式的行动，而重点是要明确优先处置的顺序，在多个伤员、多个损伤部位、多个相关科室和专业，甚至多个救治地点交互混合的状态中建立起有序的救治策略。

第五节　分级救治原则与策略

近年来，随着创伤研究和临床技术的进步，人们逐渐关注到多发伤临床和病理生理过程的特殊性，认识到有针对性的医疗处置对进一步提高多发伤救治水平十分必要。反过来，针对严重多发伤的救治经验的积累，推动了创伤医学的进步。尤其紧急救援最常见的爆炸伤中，最多见的伤型就是多发伤，其大量救治经验奠定了现代多发伤救治的基础。本节不赘述一般创伤的救治原则和方法（参见相关章节），仅探讨学习多发伤救治中相对特殊的内容。

从前述多发伤流行病学、病理生理、临床征象等特点可知，应对这种特殊的损伤需要处置更严重、更复杂的伤情，解决各个部位伤情叠加混合带来各种处置矛盾，还要协调不同部位所涉及多个学科专业处置方法之间的矛盾。因此，迅速建立有效的救治秩序十分重要，是多发伤救治的基本要求和重要原则。在短暂的黄金时间内处置好单独部位伤已经不容易了，还要及时关注其他部位的伤，对救治人员，甚至对专科医师提出了很高的要求，可能超出了平时处置各专科损伤的能力。

总体上看，处理多发伤时，应合理利用救治阶梯和伤情的救治时限，有针对性地安排分级分期救治。总的原则是要求在医疗后送过程中专科救治早期介入，要求基于救治地点/机构和救治时间，结合各部位的伤情，重点关注相互加重效应，制订符合各伤员创伤病理时程的救治策略，即多发伤的综合救治策略。

多发伤临床救治与其他创伤救治总原则相同，传统临床处置原则上也未予区别对待。多发伤伤员因伤情较重，常更被重视，而按严重创伤处置，基本上保证了一定的救治成功率。

在一些特殊情况下，如偏远地区医疗救援时，救治力量孤立、单薄，缺乏卫生救护链支撑，多发伤救治是严重的挑战。但原则只有一个，就是尽量缩短救治阶梯，让伤员尽快获得专科处理。

（一）医疗后送要求

原则上，涉及多个专科的严重损伤需要及时的专科救治。为此，只有两个途径：将多发伤伤员提前后送，或将专科救治力量前置。我们先探讨如何及时后送。

保证多发伤伤员提前后送，除了加强伤员快速运输能力以外，要从技术上的保证，一是确定多发伤伤员的后送优先顺序，及时后送；二是明确主要救治医疗需求，及时确定后送目的地，有条件时，争取直接越级送达所需的救治专科。

1. 多发伤后送分类顺序　应在与普通严重创伤后送分类指标相同的基础上再加上多发伤分类指标，综合决定处置和后送优先顺序。在院前或现场识别出的严重多发伤，在与单部位伤伤情类似的情况下应优先分类处置，优先后送。例如现场评估发现同样的爆炸冲击伤昏迷伤员，GCS 评分均为 8 分，呼吸、脉搏、血压暂平稳，如其中一人合并有肢体开放伤或明显骨折，则应优先处置，保持气道通畅，下肢包扎止血、制动，优先后送创伤中心或专科医院救治，否则该伤员的伤情可能因失神经支配早期休克应激反应障碍和失血/组织缺血，以及与大块软组织损伤炎症反应等因素间的相互加重作用而先出现伤情恶化，造成脑水肿或微循环障碍迅速加重。因此，该伤员在院前或救护站（所）及时暂时控制伤情后，需要在黄金救治时段提前越级后送至专科救治机构，进行涉及骨科、神经外科、麻醉科和 ICU 的综合救治。在临床和救援实践中，该类伤员很可能因早期呼吸、脉搏、血压平稳而未及时后送，或因缺少影像学检查仪器设备而未明确出解剖损伤细节，仅逐级后送至非专科救治机构，其结果可能是伤员早期治疗需求难以满足，影响最终疗效，并且增加非专科救治机构的负荷，影响该阶梯的伤员救治效率。

2. 后送目的地　取决于多发伤的损伤类型。伤员评估或检伤分类中识别出严重多发伤，其中两种多发伤类型可能均有生命危险或有相互加重效应，但后送目的地可能不同，需要区别对待。一类是两个部位以上的损伤中，其中一个为主，占 20% ~ 30%。这组伤员通常被称为以某部位伤为主的多发伤，如以头伤为主的多发伤、腹伤为主的多发伤等。其主要损伤部位决定了治疗流程和预后，也决定了早期处理和转送的目的任务。另一类最为复杂，占 25% ～ 27%，起主导作用的严重部位伤不明确，有明显的相互加重效应，给转送和救治过程带来很大困难。这种情况下更应该越级后送，到达创伤中心或专科救治机构后，先在急救部的复苏室或休克抢救组室，反复评估，边抢救边明确各种干预措施和不同手术的优先顺序。这就要求调整平时急诊分诊的方案，调整常规救治流程，调整急救团队人员的组成和职责分工，形成严重多发伤规范的救治体系，才可很好地应对多发伤批量伤员的救治需求。这也是目前地方创伤中心和救援医疗队建设的重点工作和评价标志。

3. 多发伤伤员转运要求

（1）快速后送：严重多发伤院前急救应立即送到创伤专科医院救治，在 1 小时内，尤其是有内出血者，就地抢救不合适。不但不宜就地治疗，也不宜就近治疗，除非邻近的救治机构是创伤中心或专科救治机构，或者偏远地区，途中转运时间过长。有临床研究表明，如途中转运距离不超过 10 分钟，甚至不需要在转运前建立液体复苏通路，更能节约有效的救治时间。

注意，思考一个常见的疑问：有良好医疗条件时严重多发伤可争取得到一次性确定性处理？没有简单的是/否那样的答案，但要强调的是，决定不进行一次性处置，而要专科分期救治的根本原因并非仅仅是车祸现场的医疗条件有限，更多取决于多发伤本身的特性，按照其复杂多变的病理时程，分级、分批、分期处理。

（2）转运时不间断处理：从受伤现场到最终救治医院，伤员在其中可能经过多个环节的医疗救治。最容易忽略的环节常不是在各个救治阶梯（不管是移动的临时救治机构，还是固定的医院），而是在转运途中。甚至有的组织管理流程中未列入途中处置的内容，理由是习惯上途中不算一级救治阶梯。容易造成在组织结构、人员调配和技术训练上对途中处置环节的遗漏。单独部位伤且伤情稳定者途中医疗处置需求较少。重伤员，尤

其是严重多发伤伤员则需要抢救过程连续不断，需要在途中不间断处置，如容量复苏、辅助呼吸等持续高级生命支持措施。必须有专门运输工具、训练有素的医疗人员才能保障严重多发伤伤员在各个救治阶梯间的所谓"无缝连接"。现在新技术层出不穷，请跳出传统的医疗模式和方法，思考一下，还有哪些措施有助于伤员及时得到专科救治？比如，转送过程中专科如何早期介入？

（二）专科救治力量前伸

压缩救治阶梯的指导原则有利于多发伤伤员提前获得有专科能力的救治。专科救治前伸可以通过专科救治机构或救治设备器材前置，专科医疗人员前出等措施实现。前者常不现实，因为灾难发生的现场很难被准确预测，难以在短期内完成救治力量的部署。因此，必须从技术上做好准备应对有限或恶劣条件下的多发伤救治。一个富有经验的创伤外科医师是多发伤救治的稀缺资源。将其大量部署于专科救治机构之前，绝不是一个好的选择。但其专科技术可部分分解出来，其紧急救命的不需长期临床训练的部分操作技术，可提前纳入前一级救治阶梯的救治技术范围，在不影响救治时效的前提下，实现技术前伸。例如，损害控制复苏策略的前移、损害控制止血操作的前移，是现代创伤救治近年来的最大临床进展之一。

技术前伸实际上就是要扩大救治阶梯原有的救治技术范围。例如，紧急救治时主要是挽救生命和稳定伤员状态，保证及时安全后送。如在多发伤救治时，此阶段救治范围可扩大到气管内插管解除窒息和外周静脉插管，甚至血管探查钳夹止血等技术操作。

总之，采取更积极的措施，在各个环节改变传统的处置策略，有望大大降低多发伤伤员的死亡率。但对各级医疗人员，尤其外科医师提出了更高的要求，试想如果外科医师不能有效工作，则常造成更多伤员救治不力的后果，这是救援人员培训过程中必须克服的难题。事实证明，这些困难不是经过简单的短期训练就能解决的。以德国军医培训为例，其多发伤救治训练就被列为最高级培训项目之一。

第六节　多发伤外科复苏及手术策略

一、多发伤手术基本理念

急诊或早期的外科手术是抢救严重多发伤伤员的重要环节，是关系到伤员能否成功复苏的关键。其目的主要不是修复、矫形或重建，而是控制致命的伤情、过度的全身创伤反应，是为了创伤或休克复苏，此过程称为手术复苏，其具体操作措施属于复苏性外科手术（简称复苏手术）。这类救命的手术通常是简单快捷的措施，可以是一次性的和确定性的，也可以是分期分次的和临时性的。

将严重创伤和多发伤患者的复杂的和多部位的手术分期实施的理念正是现代创伤外科手术的最大进展，即损害控制手术（DCS），在战时和平时都大大提高了严重多发伤的救治成功率。

二、手术策略

多发伤的早期手术是在各部位伤手术的基础上，按不同损伤组合类型及其主要病理生理改变特点，结合救治阶梯和救治时效要求，由多学科专业人员参与的手术，是一个综合性或整体性的外科急救过程。其重点是制订和调整手术策略，不但包括明确手术指征，选择手术方法，更重要的是决策手术时机和手术顺序，分配各专业人员的手术任务，以及控制多部位操作过程。其难点在于多属紧急救命手术或急诊手术，涉及多组人员，时间紧，任务繁重，协调难度大，需要有清晰的临床思路，或有可靠的预案或规范流程，以及至少有训练有素的外科医师参与。因此，这里我们重点探讨整体的手术策略问题，不赘述各专科的手术操作方法。

（一）手术类型与优先权

多发伤涉及的手术多种多样，按手术的急迫性和目的分类最适合于严重多发伤救治手术决策过程。伤员救治手术按时间轴从前到后、从急到缓可分为多种手术类型，如救命手术、紧急手术、损害控制手术、复苏手术、急诊手术、急救手术、初期手术、确定性手术、二期手术，以及修复手术、择期手术、重建手术、矫形手术、整形手术等类型。但各种类型之间没有绝对严格的界限，因此在实用中时有混淆。从急救时实用简化的角度出发，在多发伤早期救治阶段，可按紧急程度分为以下3类。

1. 紧急手术　以挽救生命为目的，须立即进行。例如股动脉断裂止血手术等。

2. 急诊手术　以稳定全身状态为主要目的，并符合损害控制 DCS 原则，在伤后数小时内实施。例如严重骨折外固定架固定、筋膜切开等。

3. 初期或早期手术　以防止并发症为主要目的，在当天或 24 小时内进行。例如长骨骨折内固定等。

上述 3 种手术类型之间在手术优先权上有明确的区别，有助于安排各部位伤的手术优先顺序。如同属一类手术，则需相关专科医师会诊、协商，横向比较各专业的部位伤救治时限要求后做出综合决策。在伤后早期，临床上常见创伤致死病理过程按快慢排列如下：气道丧失，呼吸能力丧失，血容量丢失，扩张性颅内占位损害，环境极端恶劣。这样排列形成了一定的可重复性时间框架，是临床医师决策的常用依据。

因此，明确手术类型、分析救治时限要求，以及熟悉常见致命病理过程快慢规律，是救治早期阶段决策手术时机和顺序的主要依据和方法，有助于形成救治团队的共识，并不断调整，最终完成多个专业的救治任务。

（二）手术指征与时机

多发伤手术指征原则上同各部位伤的手术指征，同时综合考虑多发伤间相互叠加、干扰、加重等影响因素。

多发伤急救时，常需要采取比单独部位伤更积极的手术措施，或部分放宽手术指征。由于及早手术，可以获得控制局部损害和及时阻断多发伤相互加重效应的双重效果，因此，提前实施多发伤手术的效果或收益比在单独部位伤手术要高。

当伤员脱离休克后的相对稳定时期可进行急救和延迟手术处理。此时，多发伤的外科操作要比单一损伤时更积极，因为手术的目的是消除损伤间相互加重的现象，其效果直接取决于对手术时机的准确把握。

临床上，常规的紧急外科手术指征，主要限于处理危及生命的损伤。如因持续外出血或内出血、机械原因造成的呼吸损害、重要生命器官损伤等。但在多发伤急救时，除了要明确各部位的手术需求外，还要决策伤员是否耐受手术。由于严重多发伤病理生理改变进行性加重的特点，不能单靠非手术抢救措施慢慢缓解症状，更不能被动地等待全身情况好转，因此，了解伤员生理代偿水平是否达到耐受急诊手术的状态十分重要。临床经验表明，多发伤伤员在脱离严重休克达到完全稳定的状态之前，如达到相对的代偿性稳定或亚稳定状态，一些急诊手术或一期延迟手术可以实施，当然也可实施符合损害控制原则的以复苏为目的的手术。提示该状态的基本指标如下：①意识由清醒到浅昏迷；②动脉收缩压不低于 100mmHg，心率不超过 100 次 / 分；③呼吸不超过 30 次 / 分；④心电图上无心肌缺血的指征；⑤血细胞比容不低于 30%，血红蛋白不低于 100g/L。

例如在休克抢救时未来得及完成的手术，如早期探查固定运动系统严重损伤（开放粉碎性骨干骨折等），剖腹探查空腔脏器损伤等消除有生命威胁并发症的手术，应在伤员一旦达到临床"亚稳定"状态时即实施。值得注意的是，上述指征主要用于紧急的或急诊的手术。按规定，多发伤在早期救治和专科救治早期阶段不做择期手术。尤其是非专科医师不要轻易进行专科手术。现代批量伤员救援经验反复证明，颅脑外伤术后再后送的伤员，死亡率大大增加。

（三）损害控制

有少部分严重多发伤伤员虽然经过积极的抗休克处理和及时的手术干预，仍然处于所谓致命三联征的内环境紊乱状态下，出现典型的"冷，酸，凝"，即严重低体温（中心体温＜ 33℃或＜ 35.5℃ +BD ＞5mmol/L）、酸中毒（pH ＜ 7.30 或 BD ＞12mmol/L）、凝血紊乱（PT ＞ 19 秒，APTT ＞ 60 秒）。这类患者救治难度极大，应采用损害控制的策略，总的原则同前述内容，具体实施涉及整个救治链、多组团队和多个技术环节，细节请参见第 23 章。

总结

现代社会灾难事故中和救援条件下，严重多发伤救治是创伤救治的重点和难点，其早期救护的核心力量是创伤外科和创伤急救复苏人才。

改进创伤救治系统应该是当前应急救援准备的重要内容，尤其是加强医疗救援人员的多发伤知识培训和完善"救治规则"是当务之急。

❓ 思考题

1. 哪个专科的医师适合带领多发伤救治团队？
2. 在院前救援急迫、纷繁杂乱的环境中，如何保证伤员评估顺利实施？
3. 未来如何借助新技术手段，更好地实现多发伤救治技术前伸？

（沈　岳）

参考文献

蒋耀光，杨志焕 . 2008. 实用战伤救治 . 北京：人民军医出版社 .

王正国 . 2010 . 野战外科学 . 北京：人民卫生出版社 .